编委会

前　言

PREFACE

　　医学的进步源于医疗实践。在长期医疗实践中，医学及护理专家勤于思考，善于探究，不断积累经验，总结教训，推动着临床医学不断向前发展。为了交流分享工作经验，进一步推动医学理论与实践的发展，我们邀请了多位长期奋战在临床一线的医学及护理专家，结合自己的实际工作，编写了这本《妇产科疾病诊疗与临床护理》。

　　本书围绕"妇产科疾病诊疗与临床护理"这一主题，以妇科疾病为切入点，由浅入深地阐述了女性生殖系统炎症疾病、女性内分泌疾病、妊娠期并发症、妊娠期合并症、妇产科护理技术等内容。本书内容丰富、观点新颖、概念清晰，并兼顾知识面的广度，具有很强的临床实用性，旨在与同行分享交流工作经验，可供妇产科医护人员及其他相关科室医师在临床工作中阅读参考。

　　由于医学各学科发展较快，加之编者临床工作繁忙，学术水平有限，本书在编写过程中，难免存在疏漏和不足，恳请各位读者提出意见和建议。

目　录
CONTENTS

第一章　女性生殖系统炎症疾病

女性生殖系统炎症，是指来自外阴、阴道、宫颈、子宫、输卵管、卵巢、盆腔腹膜和盆腔结缔组织的炎症。炎症可局限于一个部位或多个部位同时受累。临床表现多样，轻者无症状，重者可引起败血症甚至感染性休克、死亡。女性生殖系统炎症不仅危害患者，还可危害胎儿及新生儿。

第一节　女性生殖系统炎症疾病概述

一、阴道微生态

正常阴道内有多种微生物存在。

(一) 革兰阳性需氧菌和兼性厌氧菌

乳杆菌、棒状杆菌、非溶血性链球菌、肠球菌和表皮葡萄球菌。

(二) 革兰阴性需氧菌和兼性厌氧菌

加德纳菌 (此菌革兰染色变异，有时呈革兰阳性)、大肠埃希菌及摩根菌。

(三) 专性厌氧菌

消化球菌、消化链球菌、类杆菌、动弯杆菌、梭杆菌及普雷沃菌。

(四) 其他

其他包括支原体、假丝酵母菌等。正常阴道内虽然有多种微生物存在，但是这些微生物与宿主阴道之间相互依赖、相互制约，达到动态的平衡，并不致病。

阴道微生态是由阴道微生物群、宿主的内分泌系统、阴道解剖结构及阴道局部免疫系统共同组成的。在维持阴道微生态平衡的因素中，雌激素、阴道局部 pH、乳杆菌和阴道黏膜免疫系统起重要作用。雌激素可使阴道鳞状上皮增厚，并增加糖原含量，糖原在乳杆菌的作用下转化为乳酸，维持阴道正常的酸性环境（pH 值 ≤ 4.5，多在 3.8 ~ 4.4）。此外，雌激素还可维持阴道黏膜免疫功能，尤其是 T 细胞功能。阴道的酸性环境虽然有利于阴道乳杆菌的生长，但可以抑制其他病原体生长。正常情况下，阴道微生物群中以乳杆菌为优势菌，乳杆菌除了维持阴道的酸性环境外，还可分泌 H_2O_2、细菌素及其他抗微生物因子，抑制或杀灭致病微生物，同时通过竞争排斥机制阻止致病微生物黏附于阴道上皮细胞，维持阴道微生态平衡。阴道黏膜免疫系统除了具有黏膜屏障作用外，免疫细胞及其分泌的细胞因子还可发挥免疫调节作用，具有免疫功能的主要细胞类型是上皮细胞、间质成纤维细胞和淋巴细胞；阴道分泌物中的黏液包含多种免疫调节分子，包括细胞因子、化学因子、抗菌蛋白酶等，在防御阴道感染中起主要作用。若阴道微生态平衡被打破，则可能导致阴道感染的发生。

二、女性生殖系统的自然防御功能

女性生殖器的解剖、生理、生化和免疫学特点具有比较完善的自然防御功能，以抵御感染的发生。若防御功能下降或遭到破坏，则阴道内源性菌群会发生变化或导致外源性致病菌侵入，即可发生生殖系统炎症。

(一) 外阴

外阴皮肤为鳞状上皮，两侧大阴唇自然合拢，遮掩阴道口和尿道口，防止外界微生物污染。

(二) 阴道

自然状态下，由于盆底肌的作用，阴道口闭合，阴道前、后壁紧贴，可防止外界污染。雌激素、阴道局部 pH、乳杆菌和阴道黏膜免疫系统使阴道微生态平衡，并不引起炎症。

（三）子宫颈

子宫颈内口紧闭，宫颈管黏膜分泌大量黏液，形成胶冻状黏液栓，成为预防上生殖道感染的机械屏障；宫颈管黏液栓内含乳铁蛋白、溶菌酶等，可抑制病原体侵入子宫内膜。

（四）子宫内膜

育龄妇女子宫内膜周期性剥脱，是预防宫腔感染的有利条件。此外，子宫内膜分泌液也含有乳铁蛋白、溶菌酶，可清除少量进入宫腔的病原体。

（五）输卵管

输卵管黏膜上皮细胞的纤毛向子宫腔方向摆动以及输卵管的蠕动，均有利于阻止病原体的侵入。输卵管分泌液与子宫内膜分泌液一样，含有乳铁蛋白、溶菌酶，可清除偶尔进入输卵管的病原体。

（六）生殖道的免疫系统

生殖道黏膜聚集有不同数量的淋巴组织及散在的淋巴细胞，包括 T 细胞、B 细胞。此外，中性粒细胞、巨噬细胞、补体以及一些细胞因子，均在局部有重要的免疫功能，发挥抗感染作用。

女性生殖系统虽具有自然防御功能，但是外阴、阴道与尿道口和肛门邻近，易受污染；外阴与阴道又是性交、分娩及宫腔操作的必经之道，容易受到损伤及外界病原体的感染。此外，妇女在特殊生理时期，如月经期、妊娠期、分娩期和产褥期，防御功能受到破坏，机体免疫功能下降，病原体容易侵入生殖道而形成炎症。

三、病原体及其传染途径

（一）病原体

病原体有外源性和内源性两个来源，两种病原体可单独存在，但通常是混合感染。外源性病原体主要为性传播疾病的病原体，如沙眼衣原体、淋病奈瑟菌、阴道毛滴虫，其他支原体包括人型支原体、生殖支原体以及解脲支原体，其中以生殖支原体为主。

内源性病原体是来自原寄居于阴道内的微生物群，包括需氧菌及厌氧菌，可以仅为需氧菌或仅为厌氧菌，但以需氧菌及厌氧菌混合感染多见。主要的需氧菌及兼性厌氧菌有葡萄球菌、溶血性链球菌、大肠埃希菌。葡萄球菌为革兰阳性球菌，是产后、术后生殖器炎症及伤口感染常见的病原菌，其中金黄色葡萄球菌致病力最强。革兰阳性链球菌的种类很多，乙型溶血性链球菌的致病力强，可使感染扩散，并引起败血症。大肠埃希菌为革兰阴性杆菌，是肠道及阴道的正常寄生菌，一般不致病，但当机体极度衰弱时，可引起严重感染，甚至产生内毒素。厌氧菌主要有革兰阴性脆弱类杆菌及革兰阳性消化链球菌、消化球菌等，脆弱类杆菌致病力最强，感染的特点是容易形成盆腔脓肿、感染性血栓性静脉炎，脓液有粪臭味并有气泡。消化链球菌和消化球菌多见于产褥感染、感染性流产及输卵管炎。

（二）感染途径

1. 沿生殖器黏膜上行蔓延

病原体侵入外阴、阴道后，或阴道内的菌群沿阴道黏膜经宫颈、子宫内膜、输卵管黏膜蔓延至卵巢及腹腔，是非妊娠期、非产褥期盆腔炎性疾病的主要感染途径。淋病奈瑟菌、沙眼衣原体及葡萄球菌等沿此途径扩散。

2. 经血液循环蔓延

病原体先侵入人体的其他系统，再经过血液循环感染生殖器，为结核菌感染的主要途径。

3. 经淋巴系统蔓延

细菌经外阴、阴道、宫颈及宫体创伤处的淋巴管侵入盆腔结缔组织及内生殖器其他部分，是产褥感染、流产后感染及放置宫内节育器后感染的主要传播途径，多见于链球菌、大肠埃希菌、厌氧菌感染。

4. 直接蔓延

腹腔其他脏器感染后直接蔓延到内生殖器，如阑尾炎可引起右侧输卵管炎。

四、炎症的发展与转归

(一) 痊愈

患者抵抗力强、病原体致病力弱或治疗及时、抗生素使用恰当，病原体完全被消灭，炎症很快被控制，炎性渗出物完全被吸收，患者痊愈。一般情况下，患者痊愈后组织结构、功能都可以恢复正常，不留痕迹；但如果坏死组织、炎性渗出物机化形成瘢痕或粘连，则组织结构和功能不能完全恢复。

(二) 转为慢性

炎症治疗不彻底、不及时或病原体对抗生素不敏感，身体防御功能和病原体的作用处于相持状态，炎症长期持续存在。机体抵抗力强时，炎症可以被控制并逐渐好转；一旦机体抵抗力降低，慢性炎症可急性发作。

(三) 扩散与蔓延

患者抵抗力低下而病原体数量多及致病力强时，炎症可经淋巴和血行扩散或蔓延到邻近器官；严重时可形成败血症，危及生命，此种情况目前已不多见。

五、临床表现

(一) 阴道分泌物异常

女性阴道内常有少量分泌物，主要是由阴道黏膜渗出物、宫颈管及子宫内膜腺体分泌物等混合而成，又称"白带"。白带的形成与雌激素的作用有关。正常白带呈白色稀糊状或蛋清样，黏稠，无腥臭味，量少，称为"生理性白带"。若生殖道出现炎症，特别是阴道炎和宫颈炎时，白带量就会显著增多，有臭味，性状也有改变，称为"病理性白带"。

(二) 外阴不适

外阴受到异常阴道分泌物刺激，常出现瘙痒、灼热或疼痛等症状。外阴瘙痒常为阵发性发作，也可为持续性发作，通常夜间加重。瘙痒程度因不同疾病和不同个体而有明显差异。因长期搔抓，外阴可见抓痕、血痂或继发毛囊炎；由于外阴皮肤完整性受损，患者常感到局部灼热或疼痛。

（三）下腹不适

依据炎症侵及的部位、范围及程度不同，临床表现也有所不同。常表现为下腹痛，通常分为急性下腹痛与慢性下腹痛两种。急性下腹痛，起病急剧，疼痛剧烈，常伴有恶心、呕吐、出汗及发热等症状，盆腔炎性疾病、子宫内膜炎或输卵管卵巢脓肿患者常有急性下腹痛伴发热；慢性下腹痛，起病缓慢，多为隐痛或钝痛，病程长，慢性输卵管炎常有非周期性慢性下腹痛，盆腔炎性疾病常有月经期慢性下腹痛。

（四）不孕

阴道及宫颈管炎症不利于精子穿过；输卵管炎症所致管腔狭窄或子宫内膜炎症，妨碍受精卵到达宫腔并顺利着床。

六、处理原则

（一）加强预防

患者应注意个人卫生，经常更换内裤，穿纯棉内裤，保持外阴清洁、干燥；增加营养，增强体质，提高机体抵抗力；避免私自滥用抗生素。

（二）控制炎症

一旦发生生殖系统炎症，患者应及时就医并遵医嘱治疗，针对病原体选用敏感的抗生素进行治疗，要求及时、足量、规范、有效地使用。患者可口服全身用药，也可局部药物治疗，还可局部热敷、坐浴、冲洗或熏洗，以改善症状。

（三）病因治疗

患者应积极寻找病因，针对病因进行治疗或手术修补。

（四）物理或手术治疗

物理治疗有微波、短波、超短波、激光、冷冻、离子透入（可加入各种药物）等，促进局部血液循环，改善组织营养状态，提高新陈代谢，以利炎症吸收和消退。手术治疗可根据情况选择经阴道、腹部手术或腹腔镜手术，手术以彻底治愈为原则，避免遗留病灶而复发。

（五）中药治疗

根据具体情况，患者可选用清热解毒、清热利湿或活血化瘀的中药。

七、护理要点

（一）一般护理

护理人员要嘱患者多休息，避免劳累；急性炎症期应卧床休息；指导患者增加营养，进食高热量、高蛋白、高维生素饮食；发热时多饮水。

（二）缓解症状，促进舒适

护理人员要指导患者定时更换消毒会阴垫，便后冲洗、擦洗会阴时遵循由前向后、从尿道口到阴道口，最后达肛门的原则，以保持会阴部清洁。炎症急性期，患者宜采取半卧位，以利于盆腔分泌物积聚于子宫直肠陷凹，使炎症局限或便于引流。护理人员要为发热患者做好物理降温并及时为其更换衣服、床单。疼痛症状明显者，按照医嘱给予止痛剂。若患者局部奇痒难忍，护理人员可酌情给予止痒药膏，并嘱咐患者避免搔抓。

（三）执行医嘱，配合治疗

评估患者对诊疗方案的了解程度及执行能力后，护理人员应帮助患者了解妇科诊疗时的体位、方法及各种治疗措施，尽可能陪伴患者并注意保护患者隐私，解除患者不安、恐惧的情绪。执行医嘱时，护理人员应尽量使用通俗易懂的语言与患者及家属沟通，认真回答其问题，准确执行医嘱。护理人员要及时、正确收集各种送检标本，协助医师完成诊疗过程。

（四）心理护理，精神支持

由于炎症部位处于患者的隐私处，患者往往有害羞心理，不愿及时就医，护理人员应耐心向患者进行解释，告知及时就医的重要性，并鼓励坚持治疗和随访。对待慢性阴道炎症患者，护理人员要及时了解其心理问题，尊重患者，耐心倾听其诉说，主动向患者解释各种诊疗的目的、作用、方法、不良反应和注意事项，与患者及家属共同讨论治疗、护理方案，减轻患者的恐惧和焦虑，争取家属的理解和支持，必要时提供直接帮助。

（五）病情观察，做好记录

在巡视患者过程中，护理人员应认真对待患者的主诉，注意观察生命体征、阴道分泌物的量和性状、用药反应等情况，详细记录，若有异常情况，及时与医师取得联系。

（六）健康教育，出院指导

1.卫生宣教

护理人员应指导妇女穿棉制品内裤，以减少局部刺激；告知治疗期间勿去公共浴池、游泳池，浴盆、浴巾等用具应消毒，并避免性生活；注意经期、孕期、分娩期和产褥期的卫生。

2.普查普治

护理人员应积极开展普查普治，指导护理对象定期进行妇科检查，及早发现异常，并积极治疗。

3.指导用药

对需局部用药治疗者，护理人员要耐心教会患者会阴区清洁、自我用药的方法及注意事项，请患者独立操作至确定其完全理解并掌握为止。此外，护理人员应向患者讲解有关药物的作用、不良反应，使患者明确不同剂型药物的用药途径，以保证疗程和疗效。

4.传授知识

护理人员应向患者及家属讲解常见生殖系统炎症的病因、诱发因素、预防措施，并与患者及家属共同讨论适用于个人、家庭的防治措施。同时，护理人员应向患者及家属告知相关诊断检查可能出现的不适，如腹腔镜检查术后出现上腹部不适及肩痛，是 CO_2 对膈肌刺激所致，术后数日内可自然消失。

第二节 外阴部炎症

一、非特异性外阴炎

非特异性外阴炎是由物理、化学因素而非病原体所致的外阴皮肤或黏膜的炎症。

（一）病 因

外阴暴露于外，若不注意皮肤清洁，经血、产后恶露、阴道分泌物、尿液、粪便等刺激均可引起外阴不同程度的炎症；尤其是糖尿病患者的糖尿刺激、粪瘘患者的粪便刺激、尿瘘患者的尿液长期浸渍等。此外，穿紧身化纤内裤、月经垫通透性差、外阴局部潮湿等均可引起外阴部炎症。

（二）临床表现

外阴皮肤黏膜瘙痒、疼痛、红肿、灼热感，于性交、活动、排尿、排便时加重。急性炎症者检查见外阴局部充血、肿胀、糜烂，常有抓痕，严重者形成溃疡或湿疹；慢性炎症者，外阴局部皮肤增厚、粗糙、皲裂等，甚至苔藓样变。

（三）处理原则

保持外阴局部清洁、干燥，积极病因治疗和对症治疗。寻找并积极消除病因，若发现糖尿病，应及时治疗；若有尿瘘、粪瘘，应及时行修补。局部治疗可用 0.1% 聚维酮碘液或 1∶5000 高锰酸钾液坐浴，坐浴后涂抗生素软膏或中成药软膏，也可用中药水煎熏洗外阴部。

（四）护理要点

1. 治疗指导

非特异性外阴炎患者的局部治疗可用 0.1% 聚维酮碘液或 1∶5000 高锰酸钾液坐浴，每日 2 次，每次 15~30 分钟，5~10 次为一个疗程。护士应教会患者坐浴的方法，包括溶液的配制、温度、坐浴的时间及注意事项。护士要注意提醒患者溶液浓度不宜过浓，以免灼伤皮肤。坐浴时，患者要使会阴部浸没于溶液中，经期停止坐浴；坐浴后，局部涂抗生素软膏或紫草油。患者也可用中药水煎熏洗外阴部，每日 1~2 次。急性期患者还可选用微波或红外线进行局部物理治疗。

2. 健康教育

护士应指导护理对象注意保持外阴的清洁、干燥，穿纯棉内裤并经常更换，做好经期、孕期、分娩期及产褥期卫生；勿饮酒，少食辛辣食物。外阴部严禁搔抓，勿用刺激性药物或肥皂擦洗。外阴破溃者要预防继发感染，使用柔软无菌会阴垫，减少摩擦和感染的机会。

二、前庭大腺炎

病原体侵入前庭大腺引起的炎症，称为"前庭大腺炎"。前庭大腺位于两侧大阴唇后 1/3 深部，腺管开口于处女膜与小阴唇之间的沟内。外阴部受污染时，易发生炎症。育龄妇女多见，幼女及绝经后期妇女少见。

（一）病因

前庭大腺炎多为混合性细菌感染。主要病原体为葡萄球菌、链球菌、大肠埃希菌、肠球菌等，随着性传播疾病发病率的增加，淋病奈瑟菌及沙眼衣原体已成为常见病原体。急性炎症发作时，病原体首先侵犯腺管，导致前庭大腺导管炎，腺管开口往往因肿胀或渗出物凝聚而阻塞，脓液不能外流、积存而形成脓肿，称为"前庭大腺脓肿"。

（二）临床表现

炎症多发生于一侧。起病急，初起时局部肿胀、疼痛、有灼烧感。检查见局部皮肤红肿、发热、压痛明显，患侧前庭大腺开口处有时可见白色脓点。当脓肿形成时，脓肿直径可达 3~6cm，患者疼痛加剧，行走不便；脓肿成熟时局部可触及波动感。当脓肿内压力增大时，表面皮肤发红、变薄，脓肿可自行破溃。若破孔大，则可自行引流，炎症较快消退而痊愈；若破孔小，引流不畅，则炎症持续不消退，并反复急性发作。少数患者可能出现发热等全身症状，腹股沟淋巴结可呈不同程度增大。

（三）处理原则

根据病原体选择敏感的抗生素控制急性炎症，常选择使用喹诺酮或头孢菌素与甲硝唑联合抗感染。脓肿形成后应尽早切开引流并做造口术。

（四）护理要点

（1）急性期患者应卧床休息，保持局部清洁；由前庭大腺开口处取分泌物进行细菌培养和药敏试验，按医嘱给予抗生素及止痛剂。患者也可口服清热、解毒中药，或选用蒲公英、紫花地丁、金银花、连翘等局部热敷或坐浴。

（2）脓肿切开术后，局部放置引流条引流，引流条需每日更换。外阴用消毒液常规擦洗，伤口愈合后，可改用坐浴。

三、前庭大腺囊肿

前庭大腺囊肿系因前庭大腺腺管开口部阻塞、分泌物积聚于腺腔而形成。前庭大腺囊肿可继发感染，形成脓肿并反复发作。

（一）病因

引起前庭大腺腺管阻塞的原因有以下几点。
（1）前庭大腺脓肿消退后，腺管口粘连闭塞，腺管阻塞，分泌物不能排出，脓液吸收后由黏液分泌物代替。
（2）先天性腺管狭窄或腺腔内黏液浓稠，分泌物排出不畅，导致囊肿形成。
（3）前庭大腺腺管损伤，如分娩时会阴与阴道裂伤后瘢痕阻塞腺管口，或会阴后一侧切开术损伤腺管。

（二）临床表现

前庭大腺囊肿多由小逐渐增大，囊肿多为单侧，也可为双侧。若囊肿小且无感染，患者可无自觉症状，往往于妇科检查时被发现；若囊肿大，患者可有外阴坠胀感或性交不适。检查见囊肿多呈椭圆形，大小不等，位于外阴部后下方，可向大阴唇外侧突起。

（三）处理原则

行前庭大腺囊肿造口术，造口术方法简单、损伤小，术后还能保留腺体功能；还可采用 CO_2 激光或微波行囊肿造口术。

（四）护理要点

同前庭大腺炎患者的护理。

第三节　阴道炎症

一、滴虫阴道炎

滴虫阴道炎是由阴道毛滴虫引起的阴道炎，也是常见的性传播疾病。

（一）病因

滴虫呈梨形，体积为多核白细胞的 2～3 倍，其顶端有 4 根鞭毛，体侧有波动膜，后端尖并有轴柱凸出，无色透明如水滴。鞭毛随波动膜的波动而活动。滴虫生存力较强，适宜在温度 25～40℃、pH 值为 5.2～6.6 的潮湿环境中生长，在 pH 值 5.0 以下环境中其生长受到抑制。滴虫能在 3～5℃环境中生存 21 天，在 46℃环境中生存 20～60 分钟，在半干燥环境中生存约10 小时；在普通肥皂水中也能生存 45～120 分钟。月经前、后阴道 pH 发生变化，接近中性，故隐藏在腺体及阴道皱襞中的滴虫于月经前、后常得以繁殖，引起炎症的发作。另外，妊娠期、产后阴道环境也发生改变，适于滴虫生长繁殖。滴虫能消耗或吞噬阴道上皮细胞内的糖原，也能吞噬乳杆菌，阻碍乳酸生成，使阴道 pH 值升高而有利于繁殖。滴虫阴道炎患者的阴道 pH 值一般在 5.0~6.5，多数高于 6.0。滴虫不仅寄生于阴道，还常侵入尿道或尿道旁腺，甚至膀胱、肾盂以及男性的包皮皱褶、尿道或前列腺中。滴虫能消耗氧，使阴道成为厌氧环境，利于厌氧菌繁殖，约 60% 患者合并细菌性阴道病。

（二）传播方式

1. 经性交直接传播

经性交直接传播这是主要的传播方式。由于男性感染滴虫后常无症状，易成为感染源。

2. 间接传播

经公共浴池、浴盆、浴巾、游泳池、坐式便器、衣物等间接传播，还可通过污染的器械及敷料传播。

（三）临床表现

滴虫阴道炎的潜伏期 4~28 天，25%~50% 的患者感染初期无症状，主要症状是阴道分泌物增多及外阴瘙痒，间或有灼热、疼痛、性交痛等。典型分泌物呈稀薄脓性、黄绿色、泡沫状伴有臭味。分泌物呈脓性是因分泌物中含有白细胞，若合并其他感染则呈黄绿色；泡沫状、有臭味是因滴虫无氧酵解碳水化合物，产生腐臭气体。瘙痒部位主要为阴道口及外阴。若合并尿道口感染，可有尿频、尿痛，有时可见血尿。阴道毛滴虫能吞噬精子，影响精子在阴道内存活，可致不孕。妇科检查可见患者阴道黏膜充血，严重者有散在出血点，甚至宫颈有出血点，形成"草莓样"宫颈，后穹窿有多量白带，呈泡沫状灰黄色、黄白色稀薄液体或黄绿色脓性分泌物。少数患者阴道内有滴虫存在而无炎症反应，阴道黏膜无异常，称为"带虫者"。

（四）处理原则

全身用药，主要治疗药物是硝基咪唑类药物，如甲硝唑和替硝唑。初次治疗可选择甲硝唑 2g，单次口服；或替硝唑 2g，单次口服；或甲硝唑 400mg,

每日 2 次，连服 7 天。口服药物的治愈率达 90%～95%。

（五）护理要点

1. 指导患者自我护理

患者应注意个人卫生，保持外阴部的清洁、干燥；勤换内裤，内裤、坐浴及洗涤用物应高温消毒以消灭病原体，避免交叉和重复感染的机会；避免搔抓外阴部以免皮肤破损；治疗期间禁止性生活。

2. 指导患者配合检查

阴道分泌物中找到滴虫可确诊滴虫阴道炎。最简便的方法是湿片法，即取 0.9% 氯化钠溶液 1 滴放于玻片上，在阴道侧壁取典型分泌物混于其中，立即在低倍光镜下寻找滴虫。显微镜下见到呈波状运动的滴虫及增多的白细胞被推移。此方法的敏感性为 60%～70%，阴道分泌物智能化检测系统及分子诊断技术可提高滴虫检出率。护士应告知患者取分泌物前 24～48 小时避免性交、阴道灌洗或局部用药。分泌物取出后应及时送检并注意保暖，否则滴虫活动力减弱，辨认困难。

3. 告知全身用药注意事项

甲硝唑口服后偶见胃肠道反应，如食欲减退、恶心、呕吐。此外，偶见头痛、皮疹、白细胞减少等，一旦发现应报告医师并停药。由于药物可抑制乙醇在体内氧化而产生有毒的中间代谢产物，甲硝唑用药期间及停药 24 小时内、替硝唑用药期间及停药 72 小时内禁止饮酒。甲硝唑能通过乳汁排泄，用药期间及用药后 12～24 小时不宜哺乳；替硝唑服药后 3 天内不宜哺乳。

4. 要求性伴侣同时治疗

滴虫阴道炎主要由性行为传播，性伴侣应同时进行治疗，治愈前避免无保护性性交。

5. 随访及治疗失败者的处理

滴虫阴道炎患者再感染率高，最初感染的 3 个月内需要追踪、复查。若初次治疗失败，对甲硝唑单次口服者，可重复应用甲硝唑 400mg，每日 2 次，连服 7 天；或替硝唑 2g，单次口服。若再次治疗仍失败，给予甲硝唑 2g，每日 1 次，连服 5 天；或替硝唑 2g，每日 1 次，连服 5 天。

6. 说明妊娠期治疗的注意事项

滴虫阴道炎可致胎膜早破、早产及低出生体重儿，治疗可采用甲硝唑 2g 顿服，或甲硝唑 400mg，每日 2 次，连服 7 天。治疗有症状的滴虫阴道炎孕妇可以减轻症状，减少传播，防止新生儿呼吸道和生殖道感染。甲硝唑虽可透过胎盘，但未发现妊娠期应用甲硝唑会增加胎儿畸形或机体细胞突变的风险，而替硝唑在妊娠期应用的安全性尚未确定，应避免应用。

二、外阴阴道假丝酵母菌病

外阴阴道假丝酵母菌病（vulvovaginal candidiasis，VVC）是由假丝酵母菌引起的外阴阴道炎症，曾称为"念珠菌性阴道病"。发生率高，国外资料显示，约 75% 妇女一生中至少患过 1 次 VVC，其中 45% 妇女经历过 2 次或以上的发病。

（一）病因

80% ~ 90% 的病原体为白假丝酵母菌，10% ~ 20% 的病原体为非白假丝酵母菌（光滑假丝酵母菌、近平滑假丝酵母菌、热带假丝酵母菌等）引起。酸性环境适宜假丝酵母菌生长，假丝酵母菌感染的患者阴道 pH 值多在 4.0 ~ 4.7，通常低于 4.5。假丝酵母菌对热的抵抗力不强，加热至 60℃后 1 小时即可死亡，但对于干燥、日光、紫外线及化学制剂等抵抗力较强。

白假丝酵母菌是有酵母相和菌丝相的双相菌。酵母相为芽生孢子，在无症状寄居和传播中起作用；菌丝相为芽生孢子伸长形成假菌丝，侵袭组织能力强。白假丝酵母菌为条件致病菌，10% ~ 20% 非孕妇女及 30% ~ 40% 孕妇阴道中寄生此菌，但数量极少，且呈酵母相，并不引起症状。只有在全身及阴道局部免疫能力下降、假丝酵母菌大量繁殖并转变为菌丝相时才出现症状。常见发病诱因有以下几点。

（1）长期应用抗生素，抑制了乳杆菌生长，有利于假丝酵母菌繁殖。

（2）妊娠时机体免疫力下降，雌激素水平高，阴道组织内糖原增加，酸度增高，有利于假丝酵母菌生长。

（3）糖尿病患者机体免疫力下降，阴道内糖原增加，适合假丝酵母菌繁殖。

（4）大量应用免疫抑制剂，如类固醇皮质激素或免疫缺陷综合征，使机体的抵抗力降低。

（5）其他诱因有胃肠道假丝酵母菌感染者粪便污染阴道、应用含高剂量雌激素的避孕药、穿紧身化纤内裤和肥胖等，后者可使会阴局部的温度及湿度增加，易于假丝酵母菌繁殖。

（二）传播方式

1. 内源性感染

内源性感染为主要感染途径，假丝酵母菌除了作为条件致病菌寄生于阴道外，还可寄生于人的口腔、肠道，当局部环境条件适合时易发病，这3个部位的假丝酵母菌可互相传染。

2. 性交传染

部分患者可通过性交直接传染。

3. 间接传染

少数患者通过接触感染的衣物而间接传染。

（三）临床表现

临床表现主要为外阴瘙痒、烧灼痛、性交痛以及尿痛，部分患者阴道分泌物增多。尿痛特点是排尿时尿液刺激水肿的外阴及前庭导致疼痛。阴道分泌物的特征是白色稠厚呈凝乳或豆腐渣样。妇科检查可见外阴红斑、水肿，常伴有皮肤抓痕，严重者可见皮肤皲裂、表皮脱落。阴道黏膜红肿，小阴唇内侧及阴道黏膜附有白色块状物，擦除后露出红肿黏膜面，急性期还可见到糜烂及浅表溃疡。

目前，根据其流行情况、临床表现、微生物学、宿主情况分为单纯性VVC 和复杂性 VVC，见表 1-1。10% ~ 20% 的妇女表现为复杂性 VVC。一年内有症状并经真菌学证实的 VVC 发作 4 次或以上，称为"复发性外阴阴道假丝酵母菌病"（recurrent vulvovaginal candidiasis, RVVC），发生率约为 5%。VVC 临床评分标准见表 1-2，评分不低于 7 分为重度 VVC，而低于 7 分为轻、中度 VVC。

表 1-1　VVC 临床分类

	单纯性 VVC	复杂性 VVC
发生频率	散发或非经常发作	复发性
临床表现	轻到中度	重度
真菌种类	白假丝酵母菌	非白假丝酵母菌
宿主情况	免疫功能正常	免疫功能低下、应用免疫抑制剂、未控制的糖尿病、妊娠

表 1-2　VVC 临床评分标准

评分项目	0分	1分	2分	3分
瘙痒	无	偶有发作，可被忽略	能引起重视	持续发作，坐立不安
疼痛	无	轻	中	重
阴道黏膜充血、水肿	无	轻	中	重
外阴抓痕、皲裂、糜烂	无	/	/	有
分泌物量	无	较正常稍多	量多，无溢出	量多，有溢出

（四）处理原则

消除诱因，包括积极治疗糖尿病，及时停用广谱抗生素、雌激素及类固醇皮质激素。根据患者的具体情况选择局部或全身应用抗真菌药物。单纯性 VVC 患者以局部短疗程抗真菌药物为主，常用唑类抗真菌药物。复杂性 VVC 患者可采用强化治疗及巩固治疗。严重 VVC 患者，外阴局部可应用低浓度糖皮质激素软膏或唑类霜剂。

（五）护理要点

1. 健康指导

护理人员应与患者讨论发病因素及治疗原则，使其积极配合治疗；培养健康的卫生习惯；保持局部清洁；避免交叉感染；勤换内裤，用过的内裤、盆及毛巾均用开水烫洗。

2. 指导患者配合检查

在阴道分泌物中找到假丝酵母菌的芽生孢子或假菌丝即可确诊 VVC。

可用湿片法或革兰染色检查分泌物中的芽生孢子和假菌丝。湿片法多采用10%氢氧化钾溶液，可溶解其他细胞成分，提高假丝酵母菌检出率。对于有症状而多次湿片法检查结果阴性或难治性VCC患者，可采用培养法同时行药敏试验。

3.用药护理

护理人员向患者说明用药目的与方法，取得配合，按医嘱完成正规疗程；指导患者正确用药，需要阴道用药的患者应洗手后戴手套，用食指将药沿阴道后壁推进达阴道深部，为保证药物局部作用时间，宜在晚上睡前放置。为提高用药效果，可用2%~4%碳酸氢钠液坐浴或阴道冲洗后用药。对RVVC患者，治疗期间应定期复查监测疗效及药物副作用，一旦发现副作用，立即停药。妊娠期合并感染者以局部治疗为主，以小剂量长疗程为佳，禁止口服唑类抗真菌药物。

（1）单纯性VVC：以局部短疗程抗真菌药物为主，可选用下列药物之一放置于阴道深部。

克霉唑栓剂，1粒（500mg），单次用药；或每晚1粒（150mg），连用7d。

咪康唑栓剂，每晚1粒（200mg），连用7d；或每晚1粒（400mg），连用3d；或1粒（1200mg），单次用药。

制霉菌素制剂，每晚1粒（10万U），连用10~14天。单纯性VVC患者若不能耐受局部用药、未婚妇女及不宜采用局部用药者，可选用口服药物。常用药物是氟康唑150mg，顿服。重度VVC患者在单纯性VCC治疗的基础上延长多一个疗程的治疗时间。若为口服或局部用药一日疗法的方案，则在72小时后加用1次；若为局部用药3~7天的方案，则延长为7~14天。

（2）RVVC：治疗分为强化治疗及巩固治疗。根据真菌培养和药物敏感试验选择药物。在强化治疗达到真菌培养阴性后，给予巩固治疗至半年。强化治疗方案即在单纯性VVC治疗的基础上延长1~2个疗程的治疗时间。巩固治疗方案目前国内外尚无成熟方案，可口服氟康唑150mg，每周1次，连续6个月；也可根据复发规律，每月给予一个疗程局部用药，连续6个月。

4.性伴侣治疗

无须对性伴侣进行常规治疗。但约15%男性与女性患者接触后会患有龟头炎，需要进行假丝酵母菌检查及治疗，以预防女性重复感染。

5. 随访

在治疗结束后的 7~14 天，建议追踪复查。若症状持续存在或治疗后复发，可做真菌培养的同时行药敏试验。对 RVVC 患者在巩固治疗的第 3 个月及第 6 个月时，建议进行真菌培养。

三、萎缩性阴道炎

萎缩性阴道炎常见于自然绝经或人工绝经后妇女，也可见于产后闭经或药物假绝经治疗的妇女，是雌激素水平降低、局部抵抗力下降引起的，以需氧菌感染为主的阴道炎症。

（一）病因

绝经后的妇女因卵巢功能衰退，雌激素水平降低，阴道壁萎缩，黏膜变薄，上皮细胞内糖原含量减少，阴道内 pH 值增高，多为 5.0~7.0，局部抵抗力降低，嗜酸性的乳杆菌不再为优势菌，以需氧菌为主的其他致病菌过度繁殖，从而引起炎症。

（二）临床表现

患者的主要症状为外阴灼热不适、瘙痒及阴道分泌物增多。阴道分泌物稀薄，呈淡黄色，感染严重者呈血样脓性白带。由于阴道黏膜萎缩，可伴有性交痛。妇科检查可见阴道呈萎缩性改变，上皮皱襞消失、萎缩、菲薄。阴道黏膜充血，常伴有散在小出血点或点状出血斑，有时见浅表溃疡。溃疡面可与对侧粘连，严重时造成阴道狭窄甚至闭锁，若炎症分泌物引流不畅，则可形成阴道积脓或宫腔积脓。

（三）处理原则

应用抗生素抑制细菌生长，补充雌激素增强阴道抵抗力。

（四）护理要点

1. 加强健康教育
患者要注意保持会阴部清洁，勤换内裤，出现症状应及时到医院就诊。

2. 指导患者配合阴道分泌物检查

萎缩性阴道炎患者阴道分泌物镜检见大量白细胞而未见滴虫、假丝酵母菌等致病菌。

3. 用药护理

护理人员要使患者理解用药的目的、方法与注意事项，主动配合治疗过程。阴道局部应用抗生素，如诺氟沙星100mg，放入阴道深部，每日1次，7~10天为1个疗程。对于阴道局部干涩明显者，可用润滑剂。通常在阴道冲洗后进行阴道局部用药。患者可采用1%乳酸或0.5%醋酸冲洗阴道，每日一次，以增加阴道酸度，抑制细菌生长繁殖。

雌激素制剂可局部给药，也可全身给药。局部用雌三醇软膏涂抹，每日1~2次，14天为1个疗程。全身用药，口服替勃龙2.5mg，每日1次。患者也可选用其他雌孕激素制剂连续联合用药。

四、细菌性阴道病

细菌性阴道病（bacterial vaginosis，BV）是阴道内正常菌群失调引起的一种混合感染，但临床及病理特征无炎症改变。

（一）病因

正常阴道微生物群中以乳杆菌为优势菌，乳杆菌不仅能维持阴道的酸性环境，还能产生 H_2O_2、细菌素等抗微生物因子，可抑制致病菌微生物的生长；同时，通过竞争排斥机制阻止致病微生物黏附于阴道上皮细胞，维持阴道微生态平衡。在频繁性交、多个性伴侣或阴道灌洗等情况下，乳杆菌减少，导致其他微生物大量繁殖，主要有加德纳菌、厌氧菌（动弯杆菌、普雷沃菌、紫单胞菌、类杆菌、消化链球菌等）以及人型支原体，其中以厌氧菌居多，这些微生物的数量可增加100~1000倍。随着这些微生物的繁殖，其代谢产物使阴道分泌物的生化成分发生相应改变，pH值升高，胺类物质（尸胺、腐胺、三甲胺）、有机酸以及一些酶类（黏多糖酶、唾液酸酶、IgA 蛋白酶等）增加。胺类物质可使阴道分泌物增多并有臭味。酶和有机酸可破坏宿主的防御机制，如溶解宫颈黏液，致使病微生物更易进入上生殖道，引起炎症。

（二）临床表现

BV 多发生在性活跃期妇女。10% ~ 40%患者无临床症状。有症状者表现为阴道分泌物增多，伴有鱼腥臭味，可出现轻度外阴瘙痒或烧灼感，性交后加重。检查可见阴道分泌物呈灰白色，均匀一致，稀薄，常黏附于阴道壁，容易将其从阴道壁拭去，阴道黏膜无明显充血等炎症表现。

BV 还可引起子宫内膜炎、盆腔炎性疾病、子宫切除术后阴道残端感染，妊娠期 BV 可导致绒毛膜羊膜炎、胎膜早破、早产。

（三）处理原则

有症状者均需治疗，无症状者除有早产高风险孕妇外，一般不需治疗。治疗选用抗厌氧菌药物，主要药物有甲硝唑、替硝唑、克林霉素。

（四）护理要点

1.指导患者自我护理

患者需注意卫生，保持外阴清洁、干燥，避免搔抓致皮肤破损；勤换内裤，出现症状应及时诊断并治疗。

2.指导患者配合阴道分泌物检查

BV 可通过线索细胞（clue cell）阳性或胺试验 Note（whiff test）阳性协助诊断。线索细胞检查是取少许阴道分泌物放在玻片上，加 1 滴 0.9%氯化钠溶液混合，于高倍显微镜下寻找线索细胞。镜下线索细胞数量占鳞状上皮细胞比例大于 20%，可以诊断为 BV。线索细胞为表面黏附了大量细小颗粒的阴道脱落鳞状上皮细胞，这些细小颗粒为加德纳菌及其他厌氧菌，使高倍显微镜下所见的鳞状上皮细胞表面毛糙、模糊、边界不清，边缘呈锯齿状。胺试验是取阴道分泌物少许放在玻片上，加入 10%氢氧化钾溶液 1 ~ 2 滴，产生烂鱼、烂肉样腥臭气味，系因胺遇碱释放氨所致。此外，BV 还可应用 Nugent 革兰染色评分，即根据阴道分泌物的各种细菌相对浓度进行诊断。目前，还有研究显示厌氧菌预成酶的检测有助于 BV 的辅助诊断，大部分患者唾液酸苷酶阳性。

3. 用药护理

护理人员应向患者说明药物治疗的目的、方法，指导患者正确用药。口服药物首选甲硝唑400mg，每日2次，共7天。其次为替硝唑2g，每日1次，连服3天；或替硝唑1g，每日1次，连服5天；或克林霉素300mg，每日2次，连服7天。阴道局部用药，如甲硝唑栓剂200mg，每晚1次，连用7天；或2%克林霉素软膏阴道涂抹，每次5g，每晚1次，连用7天。哺乳期以局部用药为宜。有症状的BV孕妇接受治疗，用药为甲硝唑或克林霉素，剂量及用药时间同非孕妇女。准备进行宫腔手术操作或子宫切除的患者即使无症状也需要接受治疗。

4. 随访指导

治疗后无症状者不需常规随访。对妊娠合并BV需要随访治疗效果。BV复发较常见，对症状持续或反复出现者，应告知患者复诊，接受治疗。

第四节　性传播疾病

性传播疾病（sexually transmitted diseases，STD）是指主要通过性接触、类似性行为及间接接触传播的一组传染病。常见的妊娠期STD包括淋病、梅毒、尖锐湿疣、生殖器疱疹、沙眼衣原体感染、支原体感染和艾滋病等。

STD的传播方式包括以下6种。

（1）性行为传播：性交是STD的主要传播方式，占95%以上。由于性行为的多样化，如口与生殖器接触、肛交、触摸、接吻等，增加了STD传播的机会。

（2）间接接触传播：接触污染的衣物、共用浴具，可感染滴虫、假丝酵母菌，导致股癣、疥疮等。

（3）医源性传播：使用污染的医疗器械，可使STD交叉感染，如梅毒、艾滋病、乙肝等可通过输血或血液制品、器官移植、人工授精等传播。

（4）职业性传播：由于防护措施不严，医务人员或防疫人员工作时可被污染的器械误伤而感染。

（5）母儿传播：感染STD的孕妇，若未能及时诊治，妊娠时可通过垂直传播（母婴传播）使胎儿感染，导致流产、早产、死胎、死产，或分娩经产道传播。乙肝、HIV还可通过母乳传播，感染新生儿。

（6）其他：不注意饮食卫生，食用污染的食物；环境卫生不良、昆虫叮咬等也可导致STD的传播。

一、淋病

淋病是由淋病奈瑟菌（以下简称"淋菌"）引起的以泌尿生殖系统化脓性感染为主要表现的STD。近年来，淋病的发病率居我国STD首位。

（一）病因

淋菌为革兰阴性双球菌，人是其唯一天然宿主，淋菌离开人体不易生存，一般消毒剂易将其杀灭。淋菌易侵袭生殖、泌尿系统黏膜的柱状上皮和移行上皮。淋菌外膜有菌毛，黏附于宫颈管柱状上皮而被上皮细胞吞饮，传染性强。若急性淋病治疗不当，可迁延不愈或反复急性发作。成人淋病绝大多数是通过性交直接接触传染，多为男性先感染淋菌后再传播给女性，少数患者通过接触染菌衣物、毛巾、床单、浴盆等物品及消毒不彻底的检查器械等感染。新生儿多在分娩通过软产道时接触污染的阴道分泌物传染。

（二）临床表现

潜伏期短，通常1~10天，平均3~5天。50%~70%的患者感染淋菌后无症状，易被忽视或致他人感染。感染初期病变局限于下生殖道、泌尿道，引起宫颈管黏膜炎、尿道炎、前庭大腺炎，称为"女性无并发症淋病"；若未经及时治疗随病情发展，可累及上生殖道，引起子宫内膜炎、输卵管炎、输卵管积脓、盆腔腹膜炎、输卵管卵巢脓肿、盆腔脓肿等，导致淋菌性盆腔炎，称为"女性有并发症淋病"。淋病按病理过程分为急性淋病和慢性淋病两种。

1.急性淋病

患者在感染淋病后1~14天出现尿频、尿急、尿痛等急性尿道炎的症状，白带增多呈黄色、脓性，外阴部红肿、有烧灼样痛，继而出现前庭大腺炎、急性宫颈炎的表现。如病变发展至上生殖道，可发生子宫内膜炎、急性输卵管炎及积脓、输卵管卵巢囊肿、盆腔脓肿、弥漫性腹膜炎，甚至中毒性休克。患者表现为发热、寒战、恶心、呕吐、下腹两侧疼痛等。

2. 慢性淋病

急性淋病未经治疗或治疗不彻底可逐渐转为慢性淋病。患者表现为慢性尿道炎、尿道旁腺炎、前庭大腺炎、慢性宫颈炎、慢性输卵管炎、输卵管积水等。淋菌可长期潜伏在尿道旁腺、前庭大腺或宫颈黏膜腺体深处，引起反复急性发作。

（三）对妊娠、胎儿及新生儿的影响

妊娠期任何阶段感染淋菌对妊娠均有不良影响。妊娠早期，淋菌性宫颈管黏膜炎可致感染性流产、人工流产后感染；妊娠中晚期，淋菌性宫颈管黏膜炎可使胎膜脆性增加，易发生绒毛膜羊膜炎、胎膜早破。分娩后的产妇抵抗力低，易发生淋病播散，引起子宫内膜炎、输卵管炎等产褥感染，严重者可致淋菌性盆腔炎。对胎儿的威胁则是早产和胎儿宫内感染，早产发病率约为17%，胎儿感染易发生胎儿宫内生长受限、胎儿窘迫，甚至导致死胎、死产。

约1/3新生儿通过未治疗产妇软产道时感染淋菌，发生新生儿淋菌性结膜炎、肺炎，甚至出现淋菌败血症，使新生儿死亡率明显增加。淋菌感染潜伏期为1～10天，因此新生儿淋菌结膜炎多在生后1～2周发病，可见双眼睑肿胀，结膜发红，有脓性分泌物流出。若未能及时治疗，结膜炎继续发展，引起淋菌眼眶蜂窝织炎，累及角膜可形成角膜溃疡、云翳，甚至发生角膜穿孔或发展成虹膜睫状体炎、全眼球炎，导致失明。

（四）处理原则

治疗应遵循及时、足量、规范用药的原则。由于耐青霉素菌株增多，推荐联合使用头孢菌素和阿奇霉素。20%～40%淋病同时合并沙眼衣原体感染，可同时应用抗衣原体药物。妊娠期禁用喹诺酮类及四环素类药物，性伴侣应同时治疗。

（五）护理要点

1. 急性淋病患者护理

护理人员应嘱患者卧床休息，做好严密的床边隔离；将患者接触过的生活用品进行严格的消毒灭菌，污染的手需经消毒液浸泡消毒，防止交叉感染等。

2. 用药护理

护理人员应指导患者正确用药。首选头孢曲松钠250mg，单次肌内注射加阿奇霉素1g顿服。播散性淋病引起的关节炎综合征推荐使用头孢曲松钠1g，肌内注射或静脉注射，每日1次，加阿奇霉素1g顿服，至症状改善1～2天，再根据药敏试验选择口服药物，疗程至少7天。播散性淋病引起的心内膜炎及脑膜炎建议使用头孢曲松钠1～2g，静脉注射，每12～24小时注射1次，加阿奇霉素1g顿服，心内膜炎疗程至少4周，脑膜炎疗程10～14天。

3. 孕产妇护理

在淋病高发地区，孕妇应于首次产前检查时筛查淋菌，宫颈分泌物涂片检查的Note检出率低，核酸扩增试验敏感性及特异性高，我国规定核酸检测须在通过相关机构认定的实验室开展，此外，可做淋菌培养，以便及早确诊并得到彻底治疗。对孕产妇做好解释工作，妊娠期淋病不是剖宫产指征，减轻孕产妇及家属的焦虑。

4. 新生儿护理

所有淋病产妇娩出的新生儿，应尽快使用0.5%红霉素眼膏预防淋菌性眼炎，并预防使用头孢曲松钠25～50mg/kg（总剂量不超过125mg），单次肌内注射或静脉注射，预防新生儿淋病。

5. 健康教育

治疗期间严禁性交。因为淋病患者有同时感染滴虫和梅毒的可能，所以同时监测阴道滴虫、梅毒血清反应。此外，护理人员应教会患者自行消毒隔离的方法，患者的内裤、浴盆、毛巾应煮沸消毒5～10分钟，患者接触的物品及器具用1%苯酚溶液浸泡。

6. 心理护理

护理人员应尊重患者，给予其关心、安慰，解除患者的顾虑；向患者强调急性期及时、彻底治疗的重要性和必要性，解释抗生素治疗的作用和效果，以防疾病转为慢性，帮助患者树立治愈的信心。

7. 指导随访

无并发症淋病治疗后无须随访，治疗后症状持续存在者，应行淋菌培养及药物敏感性试验。患者于治疗结束后 2 周内，在无性接触史情况下符合下列标准为治愈。

（1）临床症状和体征全部消失。

（2）治疗结束后 4~7d 取宫颈管分泌物做涂片及细菌培养，连续 3 次均为阴性，方能确定治愈。

二、尖锐湿疣

尖锐湿疣（condyloma acu 分钟 ate，CA）是由人乳头瘤病毒（HPV）感染生殖器官及附近表皮引起的鳞状上皮疣状增生病变。CA 是常见的 STD，发病率仅次于淋病，常与多种 STD 同时存在。

（一）病因

HPV 是环状双链 DNA 病毒，目前共发现 100 多个型别，其中 40 余个型别与生殖道感染有关。约 90% 的生殖道 CA 与低危型 HPV6 型和 HPV11 型有关。初次性交时年龄小、多个性伴侣、免疫力低下、吸烟以及高性激素水平等是发病高危因素。温暖、潮湿的外阴皮肤易于 HPV 的生长。糖尿病患者和免疫功能低下或受抑制者，CA 生长迅速，且不易控制。少部分患者的 CA 可自行消退，但机制不明。

HPV 主要的传播途径是经性交直接传播，患者性伴侣中约 60% 发生 HPV 感染；不排除间接传播可能。孕妇感染 HPV 可传染给新生儿，但其传播途径是经胎盘感染、分娩过程中感染还是出生后感染尚无定论，一般认为胎儿通过患病母亲的软产道时吞咽含 HPV 的羊水、血或分泌物而感染。

（二）临床表现

潜伏期 3 周～8 个月，平均 3 个月，患者以 20～29 岁年轻妇女居多。临床症状常不明显，部分患者有外阴瘙痒、烧灼痛或性交后疼痛不适等症状。典型体征是初起为微小散在或呈簇状增生的粉色或白色小乳头状疣，柔软，其上有细小的指样突起，或为小而尖的丘疹，质地稍硬。病灶逐渐增大、增多，互相融合成鸡冠状、桑葚状或菜花状，顶端可有角化或感染溃烂。病变多发生在外阴性交时易受损的部位，如阴唇后联合、小阴唇内侧、阴道前庭、尿道口等部位，也可累及阴道和子宫颈。

（三）对妊娠、胎儿及新生儿的影响

妊娠期细胞免疫功能降低，甾体激素水平增高，会阴局部血液循环丰富，致使 CA 生长迅速，数目多，体积大，形态多样，巨大 CA 可阻塞产道。此外，妊娠期 CA 组织脆弱，阴道分娩时容易导致大出血。产后部分 CA 可迅速缩小，甚至可能自然消退。

胎儿宫内感染极罕见，有报道个别胎儿出现畸胎或死胎。新生儿有患喉乳头瘤及眼结膜乳头瘤的可能。

（四）处理原则

妊娠期常不必切除病灶。治疗的主要目的是缓解症状。

外阴较小病灶，可用 80%～90% 三氯醋酸涂擦病灶局部，每周 1 次。若病灶大、有蒂，可行物理（如激光、微波、冷冻、电灼等）治疗。巨大 CA 可直接手术切除疣体，待愈合后再行局部药物治疗。妊娠期间禁用足叶草碱、咪喹莫特乳膏和干扰素。若病灶局限于外阴部，患者可经阴道分娩；若病灶广泛，易发生软产道裂伤引起大出血或巨大病灶堵塞软产道时，应行剖宫产术结束分娩。

（五）护理要点

1. 尊重患者

护理人员应尊重患者的人格和隐私，以耐心、热情、诚恳的态度对待患者，了解并解除其思想顾虑、负担，使患者做到患病后及早到医院接受正规诊断和治疗。

2. 患病孕妇护理

护理人员应指导孕妇按医嘱正确用药。行物理或手术切除病灶的孕妇，术后护理人员要及时观察宫缩、胎心情况。疣体切除后每天用络合碘棉球擦洗外阴及阴道，擦洗时注意观察创面有无渗出、出血等。护理人员应为行剖宫产术的孕妇提供相应的手术护理。

3. 健康教育

杜绝混乱的性关系，强调预防为主的重要性。孕前接种四价或九价 HPV 疫苗可预防 HPV 感染和 CA 的发生。孕妇不推荐使用 HPV 疫苗，哺乳期可注射 HPV 疫苗。

患者应保持外阴清洁卫生，被污染的衣裤、生活用品要及时消毒。生殖器 CA 的患者不适合坐浴，以免上行感染。世界卫生组织（WHO）推荐性伴侣应进行 CA 的检查，强调配偶或性伴侣同时治疗，告知患者 CA 世界具有传染性，推荐使用避孕套阻断传播途径。

4. 随访指导

CA 患者的治愈率高，但有复发可能，患者需要遵循医嘱随访接受指导。对反复发作的顽固病例，应取活检排除恶变。

三、梅毒

梅毒是由苍白密螺旋体引起的慢性全身性的 STD。病变范围广泛，临床表现复杂，危害极大。根据其病程，梅毒可分为早期梅毒与晚期梅毒，早期梅毒是指病程在两年以内，晚期梅毒是指病程在两年以上。根据其传播途径，梅毒又可分为胎传梅毒（先天梅毒）与后天梅毒。

（一）病因

苍白密螺旋体在体外干燥条件下不易生存，一般消毒剂及肥皂水均可杀灭。但其耐寒力强，4℃存活 3 天，−78℃可存活数年，仍具有传染性。95% 的梅毒患者通过性接触感染。未经治疗的患者在感染后 1 年内最具传染性。随病程延长，传染性逐渐减弱，病程超过 4 年者基本无传染性。少数患者可因医源性途径、接吻、哺乳或污染的衣裤、被褥、浴具等间接感染，个别患者可通过输入有传染性梅毒患者的血液而感染。患梅毒的孕妇即使病期超过4年，病原体仍可通过胎盘感染给胎儿，引起胎传梅毒，一般胎传梅毒儿占死胎30%左右。若孕妇软产道有梅毒病灶，新生儿可通过软产道感染，但不属于胎传梅毒。

（二）临床表现

梅毒的潜伏期为2~4周。梅毒的早期主要表现为硬下疳、硬化性淋巴结炎、全身皮肤黏膜损害；晚期表现为永久性皮肤黏膜损害，并可侵犯心血管、神经系统等多种组织器官而危及生命。

（三）对胎儿及婴幼儿的影响

梅毒能通过胎盘传给胎儿，引起晚期流产、早产、死产或分娩胎传梅毒儿。若娩出胎传梅毒儿，病情较重。早期胎传梅毒儿的表现有皮肤大疱、皮疹、鼻炎及鼻塞、肝脾肿大、淋巴结肿大等；晚期胎传梅毒儿多出现在2岁以后，表现为楔状齿、鞍鼻、间质性角膜炎、骨膜炎、神经性耳聋等，病死率及致残率均明显升高。

（四）处理原则

梅毒首选青霉素药物治疗，治疗原则是早期明确诊断，及时治疗，用药足量，疗程规范。对于妊娠合并梅毒者，一是要治疗孕妇梅毒，二是要预防和治疗胎传梅毒。性伴侣应同时进行检查及治疗。

（五）护理要点

1. 孕妇护理

建议所有孕妇在首次产前检查时做梅毒血清学筛查，必要时在妊娠末期或临产前重复检查，以明确诊断及时治疗。目前，梅毒首选青霉素治疗，青霉素过敏者，首选脱敏和脱敏后青霉素治疗。对用药的孕妇提供相应护理，使患有梅毒的孕妇了解治疗方案，用药目的、原则及注意事项，取得配合，严格按医嘱及时、足量、规范完成治疗方案。青霉素用药前，应特别告知孕妇及家属青霉素治疗可能出现妊娠期吉海反应，表现为：发热、子宫收缩、胎动减少、胎心监护出现暂时性晚期胎心率减速等。所有已确诊为胎传梅毒的新生儿均需要按医嘱接受治疗。

2. 健康教育

患者在治疗期间应禁止性生活，性伴侣应同时进行检查及治疗，治疗后接受随访。治愈标准为临床治愈及血清学治愈。各种损害消退及症状消失为临床治愈。抗梅毒治疗2年内，梅毒血清学试验由阳性转为阴性，脑脊液检查阴性，为血清学治愈。治疗后，患者至少2年内不妊娠。

3. 心理护理

护理人员应正确对待患者，尊重患者，帮助其建立治愈的信心和生活的勇气。

4. 随访指导

患者经充分治疗后，应随访2~3年。第1年每3个月复查1次，以后每半年复查1次，包括临床及非密螺旋体抗原血清试验。若在治疗后6个月内血清滴度减少到原来的1/4，则应视为治疗失败或再感染，除需重新加倍治疗剂量外，还应行脑脊液检查，观察有无神经梅毒。多数一期梅毒在1年内、二期梅毒在2年内血清学试验转阴。少数晚期梅毒血清非密螺旋体抗体滴度低水平持续3年以上，可判为血清固定。

第二章　女性内分泌疾病

第一节　闭经

月经停止6个月称为"闭经"，它是妇科疾病的一种常见症状，而不是疾病。通常把闭经分为原发性和继发性两类：前者是指女性年满18岁或第二性征发育成熟2年以上，仍无月经来潮者；后者是指曾有规律的月经周期，后出于某种病理性原因而月经停止6个月以上者。根据发生的原因，闭经又可分为生理性和病理性两类：凡青春期前、妊娠期、哺乳期和绝经期后的停经，均属生理性闭经；因下丘脑—垂体—卵巢性腺和靶器官子宫，任何一个环节发生问题导致的闭经为病理性闭经。

一、病因及分类

正常月经周期的建立与维持依赖于下丘脑—垂体—卵巢轴的神经内分泌调节和靶器官子宫内膜对卵巢性激素的周期性反应，如果其中一个环节功能失调就会导致月经紊乱，严重时发生闭经。根据闭经的常见原因，按病变部位分为以下几类。

（一）子宫性闭经

子宫性闭经的原因在于子宫，即月经调节功能正常，卵巢也正常，但子宫内膜对卵巢性激素不能产生正常的反应。如子宫发育不全或缺如、子宫内膜炎、子宫内膜损伤或粘连和子宫切除后或宫腔内放射治疗后等所致的闭经。

（二）卵巢性闭经

卵巢性闭经的原因在于卵巢，因卵巢发育异常，或卵巢功能异常使卵巢的性激素水平低下，不能作用于子宫内膜发生周期性变化所致的闭经。如先天性卵巢未发育或仅呈条索状无功能的实体、卵巢功能早衰、卵巢切除后或放射治疗后组织破坏和卵巢功能性肿瘤等所致的闭经。

（三）垂体性闭经

垂体性闭经的病变主要在垂体，垂体前叶器质性病变或功能失调都会影响促性腺激素的分泌，继而导致卵巢性闭经。如垂体梗死的席汉综合征、原发性垂体促性腺功能低下和垂体肿瘤等所致的闭经。

（四）下丘脑性闭经

下丘脑性闭经是最常见的一类闭经，因中枢神经系统的下丘脑功能失调而影响垂体，继而引起卵巢性闭经。比如，环境骤变、精神创伤等外界不良的精神或神经刺激因素作用于下丘脑—垂体—卵巢轴，影响卵泡成熟导致闭经；神经性畏食和长期消耗性疾病的严重营养不良，影响下丘脑合成和分泌 GnRH 与生长激素，进而抑制促性腺激素、性腺功能下降所致的原发性或继发性的闭经；下丘脑的生乳素抑制因子或多巴胺减少和 GnRH 分泌不足所致的闭经溢乳综合征；下丘脑—垂体—卵巢轴的功能紊乱，LH/FSH 比率偏高，卵巢产生的雄激素太多，而雌激素相对较少所致的无排卵性多囊卵巢综合征的闭经；剧烈运动后 GnRH 分泌减少。又如，运动员的肌肉 / 脂肪比率增加或总体脂肪减少使月经异常，进而导致闭经；甲状腺功能减退、肾上腺皮质功能亢进、肾上腺皮质肿瘤等其他内分泌功能异常所致的闭经。

二、护理评估

（一）健康史

护理人员应详细记录患者的初潮年龄、月经周期、经期和经量。护理人员要对青春期患者了解闭经发生的时间和经过、曾经接受过哪些治疗及疗效，并且依据闭经的年龄区分原发性和继发性的闭经，询问自幼生长发育过程中有无先天性缺陷或其他疾病，以及家族史；对生育期患者详细了解生育史，尤其是闭经前是否有产后大出血史，是否与产后并发症有关，发病前有无任何导致闭经的外界不良因素的刺激，如精神因素、环境改变或各种疾病和服药情况等。

（二）身心状况

护理人员应对患者进行全身体格检查，了解其身高、体重、四肢与躯干的比例等发育状况，有无畸形；了解其五官生长特征，观察精神状态、智力发育、营养和健康状态。此外，护理人员还应重点检查妇科内外生殖器的发育，有无先天性缺陷、畸形，第二性征的发育是否正常，如毛发分布、乳房发育及有无乳汁分泌等。

虽然闭经患者常无不适的症状，但精神压力较大。生殖器发育不良的青春期女性因忧虑今后不能成婚或不能生育而产生自卑感；已婚育的妇女因发病而致性欲下降，影响正常的性生活，害怕破坏夫妻感情而内疚。大多数患者都因病程较长或反复治疗效果不佳，甚至得不到亲人的理解而感到悲哀、沮丧，因而对治疗失去信心。严重的患者影响食欲、睡眠等，诸多的不良心理反过来更加重了病情。

（三）辅助检查

1. 子宫功能检查

医生可对患者采取诊断性刮宫和子宫内膜活组织检查，或孕激素试验、雌激素试验，引起撤药性出血，以了解子宫内膜对卵巢性激素周期性变化的反应。通过子宫输卵管碘油造影，医生可了解子宫腔的形态、大小及输卵管通畅情况，也能诊断生殖系统发育不良、畸形等病变。医生在内腔镜检查直视下观察子宫、输卵管和卵巢的外形，子宫腔和内膜的病变，取内膜组织送病理检查，可诊断结核、宫腔粘连等。

2. 卵巢功能检查

（1）测定基础体温。在月经周期的后两周基础体温较前升高 $0.3 \sim 0.5\,℃$，呈双相型，提示卵巢内有排卵和黄体形成。

（2）阴道脱落细胞检查。表层细胞的百分率越高，则雌激素水平越高。

（3）子宫颈黏液结晶检查。见羊齿状结晶越明显、越粗，则雌激素水平越高；见成排的椭圆体，则提示在雌激素基础上已有孕激素的作用。

（4）测定血中雌激素和孕激素含量的高低。提示卵巢功能的兴盛或衰退。

3. 垂体功能检查

采用血 FSH、LH、PRL 放射免疫测定。当 PRL > 25μg/L 时，患者需做头颅 X 线摄片或 CT 检查，排除垂体肿瘤；月经周期中 FSH > 40U/L，提示卵巢功能衰竭，LH > 25U/L，高度怀疑多囊卵巢；当 FSH、LH 均小于 5U/L 时，提示垂体功能减退，病变可能在垂体或下丘脑。

垂体兴奋试验：如果注射促黄体素释放激素后，LH 含量升高，则提示病因在下丘脑或以上部位；如果注射后 LH 值不上升，则提示病因可能在垂体。

蝶鞍 X 线摄片或 CT 检查能明确垂体肿瘤。

4. 其他检查

如果血 T3、T4 促甲状腺素（TSH）值异常，则提示闭经可能与甲状腺功能异常有关；如果尿 17- 酮、17- 羟类固醇或血皮质醇值异常，则提示闭经可能与肾上腺功能异常有关。

（四）闭经的诊断步骤

患者经询问病史、体格检查后，初步排除器质性病变和妊娠后，按步骤逐项检查。

（五）处理原则

（1）纠正全身健康状况，积极治疗慢性病。

（2）针对病因治疗。

（3）性激素替代疗法。①小剂量雌激素周期治疗。该法促进垂体功能，分泌黄体生成素，使雌激素升高，促进排卵。②雌、孕激素序贯疗法。该法有抑制下丘脑—垂体轴的作用，停药后可能恢复月经并出现排卵。③雌、孕激素合并治疗。该法抑制垂体分泌促性腺激素，停药后出现反跳作用，使月经恢复及排卵。④诱发排卵。卵巢功能未衰竭、又希望生育的患者，可根据临床情况选用促排卵的药物。⑤溴隐亭的应用。溴隐亭适用于溢乳闭经综合征，其作用是抑制促催乳激素以减少催乳激素。

三、护理措施

(一)预期目标

(1)患者懂得闭经的发生、治疗效果与本人的精神状态有较密切关系,逐渐克服自卑感,最终能战胜自我,重塑自我。

(2)患者家属理解闭经治疗的复杂性和患者的心情变化,学会更细微体贴地关心患者。

(3)患者懂得营养不良与闭经的关系,放弃不合理的节食,配合诊治方案。

(二)计划与实施

(1)建立护患关系:医护人员表现出应有的同情心,取得患者的信赖,鼓励患者逐渐地袒露心声,如对治疗的看法、对自我的评价、对生活的期望及面临的困难等。

(2)查找外界因素:医护人员引导患者回忆发病前不良因素的刺激,指导患者调整工作、生活节奏,建立患者认可的体育锻炼计划,增强适应环境改变的体能,学会自我排泄心理抑郁和协调人际关系的方法。

(3)指导合理用药:患者领到药后,医护人员向其说明每个药物的作用、服法以及可能出现的副作用等,并具体写清服药的时间、剂量和起始日期,最后评价患者的掌握程度,直到完全明白为止。

(4)健康指导:向患者讲解医学知识,耐心讲述闭经发病原因的复杂性、诊断步骤的科学性以及实施检查的阶段性,只有了解这些知识才能取得准确的检查效果,对查明病因是有利的。对有接受能力的患者,可用简图表示下丘脑—垂体—卵巢性腺轴产生月经的原理,用示意图说明诊断步骤、诊断意义和实验所需的时间,使患者理解诊治的全过程,能耐心地按时、按需接受有关的检查。

第二节　排卵障碍相关异常子宫出血

异常子宫出血（abnormal uterine bleeding，AUB）是指来源于子宫的、不同于正常月经周期、经期和经量的出血，是妇科常见的症状。由于多年来国内外在描述与定义 AUB 上的不一致和混淆，国际妇产科联盟（International Federation of Gynecology and Obstetrics，FIGO）于 2007 年和 2011 年分别发表了"正常和异常子宫出血相关术语"与"育龄期非妊娠妇女异常子宫出血病因分类 PALM-COEIN 系统"的共识，目前国内学界也建议采用"异常子宫出血"的相关术语和病因分类，而废弃了"围绝经期异常子宫出血"一词。

根据新的病因分类系统，AUB 分为结构性异常（PALM）和非结构性异常（COEIN）两大类，PALM 包括子宫内膜息肉（AUB-Polyp）、子宫腺肌病（AUB-Adenomyosis）、子宫肌瘤（AUB-Leiomyoma）、子宫内膜不典型性增生、子宫内膜癌和子宫平滑肌肉瘤（AUB-Malignancy and hyperplasia），COEIN 包括凝血障碍（AUB-Coagulopathy）、排卵功能障碍（AUB-Ovulatory）、子宫内膜功能紊乱（AUB-Endometrial）、医源性因素（AUB-Iatrogenic）和未分类（AUB-Not yet classified）。根据新的病因分类系统，AUB 几乎涵盖了所有的妇科疾病，而本节所要讨论的内容是排卵功能障碍导致的 AUB，即以往所说的"围绝经期异常子宫出血"。

从青春期下丘脑—垂体—卵巢轴功能启动，月经初潮，到卵巢功能衰竭以致绝经，都有可能发生 AUB-O，最常见的是青春期和围绝经期。

一、临床表现

卵巢稀发排卵或无排卵时，月经的周期频率、经期长度、经量等都无规律可循，可表现为月经频发或稀发，经期长短不一，甚至持续数月不净，经量时多时少，出血时间长、经量多常可导致缺铁性贫血，患者会出现乏力、头晕、心慌等症状，如短时间失血过多，甚至可发生晕厥。

为统一描述月经异常的术语和诊断标准，2014 年中华医学会制定了标准，如表 2-1 所示。

表2-1　AUB 术语及其定义

月经的评价指标	术语	定义
周期频率	月经频发	＜21 天
	月经稀发	＞35 天
	闭经	≥6 个月无月经
周期的规律性（近年来周期之间的变化）	规律月经	＜7 天
	不规律月经	≥7 天
经期长度	经期延迟	＞7 天
	经期过短	＜3 天
经量	月经过多	＞80mL
	月经过少	＜5mL
经间出血（月经周期规则，在两次月经之间发生的出血）	卵泡期出血	
	排卵期出血	
	黄体期出血	

二、护理评估

（一）病史

月经周期紊乱、经期长短不一、出血量时多时少、以多量出血和经期延长为主的病史为典型表现。医生需仔细询问包括出血模式、病程长短、既往治疗经过、近期用药情况等病史。虽然青春期和围绝经期是本病的高发年龄段，但既往月经规律的育龄期女性出现上述月经异常情况时，也应注意有无本病的可能。由于本病易与妊娠相关性疾病、子宫器质性病变等混淆，有关疾病的病史都应询问，有助于鉴别。

（二）体格体检

医生需了解有无其他疾病，出血多时尤其需要注意生命体征、有无贫血等情况。异常出血时妇科检查并非禁忌，尤其是需要判断出血来源、有无下生殖道和宫颈异常时，应在消毒外阴后进行妇科检查。

在无出血期，宫颈黏液评分（见表2-2）有助于即刻评估雌激素水平。除了宫颈黏液结晶需要实验室检查外，临床医师在做妇科检查时可根据黏液量、拉丝度及宫颈口的情况做出初步判断，评分越高，说明 E_2 水平越高。

表 2-2　宫颈黏液评分（Insler 评分）

评分	黏液量	拉丝长度	结晶	宫颈口
0	无	无	无	关闭，外口不能容小棉签
1	少量，从宫颈管拉出	少量，拉至阴道1/3	直线性，无分支少许细条结晶	松
2	少量可见，在外口，易拉出	可拉至阴道长 1/2	羊齿状结晶，部分为有分支的结晶	部分张开，黏膜粉红，可容棉签
3	大量，从宫颈外口涌出	拉至阴道口	典型羊齿状结晶	开张，黏膜充血，外口开大（瞳孔样）

8～10分为卵泡生长良好，11～12分为卵泡生长很好（雌激素高峰）。

（三）辅助检查

医生可利用实验室检查或其他辅助检查方法，进一步了解有无排卵、有无器质性病变、有无内膜病变等。

1. 实验室检查

有性生活的女性首先需查尿或血 HCG 排除妊娠相关疾病；做血常规、凝血功能检查，了解贫血情况，是否有凝血功能障碍性疾病；生殖激素测定通常显示为卵泡期水平，无直接证实诊断的价值，非诊断所必需；但如果孕激素测定显示为黄体期水平，则有助于判断为有排卵性的 AUB。

2. 盆腔超声

超声检查可排除子宫器质性病变，如子宫肌瘤、子宫腺肌病、内膜息肉等，同时可了解内膜厚度、内膜回声是否均匀等。对于无月经异常的生育年龄女性，超声示单纯内膜增厚的诊断价值不大，但如果有 AUB 者，内膜厚于 12mm 就有诊断意义。此外，三维能量多普勒超声检查子宫动脉搏动指数、阻力指数、内膜体积等，均有助于判断绝经前 AUB 的良恶性内膜病变。需要注意的是，子宫肌瘤、子宫内膜息肉等器质性病变可与无排卵导致的

AUB 同时存在，避免漏诊。

3. 基础体温

简单、实用，有助于判断是否有排卵及黄体功能是否正常，但耗时长，不适合急性出血的患者。

4. 诊断性刮宫或宫腔镜检查

诊断性刮宫或宫腔镜检查有助于鉴别诊断和排除子宫内膜病变，但慎用于无性生活史的女性，如果高度怀疑存在内膜病变，需与患者和家属充分沟通，取得知情同意后方可进行。对疑有内膜病变的患者，以往常通过诊刮来明确病因，但诊刮有 10%～25% 的漏诊率，现在宫腔镜在临床已普遍开展，与传统刮宫相比较，可显著提高取材率和诊断准确性，因此宫腔镜检查直视下取内膜活检已成为内膜病变评估的金标准。

(四) 治疗原则

按不同年龄采取不同措施。青春期、育龄期患者以止血和调整周期为主，促使卵巢功能恢复和排卵；更年期妇女止血后以调整周期和减少经量为原则。

1. 止血

有止血药、激素及手术止血，还可输血加强支持疗法以达止血目的。

(1) 刮宫术：已婚者应为首选。此法止血迅速，是一种有效的止血方法，刮取的子宫内膜送病理检查还有助于诊断。

(2) 雌激素止血：大量雌激素可使子宫内膜迅速修复，而达到止血目的。常用己烯雌酚 1～2mg，每 6～8 小时 1 次，一般用药 3 天内血止，血止或出血量明显减少后递减，每 3 天减量 1 次，每次减药量不超过原用量的 1/3，直至维持量，即每日 1mg；或用苯甲酸雌二醇 2mg 肌内注射，每 6～8 小时 1 次，可达到快速止血目的，血止后再用己烯雌酚逐渐减至维持量。不论应用何种雌激素，2 周后开始加孕激素，使子宫内膜转化，黄体酮 10mg 肌内注射，每日 1 次，或醋酸甲羟孕酮 6～10mg 每日 1 次，共 7～10 天停药。雌、孕激素同时停药。一般在停药 3～7 天撤药性出血。

(3) 孕激素止血：适用于体内已有一定雌激素水平的患者。

若为少量不断出血，黄体酮 20mg 肌内注射，每日 1 次，共 3～5 天。更年期患者配伍应用丙酸睾酮 25～50mg 肌内注射，每日 1 次，可增强止血效果。

对出血量多的患者，需用大剂量合成孕激素方可止血，醋酸甲羟孕酮8~10mg，每6小时1次，用药3~4次后出血明显减少或停止，则改为每8小时1次，再逐渐减量，每3天递减1/3量直至维持量，即醋酸甲羟孕酮4~6mg每日1次，持续用到血止后20天左右，停药后发生撤药性出血。

出血量多者也可口服短效避孕药。

（4）三合激素止血：每支含苯甲酸雌二醇2mg，黄体酮12.5mg，丙酸睾酮25mg。每次肌内注射1支，可在6小时后重复注射，一般在24小时可望血止，血止后停药，等待撤药性出血。雄激素有拮抗雌激素，增强子宫肌肉及子宫血管张力作用，可改善盆腔充血，减少出血量，常用于更年期妇女。

（5）其他止血药物：因部分功血患者，子宫内膜纤溶活性增加，出血量增多，用抗纤溶治疗有一定效果，可选用氨甲环酸（PAMBA）100~200mg加25%~50%葡萄糖40mL内静脉缓慢注射，每日1~2次，出血明显减少后停止。本药效果较好，毒性较低，不易发生血栓。6-氨基己酸（EACA）4~6g加5%~10%葡萄糖或生理盐水100mL稀释，15~30分钟滴完，维持量每1小时1.0g，出血明显减少后停止。氨甲环酸0.25~0.5g溶于25%葡萄糖溶液20mL内静脉注射，每日1次，连用2~3天。

此外，也可酌情配合使用酚磺乙胺0.5g静脉或肌内注射，每日1~2次（注意该药不可与6-氨基己酸混合注射，以免引起中毒）。卡巴克洛2.5~5mg，每日3次口服或每次5~10mg肌内注射。西苑医院妇科用氨甲苯酸300mg、酚磺乙胺3g、维生素$K_1$10mg、维生素C3g加入5%葡萄糖500mL中静脉点滴，每日1次，一般使用3天能减少出血量或止血。

2. 调整周期

使用性激素人为地控制流血的周期及减少出血量是治疗月经失调的一项过渡措施。其目的在于以下几个方面。

（1）使患者本身的下丘脑—腺垂体—卵巢轴暂时抑制一段时期，停药后可能出现反跳，恢复正常月经的内分泌调节。

（2）性激素直接作用于生殖器官，使子宫内膜发生周期性变化，按期剥脱，并且出血量也不致太多。

常用方法如下。

（1）雌、孕激素疗贯法，即人工周期，适用于青春期功血患者。己烯雌酚 1mg，于出血第 5 天起，每晚 1 次，连服 20 天，至服药第 11 天，每日加用黄体酮 10mg 肌内注射（或醋酸甲羟孕酮 6~10mg），两药同时用完，停药后 3~7 天出血。于出血第 5 天重复用药。

（2）雌、孕激素合并应用，适用于育龄期（有避孕要求）和更年期功血。己烯雌酚 0.5mg 及醋酸甲羟孕酮 4mg，于出血第 5 天起两药并用，每晚 1 次，连服 20 天，撤药后出现出血，血量较少。

（3）孕、雄激素合并法，常用于更年期功血以减少撤药性出血量。自预计下 1 次出血前 8 天开始，每日肌内注射黄体酮 10mg 和丙酸睾酮 10~25mg，共 5 天。

（4）全周期孕激素，适用于雌激素水平较高（血中 $E_2 > 370pmol/L$）于月经周期或药物撤血第 5~25 天，选择炔诺酮 2.5mg、甲地孕酮 4mg 或醋酸甲羟孕酮 5mg，每日 1 次，连服 22 天。治疗时间长短，可根据子宫内膜病理报告而确定，一般不得短于 3 个周期。内膜增生过长，疗效不得少于 6 个周期，然后再根据治疗后内膜检查结果，制定治疗方案。

3. 促进排卵

促进排卵是治愈无排卵性功血的关键。青春期、育龄妇女在月经周期已基本控制后，即应选用下列药物促排卵，其间测基础体温观察疗效。

（1）雌激素：适用于体内雌激素水平较低者。自月经第 6 天开始，每晚口服己烯雌酚 0.125~0.25mg，20 天为 1 个周期，连续 3~6 个周期。另有文献报道应用小剂量雌激素加中药当归、白芍、熟地各 10g，菟丝子、巴戟肉各 12g，淫羊藿、鹿角霜各 10g，覆盆子、何首乌各 12g，共用 3 个周期，适用于雌激素不足子宫发育欠佳的患者，疗效较好。

（2）氯米芬：重庆医科大学第一附属医院选用氯米芬，促排卵效果较满意。对要求生育的育龄妇女用氯米芬促生育，排卵率为 65%~87%，19% 无效，15% 虽未排卵，但子宫出血可得到控制。另有人对 40 例无排卵性功血病例，采用氯米芬 50mg，每日 1 次，共 5 天，加用 3 个月的方法进行治疗。用药期间，月经周期、经期及经量均趋于正常。停药后随访 3~4 个月，仍保持正常月经，氯米芬治疗无排卵性功血能迅速达到止血、调整周期和促进排卵之目的。对于青春期、生育期和接近更年期的无排卵性功血病例，采用氯米芬小剂量、短疗程治疗，可以迅速达到止血、调整周期和部分达到排卵的目的。

(3) 促性腺激素释放激素（LHRH、LRH）：于月经周期的中期，仿效生理分泌形式，连续脉冲式给药，肌内注射或静脉注射，每日 5μg，共 3 天，可能促使排卵；也有在月经第 5 天开始给 50μg 肌内注射，每日 1 次，连用 7~10 天，或在月经周期第 14~15 天皮下注射 100μg。

(4) 绝经期促性腺激素（HMG）与 HCG 合用：适用于合并不育症患者。于月经周期或撤血第 5 天予 HMG，每日 75U，治疗 7 天后卵泡仍不大，可加大到每日 150U，当卵泡发育达 20mm、卵巢增大不超过 10cm 时，可加肌内注射 HCG5000U，每日 1 次，连注 1~3 天，起促排卵作用。

(5) 氯米芬与 HCG 合用：一般停用氯米芬 7~8 天再用 HCG3000~5000U 肌内注射，一般均可达到有效的诱导排卵。

4. 其他

对顽固性功血或年龄较大且子宫内膜呈腺瘤型增生过长或不典型增生者，可选择子宫切除术或通过电凝切除子宫内膜。

三、护理措施

(1) 补充营养。患者机体抵抗力较低，应加强营养，改善全身情况，可补充铁剂、维生素 C 和蛋白质。成人体内大约每 100mL 血中含 50mg 铁，经量多者应额外补铁。行经期妇女每日从食物中吸收铁 0.7~2.0mg，应向患者推荐含铁较多的食物如猪肝、豆角、蛋黄、胡萝卜、葡萄干等。按照患者的饮食习惯，护理人员为患者制订适合于个人的饮食计划，保证患者获得足够的营养。

(2) 指导合理用药。

护理人员应指导患者按时、按量正确服用性激素，保持药物在血中的稳定水平，不得随意停服、漏服。

药物减量必须按医嘱规定在血止后才能开始，每 3 天减量一次，每次减量不得超过原剂量的 1/3，直至维持量，一般维持至血止后第 20 天及以上。

护理人员应告知患者在治疗期间如出现不规则阴道出血需要及时就诊。

(3) 维持正常血容量。观察并记录患者的生命体征，嘱患者保留出血期间使用的会阴垫及内裤，以便更准确地估计出血量。出血量较多者，督促其卧床休息，避免过度疲劳和剧烈活动；贫血严重者，遵医嘱做好配血、输血、止血等措施，以维持患者正常血容量。

（4）预防感染。护理人员应严密观察与感染有关的征象，如体温、子宫体压痛等，监测白细胞计数和分类，同时做好会阴部护理，保持局部清洁、干燥。患者如有感染征象，应及时与医师联系并遵医嘱进行抗生素治疗。

（5）加强心理护理。护理人员应鼓励患者表达内心感受，耐心倾听患者诉说，了解患者的疑虑。向患者解释病情，提供相关信息，帮助患者澄清问题，解除思想顾虑；摆脱焦虑。护理人员可通过看电视、听广播、看书等方式分散患者的注意力。

（6）避免引起本病的诱因，避炎暑高温、涉水冒雨，忌食辛燥和生冷饮食。

（7）注意观察阴道出血量的多少，做好抢救准备，必要时予以输血。

（8）做好会阴护理，保持局部清洁。

（9）注意观察阴道出血量的多少，血质的稀稠，血色的紫淡，估计出血量，注意血压、脉搏、面色、神志的变化。发现异常，及时报告医生。

（10）备好各种抢救药品及器械。注意观察药物的疗效及反应。协助做好各项检查及验血型。对出血多者，护理人员按医嘱做好配血、输血、止血措施，配合医生治疗方案维持患者正常血容量。

（11）护理人员应嘱患者保留会阴垫及内裤以便准确估计流血量。如有感染征象，应及时与医生联系并选用抗生素治疗，预防上行性感染。功血患者的治疗以性激素的应用为主，在治疗中必须遵医嘱按时按量服用激素，不得随意停服或漏服。药物减量必须按规定在血止后才能开始，每3天减量1次，每剂减量不得超过原剂量的1/3。维持量服用时间，通常按停药后发生撤退出血的时间，与患者上一次行经时间相同考虑。

第三节　痛经

痛经是指月经前或月经期发生的周期性下腹痛，偶尔发生在月经期后，典型症状是下腹部或耻骨上方痉挛痛、钝痛或胀痛，可放射至腰背部、大腿内侧、外阴及肛门周围，通常持续数小时至 3 天，部分患者可伴有全身症状，如恶心、呕吐、畏寒、面色苍白、大便频数，严重者出现虚脱，影响生活与工作。

一、分类与诊断

痛经分为原发性痛经和继发性痛经。不伴有病理改变的痛经称为"原发性痛经"，常在月经初潮后 6 ~ 12 个月后开始出现，文献报道 75% 发生在初潮后 1 年内，13% 发生在第 2 年内，5% 发生在第 3 年内，疼痛程度逐渐加重，一般在 20 岁左右达到高峰。继发性痛经是由盆腔疾病导致的，最常见的是子宫内膜异位症，常在初潮两年后开始出现，不同疾病发生的年龄、病程不一，痛经发生的早晚也各异。因此，完整的病史、发病年龄、病情进展、疼痛的性质、伴发症状等均有助于鉴别诊断。妇科检查无阳性体征为诊断原发性痛经的关键，但继发性痛经的病变早期可无阳性体征。超声、子宫输卵管造影、宫腔镜可了解子宫及附件情况；腹腔镜可直视盆腔的病变，且可做活组织检查。

（一）原发性痛经

原发性痛经是指无盆腔器质性病变的痛经。有三个特点具有诊断的重要意义：痛经的月经周期几乎都是有排卵的；痛经大都发生在月经期的开始数小时，且在 2 ~ 3 天疼痛消失；疼痛在下腹部耻骨联合以上区域，呈阵发性胀痛或痉挛性痛。尚应注意有无心情紧张等心理因素、子宫发育不良和子宫过度前、后屈等情况，以及子宫内膜呈管型脱落的膜样痛经。近年来，潘凌亚等流行病学研究发现，初潮不大于 12 岁、月经大于 7 天、月经期运动者的原发性痛经，可能引起子宫内膜异位症。Davis 对 49 例平均年龄 16.6 岁的痛经者腹腔镜证实为子宫内膜异位症。Schroeder 等提出青春期痛经，用止痛药无效者多数系子宫内膜异位症引起。因此诊断为原发性痛经后，医生应考虑其中可能有轻度子宫内膜异位症包括在内。

（二）继发性痛经

继发性痛经是指盆腔器质性病变导致痛经。不同的病因可有不同的表现。

(1) 子宫内膜异位症、子宫腺肌病：是继发性痛经最常见的病因。痛经的特点是进行性加重，病情较重者平时也有盆腔痛、性交痛。不同部位的内膜异位症，痛经的程度和表现也不尽相同。卵巢子宫内膜异位囊肿的痛经并不严重，且与囊肿大小并不成正比；盆腔子宫内膜异位症，尤其是宫骶韧带部位的内异症可有明显的性交痛，妇科检查扪及子宫骶骨韧带处痛性结节具诊断价值，对卵巢有囊性占位者超声诊断有一定价值，而腹腔镜检查提高了诊断的准确性。子宫腺肌病的痛经常比较严重，常伴有月经过多、经期延长等症。超声检查可见子宫增大，尤其以后壁增厚为明显，肌层回声不规则。

(2) 盆腔感染：附件炎、子宫旁组织炎等均能在月经期出现痛经。虽非月经期也有盆腔痛，但月经期明显加重。当急性与亚急性发作时，则疼痛与月经周期无关系。盆腔结核的痛经可伴有低热及腹水。若结核性炎症已稳定，可无阳性体征。碘油造影显示，子宫腔变形、闭锁或输卵管呈串珠状有诊断价值；盆腔钙化影有辅助诊断价值。

(3) 子宫肌瘤：一般无痛经，偶见黏膜下肌瘤 (有蒂) 有痛经。肌瘤伴痛经时可能合并腺肌病或腺肌瘤。子宫肌瘤本无痛经，以后出现痛经时应检查是否有子宫肌瘤变性。超声检查有协助诊断作用。

其他常见导致继发性痛经的病因还有子宫内膜息肉、子宫腔粘连、宫颈狭窄、残角子宫、处女膜闭锁、阴道横膈等。

二、护理评估

(一) 病史

痛经常见于青少年期，多在初潮后 6 ~ 12 个月发病，这时排卵周期已建立，无排卵性月经一般不发生痛经。

(二) 临床表现

(1) 疼痛多自月经来潮后开始，最早出现在经前 12 小时；行经第 1 天疼痛最剧，持续 2 ~ 3 天缓解；疼痛程度不一，重者呈痉挛性；部位在耻骨联合上，可放射至腰骶部和大腿内侧。

（2）痛经有时伴发恶心、呕吐、腹泻、头晕、乏力等，严重时面色发白、出冷汗等。

（3）妇科检查原发性痛经可无异常发现，继发性痛经盆腔内部可有粘连、肿块、结节、增厚等器质性病变等。

（三）实验室及其他检查

痛经患者必要时做腹腔镜或影像学检查。

（四）治疗原则

1. 解说与安慰

对原发性痛经者，尤其是青春期少女解说月经的生理变化，痛经的发病机制，消除紧张心理。针对患者的心理状况给予适当的安慰，并指导一般性的处理方法，如休息、热敷下腹部等。对继发性痛经者，应告知先查明疾病再对症处理。

2. 非甾体抗炎药（non-steroidal antinflammatory drugs, NSAIDs）

子宫局部前列腺素过量在痛经的发病中起着重要作用，NSAIDs能抑制环氧合酶的活性，阻止花生四烯酸合成前列腺素，因此有很好的镇痛作用，是治疗痛经的首选药物，尤其是原发性痛经患者。但文献报道仍有 20%~25% 的患者无效。NSAIDs类制剂有很多（见表2-3），各制剂之间的疗效差别不大，应针对个体选择疗效佳、副作用小的药物。药物应该在预期月经来潮前 1~2 天开始服用，并持续 48~72 小时，或按以往痛经的天数决定用药天数。常见的副作用有消化不良、胃灼热感、恶心、呕吐、腹痛、便秘、腹泻、头痛、头晕等。偶有视力障碍及其他少见的副作用。

表2-3　常用的非甾体抗炎药（NSAIDs）

药物剂量	英文名	剂量
吲哚美辛	indomethacin	100mg，栓剂，塞肛；25mg，3~4次/天，p.o.
氟芬那酸	flufenamic acid	100~200mg，3次/天，p.o.
甲芬那酸	mefenamic acid	首剂500mg，250mg，3~4次/天，p.o.
单氯甲灭酸	tolfenamic acid	133mg，3次/天，p.o
甲氯灭酸	meclofenamic acid	250mg，3~4次/天，p.oacid
双氯芬酸钠	diclofenac Na	25~50mg，3次/天，p.o.

药物剂量	英文名	剂量
双氯芬酸钾	diclofenac K	25～50mg，3～4次／天，p.o
布洛芬	ibuprofen	200～400mg，3～4次／天，p.o.（＜1200mg/d）
萘普生	naproxen	首剂500mg，250mg，2次／天，p.O.
酮洛芬	ketoprofen	500mg，栓剂，塞肛，50mg3次／天，p.o.
吡罗喜康	piroxicam	20mg，1～2次／天，p.o.

3. 性激素治疗

（1）复方口服避孕药（combined oral contraceptive，COC）

痛经常发生于有排卵的月经周期。COC通过抑制排卵、萎缩子宫内膜、减少月经量，降低前列腺素和加压素水平，子宫活动减弱，效果显著，尤其适用于有避孕需求的患者，是内膜异位症导致痛经的首选药物。对无避孕需求的青春期患者，在NSAIDs治疗无效或副作用严重且不能耐受的情况下，也可以使用。

Harada等在一项随机对照双盲研究中评估了超低剂量的COC（炔雌醇20μg/炔诺酮1mg）治疗痛经的疗效和安全性。观察4个月经周期后，他们发现超低剂量COC能显著降低痛经的VAS评分，疗效与常用剂量COC（炔雌醇35μg/炔诺酮1mg）相当，没有出现严重副作用。因此，低剂量COC可以作为痛经的长期用药方案。文献报道，COC对原发性痛经的有效率达80%。

（2）单一孕激素制剂

长效孕激素制剂可抑制排卵、减少月经量，大约10%的患者会出现闭经，其缓解痛经的效果与COC相似，可作为COC的替代方案。左炔诺孕酮宫内节育器（LNG-IUD）在宫内持续释放孕激素，可抑制排卵、萎缩内膜，有效地缓解痛经，效果等同于或优于口服孕激素或COC。

4. 其他方法

有文献报道局部热疗、经皮电刺激神经、按摩、瑜伽等方法能缓解痛经，但是研究结论常不一致，因此证据有限，尚不能确定这些方法的疗效。另外，有很多草药或植物被认为能治疗原发性痛经，如生姜、鱼油、维生素B1等。随机对照研究发现，月经前3～4天每天服用750～2000mg生姜，其治疗痛经的效果与 NSAIDs 类药物相似。

需要注意的是，虽然绝大部分的原发性痛经都能通过上述方法得到缓解，但仍有一部分患者的痛经得不到解决，这些患者可能并非原发性痛经，而存在盆腔器质性病变，需要全面检查以明确，包括仔细的妇科检查、影像学检查等。

三、护理措施

(一) 加强保健

护理人员应进行月经期保健的教育工作，提醒患者注意经期清洁卫生，经期禁止性生活。足够的休息和睡眠、充分的营养摄入、规律而适度的锻炼、戒烟等均对缓解疼痛有一定的帮助。

(二) 加强心理护理

护理人员应讲解有关痛经的生理知识，阐明痛经是月经期常见的生理表现，关心并理解患者的不适和焦虑心理。

(三) 缓解症状

腹部局部热敷和进食热的饮料如热汤或热茶，可缓解疼痛。增加患者的自我控制感，使身体放松，以解除痛经。疼痛不能忍受时可遵医嘱服药。若每次经期习惯服用止痛剂，则应防止成瘾。

(四) 一般护理

(1) 患者应卧床休息，给易消化清淡食物，忌食生冷及刺激性食物。
(2) 加强心理护理，消除精神紧张，避免情绪波动。
(3) 因受寒腹痛明显者，可做下腹热敷。
(4) 注意经期卫生及保护。

(五) 病情观察与护理

护理人员应向患者了解有无月经来潮时腹痛的病史，及初次发病年龄、时间及既往有无子宫内膜异位症、盆腔炎等妇科疾病；患者发作时注意观察神志、脉象、面色及腹痛等情况。

第四节 经前期综合征

经前期综合征（premenstrual syndrome，PMS）是发生在黄体晚期的涉及精神和躯体两方面的综合征，月经来潮后自然消失，严重影响了患者的生活、工作和社会交往。这些症状在每次月经前反复发作，以往曾被称为"经前紧张征"。PMS早在两千年前就有描述，1933年首次有文献记载，1964年有关专著第一次出版。近十年来PMS的研究备受重视，然而其病因和发病机制仍不明。

正常妇女在月经前有精神和躯体不适的并不少见，据统计，80%以上的年轻女性有至少一种经前不适，而围绝经期女性的发生率更高达95%。50%~70%轻度不适，20%~30%有中重度不适，约5%的患者症状严重，以致影响患者正常的生活和工作，称为"经前焦虑症"（premenstrual dysphoric disorder，PMDD）。

一、临床表现

PMS的临床表现形式多种多样，据统计症状多达150种，涉及精神和躯体的各个方面。常见症状归纳如下。

（一）情感

紧张、焦虑、激动、情绪不稳、不安、急躁、抑郁、悲伤、失落感、哭泣。

（二）认知

注意力下降、决定无能、偏执、自杀倾向。

（三）自主神经

失眠、嗜睡、厌食、乏力、恶心、腹泻、心悸、盗汗、性欲改变。

（四）中枢神经

眩晕、眼花、痉挛、颤抖、感觉异常。

（五）行为

活动减少、工作效率低、社交障碍。

（六）体液潴留

体重增加、肿胀、乳房胀痛、腹胀。

（七）疼痛

头痛、背痛、关节和肌肉疼痛。

大部分患者有情感的变化，占70%～100%；有体重增加、乳房胀痛等体液潴留方面症状者占60%。典型患者在月经前一周开始出现症状，月经前3天症状最严重，月经来潮后症状消失。

二、护理评估

（一）健康史

了解PMS持续的时间，每次发病的影响，是否治疗及治疗效果，了解近期有无诱发因素，处理压力的方法等，也要注意了解患者生理、心理方面的疾病史，既往妇科、产科等病史。

（二）身体状况评估

PMS的症状，症状出现的时间与月经的关系，以及对日常工作、生活的影响。观察水肿的体征，测量体重，并与之前体重比较。妇科检查常无异常。

（三）心理—社会状况

PMS患者如有较严重的精神症状，常常会影响其生活质量。

（四）诊断要点

因评价 PMS 症状的主观性太强，故病史的准确性至关重要。要求至少连续两个月经周期，每天连续不间断地做症状评价。Stage 提出诊断 PMS 的症状必须满足以下四项要求。

（1）与月经周期的黄体期密切相关。

（2）月经来潮后立即缓解。

（3）这些症状与精神疾病无关。

（4）这些症状明显影响患者的生活和社会交往。在评价症状的同时测定基础体温，更利于了解症状的出现与月经周期的关系。对 PMS 的诊断，目前尚无统一的标准。美国精神病学协会提出了黄体晚期精神症状（late luteal phase dysphoric disorder, LLPDD）的诊断标准（见表 2-4）。

表 2-4　黄体晚期精神症状（LLPDD）的诊断标准

A: 在最近一年的大多数月经周期中，B 组症状都在黄体期的最后一周出现，在卵泡期的最初几天内迅速缓解。对有月经来潮的妇女，上述两个时相分别对应于月经来潮的前一周和月经来潮的最初几天。对切除子宫的妇女，黄体期和卵泡期是通过测定生殖内分泌激素与基础体温确定的

B: 每个有症状的黄体晚期以下症状至少出现其中 5 个，而且至少包括症状 1、2、3、4 中的一个

1. 明显的情绪不稳定：突然伤感、哭泣、激动和生气

2. 持续地发怒或特别易怒

3. 明显的焦虑和紧张

4. 明显的抑郁、无助感和自卑

5. 业余活动兴趣减少

6. 易疲劳和明显乏力

7. 主观感觉集中注意力困难

8. 明显的食欲改变：进食增加或偏食

9. 嗜睡或失眠

10. 其他一些躯体症状：头痛、关节或肌肉疼痛、体重增加、腹胀、乳房胀痛等

C: 上述症状严重影响工作、生活和社会交往

D: 上述症状不是另外一种疾病加重的表现，如恐慌症、精神抑郁症等

E: 有关 A、B、C、D 的诊断至少经 2 个有症状的周期每天不间断的前瞻性评价得到证实

因此，正确诊断 PMS 和 LLPDD 应包括以下步骤。

一是完整的妇科检查以除外器质性病变引起的症状。

二是连续 3 个月经周期每天不间断地做症状评价。

三是精神病学评估。

患者每天的症状自我评价表有多种，其中包括 Moos 的月经周期症状调查表（Menstrual Distress Questionnaire，MDQ）等数个设计合理、操作简单的调查表。下面是一种较常用的日记格式调查表（见表 2-5）。

表 2-5   经前期症状日记

姓名 ＿＿＿＿ 日期 ＿＿＿＿ 末次月经 ＿＿＿＿

月经期（以 X 标记）周一周二周三周四周五周六周日

体重增加	不安	嗜甜食
臂 / 腿肿胀	不耐烦	食欲增加
腹胀	焦虑	头痛
痉挛痛	紧张状态	疲乏
腰背痛	头晕	兴奋
身体痛	抑郁	松弛
乳触痛	健忘	友好
乳胀	哭泣	活力
神经紧张	精神错乱	体重
情绪波动	失眠	基础体温
易怒		

注：①月经来潮的第一天为月经周期的第一天。②每天早晨醒来立即测基础体温。③早餐前小便后测体重。④每晚固定时间仔细填写表格的每一项。⑤用 1、2、3 表示症状的轻重程度：1 表示轻度，有不适，但不烦恼；2 表示中度，影响一般活动；3 表示重度，不能坚持工作。

（五）治疗要点

基于目前了解的 PMS 发病机制，治疗主要是宣传教育、抑制排卵和缓解精神症状。

1.宣传教育与指导

给予安慰和精神支持，帮助患者正确认识疾病的性质及建立自信心。

建议患者多参加活动；指导饮食，增加饮食中的糖类比例；限制盐和红色肉类；控制烟、酒和咖啡；每天补充维生素 B_6 100mg 等。

2. 抑制排卵

抑制排卵是可以缓解 PMS。首选 COC，据文献报道，即使是症状严重的 PMDD 患者，含有屈螺酮的 COC 也有很好的治疗效果。另外，雌二醇皮贴、口服孕激素等也能起到抑制排卵的作用，但是从目前的研究结果来看，单一性激素治疗的效果并不确定。GnRH 激动剂或抑制剂能彻底抑制下丘脑—垂体—卵巢轴的功能，造成药物性绝经，使各种症状得到完全缓解，效果明显，但长期使用导致的低雌激素血症可引起骨质疏松等健康问题，因此仅适用于对其他治疗方法无效的重症患者。另外，黄体期口服达那唑 200mg/d 能有效缓解经前乳房胀痛，但长期使用有导致男性化的副作用，目前很少用。

3. 精神类药物

对症状严重的 PMDD 患者和有严重情绪问题的 PMS 患者，选择性 5- 羟色胺再摄取抑制剂（selective serotonin reuptake inhibitors，SSRI）是标准治疗方案。随机临床试验发现，连续用药或黄体期用药都有较好治疗效果。常见副作用有恶心、嗜睡、头痛等，对性功能也有不良影响。但是，临床上妇科医师如遇到这类患者，建议转至精神科，或和精神科医师一起诊断、治疗。

4. 消炎镇痛类药

消炎镇痛类药如甲芬那酸，于月经前 12 天开始服，250mg/ 次，每天 3 次，对痛经、乳胀、头痛、痉挛痛、腰骶痛及紧张易怒等症状有较好的疗效。

虽然目前本症发病机制未明，无特效药，但经耐心指导和精心治疗，大多数症状能得到明显的缓解。

三、护理措施

（一）心理护理

护理人员应给予患者心理安慰与疏导，使精神放松，症状严重者可行认知—行为心理治疗；指导应对压力的技巧，如腹式呼吸、生物反馈训练、渐进性肌肉松弛。

（二）调整生活状态

患者应摄入高碳水化合物、低蛋白饮食，有水肿者限制摄入盐、糖、咖啡因、酒，多摄取富含维生素 E、维生素 B_6 和微量元素镁的食物，如猪肉、牛奶、蛋黄和豆类食物等。护理人员应鼓励患者进行有氧运动如舞蹈、慢跑、游泳等，可协助缓解神经紧张和焦虑。

（三）指导用药

药物治疗以解除症状为主，如利尿、镇静、止痛等。

（1）抗焦虑药如阿普唑仑，抗抑郁药如氟西汀，适用于有明显焦虑或抑郁症状者，但对躯体症状疗效不佳。

（2）利尿剂如螺内酯，可拮抗醛固酮而利尿，减轻水潴留，对改善精神症状也有效，适用于月经前体重增加明显者。

（3）维生素 B_6 调节自主神经系统与下丘脑—垂体—卵巢轴的关系，还可抑制催乳素的合成。

（4）口服避孕药通过抑制排卵缓解症状，并可减轻水钠潴留，抑制循环和内源性激素的波动。

（5）促性腺激素释放激素类似物（GnRH-α）抑制排卵，连用 4～6 个周期。

（四）健康教育

护理人员应向患者和家属讲解可能造成 PMS 的原因与处理措施，指导患者记录月经周期及其症状，帮助患者获得家人的支持，提高自我控制的能力。

第三章　多囊卵巢综合征

第一节　多囊卵巢综合征的临床表现

多囊卵巢综合征是妇科内分泌疾病的一种，较为常见，起病多见于青春期的少女。它是一种以雄激素过高的临床或生化表现、持续无排卵、卵巢多囊改变为特征的疾病，经常会伴有胰岛素抵抗和肥胖。

一、月经失调

月经失调是最主要的症状，会出现月经稀少、闭经，少数可表现为功能性子宫出血。多发生在青春期，为初潮后不规则月经的继续，有时伴痛经。

二、多毛与痤疮

多毛与痤疮是高雄激素血症最常见的表现。由于雄激素升高，可见上唇、下颌、胸、背、小腹正中部、大腿上部两侧及肛周的毳毛增粗、增多，但多毛的程度与雄激素水平不成比例。同时可伴痤疮、面部皮脂分泌过多、声音低粗、阴蒂肥大、出现喉结等男性化征象。

三、不孕

由于长期不排卵，患者多合并不孕症，有时可有偶发性排卵或流产，发生率可达74%。

四、肥胖

体重超过标准体重的20%以上，体重指数≥25者占30%～60%。肥胖多集中于上身，腰/臀比例＞0.85。多自青春期开始，随年龄增长而逐渐加重。

五、黑棘皮病

阴唇、颈背部、腋下、乳房下和腹股沟等处皮肤褶皱部位出现灰褐色色素沉着，呈对称性，皮肤增厚，质地柔软。

第二节　多囊卵巢综合征的诊断

多囊卵巢综合征（PCOS）是青春期少女和育龄期妇女最常见的妇科内分泌疾病之一，据估计其在育龄期妇女中的发生率为 5% ~ 10%。临床上，根据病史、体格检查、内分泌测定和超声检查等进行诊断。

一、病史

注意患者的年龄，PCOS 者多为年轻女性，40 岁以上的妇女很少被诊断为 PCOS。仔细询问患者月经史，PCOS 者往往从初潮后不久就出现月经稀发或继发闭经。了解患者的生育史及有无生育要求，PCOS 是引起女性不孕的常见病因之一。了解患者有无分泌雄激素肿瘤、高催乳素血症、甲状腺功能减退等病史，在诊断 PCOS 前需排除这些疾病。

在采集病史时，获得详细的月经史最关键，绝大多数 PCOS 者表现为月经稀发或继发闭经；少数患者表现为月经规律。月经稀发和继发闭经反映了排卵障碍，估计每年的自发月经次数，如果估计每年的自发月经次数 < 8 次，可诊断为排卵稀发；如有继发闭经，可诊断为无排卵。对月经规律者，需要测定基础体温，目的是了解月经究竟是排卵性周期还是无排卵性周期。

二、体格检查

（一）肥胖

一半以上的 PCOS 者有肥胖表现。体重指数（BMI）＝体重（kg）/ 身高（m²），是常用的衡量肥胖的指标，肥胖的标准为 BMI ≥ 25kg/m²（亚洲成人根据 BMI 对体重的分类标准）。

腰臀围比（WHR）＝腰围／臀围，WHR 的大小与腹部脂肪的量呈正相关。中国预防医学科学院对 11 个省市城乡 4 万余人抽样调查结果，WHR 表示中心性肥胖的切点，男性≥0.9，女性≥0.8。根据 WHR 可以把肥胖分为两类：WHR≥0.8 时称为男性肥胖、腹部型肥胖、上身肥胖或中心型肥胖；WHR＜0.8 时称为女性肥胖、臀股肥胖、下身肥胖或外周型肥胖。

多数 PCOS 者的肥胖属男性肥胖，其脂肪主要分布于腹壁及腹部脏器周围，因为腹腔脏器周围脂肪组织往往对胰岛素不敏感，所以有人认为较高的 WHR 值与胰岛素拮抗、高胰岛素血症有关。

（二）多毛和脱发

多毛和脱发是由高雄激素血症引起的。多毛是指体毛过多，妇女的体毛主要分布于上唇、下唇、腋下、胸正中线、腹正中线和外阴，雄激素水平过高时这些部位的毛发会过多过密。四肢和躯干的毛发生长受雄激素的影响较少，它们主要与体质和遗传有关，这些部位的毛发增多不一定与高雄激素血症有关。脱发出现在头顶部，表现为头发密度或数量减少。

（三）痤疮

痤疮主要分布于面部，部分患者的背部和胸部也可有较多的痤疮。痤疮是高雄激素血症的一个重要体征，一些患者因面部痤疮过多来就诊。

（四）黑棘皮病

黑棘皮病是一种较常见的皮肤病变，受累部位皮肤增厚成乳头瘤样斑块，看上去像天鹅绒；病变皮肤常伴有色素沉着，呈灰褐色至黑色，故称黑棘皮病。黑棘皮病多发生在皮肤皱褶处，如腋部、颈部的背面及侧面、腹股沟、肛门生殖器等部位，且呈对称分布。胰岛素抵抗的患者常有黑棘皮病，因此可以把黑棘皮病视为胰岛素抵抗的体征。

（五）妇科检查

妇科检查时可发现阴毛呈男性化分布，有时阴毛可延伸至肛周和腹股沟外侧；阴道、子宫、卵巢和输卵管无异常。

（六）男性化体征

男性化体征包括体格类似男性、有喉结、阴蒂增大等。导致男性化体征的雄激素水平较高，PCOS 者体内的雄激素水平往往达不到。如果出现男性化体征应考虑分泌雄激素的肿瘤、先天性肾上腺皮质增生症等疾病。

三、内分泌测定

测定血清促卵泡生成素（FSH）、黄体生成素（LH）、催乳素（PRL）、睾酮、硫酸脱氢表雄酮（DHEA-S）、性激素结合球蛋白（SHBG）、17α-羟孕酮和胰岛素水平。有月经者在月经的第 3～5 天抽血化验，闭经者随时抽血化验。

（一）FSH 和 LH

PCOS 患者的血 FSH 水平在正常范围，卵泡早、中期数值为 3～10U/L；血 FSH 水平过高或过低时需排除有关疾病。PCOS 者的血 LH 水平较正常妇女高，约 60% 的患者的 LH/FSH > 2.5。过去认为在 PCOS 患者体内，促性腺激素分泌失调和性激素分泌失调相互影响形成恶性循环是 PCOS 发病的关键，因此当时把 LH/FSH 比值作为 PCOS，诊断标准之一；目前认为，促性腺激素分泌失调和性激素分泌失调很可能只是 PCOS 的临床表现，因此新的 PCOS 诊断标准没有考虑 LH/FSH 比值。

（二）PRL

PCOS 患者的血 PRL 水平在正常范围（< 1.13nmol/L），10%～15% 的患者的血 PRL 水平可轻度升高（一般不超过 1.82mnol/L），目前推测其发生机制可能与 PCOS 者体内过多的雌酮有关。如果血 PRL 水平明显升高，应考虑各种病因引起的高催乳素血症（表 3-1）。

表 3-1　高催乳素血症的病因

下丘脑疾病	颅咽管瘤
	脑膜瘤
	其他肿瘤
	颅外伤导致的垂体柄被切断
	假孕
垂体疾病	泌乳素瘤
	其他肿瘤
	肢端肥大症
	空蝶鞍综合征
甲状腺功能异常	原发性甲状腺功能减退
药物性	抗精神病药物：氯丙嗪、奋乃静、舒必利、氟哌啶醇、阿普唑仑
	抗抑郁药：丙咪嗪、阿莫沙平、氯米帕明、阿米替林、去甲替林、帕罗西汀、氟西汀等
	其他：西咪替丁、多潘立酮、利血平、维拉帕米等
全身性疾病	慢性肾衰竭
	肝硬化
其他疾病	结节病
	组织细胞增多症
	胸壁创伤
	脊髓病变
特发性	

（三）睾酮、DHEA-S 和 SHBG

正常女性的血睾酮水平 ≤ 1.90nmol/L，PCOS 者的血睾酮水平为 1.90 ~ 5.20nmol/L；如果血睾酮水平 > 5.20nmol/L，则考虑分泌雄激素的肿瘤，如卵巢支持 - 间质细胞肿瘤、类固醇细胞瘤、少数卵泡膜细胞瘤和肾上腺来源的分泌雄激素的肿瘤，先天性肾上腺皮质增生症如 21- 羟化酶缺陷等。

如伴有肾上腺皮质雄激素分泌过多时，血 DHEA-S 水平也可升高。一般说来，大多数 PCOS 者体内的睾酮水平偏高，约 50% 的患者血 DHEA-S 水平偏高。

妇女体内的大多数睾酮是与 SHBG 结合的，只有少部分是游离的。当 SHBG 水平降低时，游离睾酮会增加，此时即使总睾酮在正常范围，患者也可有多毛和痤疮等表现。PCOS 患者的 SHBG 水平往往较低。

(四)17α- 羟孕酮

PCOS 患者的血 17α- 羟孕酮水平在正常范围（< 6nmol/L），如果血 17α- 羟孕酮水平 ≥ 30.3nmol/L，则诊断为肾上腺皮质增生症。如果血 17α- 羟孕酮水平 > 6nmol/L 但 < 30.3nmol/L、需要做 ACTH 试验排除迟发型 21- 羟化酶缺陷。

如果静脉注射 ACTH60 分钟后，17α- 羟孕酮水平超过 30.3nmol/L 就可诊断为迟发型 21- 羟化酶缺陷。

(五) 胰岛素测定

胰岛素抵抗在 PCOS 妇女中，无论是肥胖的还是不肥胖的，都很常见（高达 50%）。临床上通过测定胰岛素水平来了解有无胰岛素抵抗。

公认的评估胰岛素抵抗的最佳方法是正常血糖钳夹试验，但该方法操作复杂，患者依从性差，因此只适于小样本的科学研究，不适于临床应用。国内、外许多作者都通过计算 OGTT 试验时的胰岛素水平曲线下面积与血糖水平曲线下面积比值来评估胰岛素抵抗状况，可是该方法无法给出判断胰岛素抵抗的参考值，因此不能用于胰岛素抵抗的诊断。

目前临床上常用的诊断胰岛素抵抗的指标有胰岛素敏感指数（QUICKI）和 HOMA-IR，这两个指数都是根据空腹胰岛素水平和葡萄糖水平计算出来的。它们的优点是计算简便，患者依从性高；缺点是不能反映胰岛素水平的正常生理变化和 β 细胞的功能变化。目前使用的 QUICKI 和 HOMA-IR 的参考值不是来自大规模的多中心研究，因此其可靠程度令人质疑。

由于胰岛素抵抗未纳入 PGOS 的诊断标准，因此在诊断 PCOS 时，不需要常规测定胰岛素水平。

四、超声检查

超声检查常用于多囊卵巢综合征的诊断和随访。PCOS 者在做超声时常发现卵巢体积增大、皮质增厚,皮质内有多个直径在 2~9mm 的小卵泡。

五、其他

孕激素可以上调体温中枢的体温调定点,因此生育年龄妇女的基础体温随月经周期发生周期性变化。一般说来,排卵前基础体温 < 36.5℃,排卵后基础体温升高 0.3~0.5℃。因此临床上可以根据基础体温来判断妇女有无排卵。如果基础体温呈双相,则视为有排卵;否则,视为无排卵。

第三节 多囊卵巢综合征的治疗

一、调整月经周期治疗

月经周期紊乱(≥ 35 天或 < 21 天)是多囊卵巢综合征(PCOS)的主要临床特点之一,也是临床诊治过程中的重要主诉。其原因在于排卵障碍,包括稀发排卵和无排卵。调整月经周期方案多样,依患者是否有生育要求而定。

(一)生活方式调整

现有国际及国内指南均推荐生活方式干预作为所有 PCOS 女性的一线治疗,尤其对于超重和肥胖患者。其目的一方面在于减重、改善机体代谢状态,特别是胰岛素敏感性,进而改善高雄症状。既往荟萃分析结果表明,生活方式干预可显著降低总睾酮水平和多毛评分。另一方面生活方式干预还可直接调节神经内分泌系统从而达到调整月经周期、恢复排卵、减轻多毛和痤疮的效果。指南中明确指出体重减轻达到 5% 以上,部分患者可恢复规律的月经周期和排卵。此外,体重控制还可改善卵巢反应和排卵,减少克罗米芬(CC)抵抗的发生。一项对 RCT 数据的二次分析结果显示,CC 促排卵治疗前对 PCOS 患者进行生活方式的干预可提高累计排卵率(62% vs.44.7%)和累计活产率（25% vs.10.2%）。

生活方式干预主要包括饮食控制、加强运动和行为疗法，其中有氧运动尤为重要。前瞻性研究表明无排卵 PCOS 患者每周运动 150 分钟，其中含 90 分钟有氧运动，60% 可恢复月经、50% 恢复自主排卵、35% 可获得妊娠。随机对照临床试验（RCT）也发现与饮食干预组比较，运动干预对胰岛素抵抗状态有更好的改善作用，性激素结合球蛋白（SHBG）升高，累计排卵率也更高（65% vs.25%）。在干预的同时，还应当注重患者（特别是 PCOS 伴不孕患者）的行为调整。主要包括减少心理压力；纠正不良生活习惯；鼓励患者改善自身环境以减少进食刺激并增加运动机会；鼓励患者设定减重的目标，并随访患者减重情况；阻止患者滥用"减肥药物""泻药"达到减肥目的。

（二）无生育要求患者的月经调整

主要针对青春期及育龄期无生育要求的月经周期紊乱的患者。对于月经稀发但周期长度短于 2 个月的患者，如无生育或避孕要求，可观察随诊，暂无须用药。

1. 周期性孕激素治疗

PCOS 女性多由于稀发排卵或无排卵而缺乏性激素的周期性变化，导致孕激素缺乏或不足，无法发生撤退出血，其子宫内膜长期受单一雌激素影响也易过度增生，从而增加恶变风险。周期性孕激素治疗可以作为青春期和围绝经期患者的首选，也同样适用于育龄期有生育要求的患者。推荐使用天然孕激素，包括微粒化黄体酮、地屈孕酮和肌注黄体酮等。天然孕激素对下丘脑 – 垂体 – 卵巢轴功能不抑制或抑制较轻，更适合于青春期患者；对代谢影响也较小。但孕激素无降低雄激素、治疗多毛以及避孕的作用，对于合并上述症状或有相关诉求的患者还需根据具体情况选择个体化治疗方案。

常用方案可选择口服地屈孕酮 10～20mg/d、微粒化黄体酮 100～200mg/d 或醋酸甲羟孕酮 10mg/d，应用 6～10 天，或肌注黄体酮 20mg/d，3～5 天，一般停药 3～7 天有撤退性出血。

2. 复方口服避孕药

复方口服避孕药（COC）适用于有避孕要求，特别是伴有痤疮、多毛等高雄激素的临床表现，高雄激素血症以及月经过多、经量延长的 PCOS 患者。青春期可酌情应用，但需注意患者及其家属需充分知情并理解。围绝经期应慎用，可用于没有血栓高危因素的患者，但不作为首选。COC可以抑制LH的分泌，进而抑制卵巢合成雄激素。其雌激素成分可以增加性激素结合球蛋白的水平，减少血清中游离雄激素；孕激素成分可以竞争结合雄激素受体上的5α-还原酶，减少双氢睾酮的合成，从而改善高雄激素的临床表现及高雄激素血症。COC还可以降低肾上腺雄激素的分泌，但具体机制还不清楚，可能与肾上腺皮质激素（ACTH）的分泌减少有关。因此，COC不仅可以调整月经周期，保护子宫内膜，还可以缓解高雄激素症状。

有研究表明，重度肥胖和胰岛素抵抗的患者，长期使用COC可能会加重糖耐量的损害程度。因此，其使用应在医生的指导下，对患者的代谢情况进行评估，排除使用禁忌证，必要时也可与胰岛素增敏剂（二甲双胍等）联合使用。但也有一些小型研究表明，长期COC的使用不会改变也不会增加心脏和代谢的风险指标，包括胰岛素抵抗、脂蛋白及体内脂肪分布，结果还需进一步研究证实。

3.雌孕激素序贯治疗

此方案主要适于少数雌激素水平偏低、子宫内膜较薄、胰岛素抵抗严重的PCOS患者。该部分患者单一孕激素治疗子宫内膜无撤药出血反应，需进行雌/孕激素序贯治疗。对于青春期、围绝经期伴有低雌激素症状的PCOS患者可作为首选方案，既可以控制月经周期紊乱，又可以缓解围绝经期症状。

常用方案为口服雌二醇1～2mg/d，应用21～28天，后10～14天加用孕激素，药物选择同周期性孕激素治疗。

4.胰岛素增敏剂

二甲双胍是最为常用的胰岛素增敏剂，主要适用于PCOS伴胰岛素抵抗的患者。对于成年女性来说，有证据表明不论是否肥胖或超重，应用二甲双胍都可以显著降低雄激素过多的症状并改善卵巢功能。其机制在于可以减少肝脏葡萄糖的产生，刺激肝脏和骨骼肌内胰岛素介导的葡萄糖摄取，并通过降低血脂水平降低葡萄糖生成底物的可用性。一项系统性综述指出，二甲双胍联合生活方式干预比单纯的生活方式干预更能改善PCOS患者的体重指标，进而减轻肥胖介导的内分泌紊乱。同时，二甲双胍还可以直接作用于卵巢内部，改善局部胰岛素抵抗状态和高雄刺激，恢复排卵，调整月经周期。美国生殖医学会（ASRM）最新指南指出，基于现有 RCT 结果，二甲双胍可以增加排卵率，但并不增加临床妊娠率，因此对于单纯以调整月经周期为目的，伴糖代谢异常的患者，可选择该方案。同样在应用时需要注意禁忌证，包括心功能、肝肾功能不全，酗酒等。

（三）有生育要求患者的月经调整

对于有生育要求的 PCOS 患者，其治疗目的在于促进排卵解决生育问题。方案包括：口服促排卵药物，如氯米芬（CC）、芳香化酶抑制剂（来曲唑）、促性腺激素（Gn）；手术治疗恢复排卵；其他辅助治疗等。

二、多囊卵巢综合征胰岛素抵抗的治疗

多囊卵巢综合征是临床常见的生殖内分泌疾病，其临床表现呈多样化。尽管有关 PCOS 的发病机制和病理生理等方面尚存在争议，但是胰岛素抵抗及代偿性高胰岛素血症被公认为 PCOS 的重要生理改变，胰岛素过度刺激卵巢产生过多的雄激素，加重高雄激素血症，形成恶性循环，同时胰岛素抵抗会影响 PCOS 患者的糖脂代谢。临床上发现 PCOS 患者除月经紊乱、不孕不育及多毛等典型症状外，相当一部分患者同时伴有程度不等的糖脂代谢异常，如糖尿病前期或糖尿病、高脂血症，严重者甚至表现为代谢综合征。杨冬梓等研究发现，PCOS 患者血脂异常、糖耐量异常和代谢综合征的发生率分别高达 41.6%、19.8% 和 16.8%；在超重 PCOS 患者（BMI ≥ 23kg/m²）中，胰岛素抵抗和血脂异常发生风险分别增加 6.49(3.27 ~ 12.90) 倍和 2.22(1.19 ~ 4.15) 倍；在超重（BMI ≥ 23kg/m²）和肥胖（BMI ≥ 25kg/m²）PCOS 患者中代谢综合征发生率分别为 26.08% 和 42.60%。2010 年欧洲人类生殖及胚胎学会 / 美国生殖医学会（ESHRE/ASRM）达成的共识提出：PCOS 患者发生代谢异常，如 2 型糖尿病和心血管疾病的风险较普通人群明显增加，代谢异常的风险随着年龄增长逐渐增高，是影响患者远期身心健康的重要因素。

随着对 PCOS 研究的深入，目前认为 PCOS 不仅是生殖系统疾病，还是与代谢异常关系密切的临床综合征。PCOS 患者的治疗策略从单一的药物治疗典型症状，进展为生活方式干预及药物、手术等多种措施综合治疗，同时

强调对 PCOS 的诊治必须重视其代谢异常，治疗重点在疾病后期逐渐转移至对代谢异常的调整及远期并发症的预防。胰岛素抵抗是 PCOS 的重要病理生理改变，对于胰岛素抵抗的筛查和治疗，可以早期发现并且及时干预患者的代谢紊乱对其长期健康具有非常重要的临床意义。目前主要的治疗方法包括生活方式调整和药物治疗等，近年来中医药治疗也有相关研究报道。

（一）生活方式调整

雄激素过多和胰岛素抵抗及代偿性高胰岛素血症是 PCOS 的重要生理改变，雄激素过多促进腹部脂肪沉积，再反过来加重胰岛素抵抗和代偿性高胰岛素血症，进一步加重卵巢雄激素分泌，造成恶性循环。相当一部分的多囊卵巢综合征患者存在超重或者肥胖的情况，目前已有研究证实肥胖和不良的生活习惯会加剧 PCOS 胰岛素抵抗和许多其他症状。其原因可能是脂肪组织的轻度慢性炎症产生的炎症因子干扰了胰岛素受体底物（IRS）的酪氨酸磷酸化和代谢，导致胰岛素信号转导途径异常；且炎症反应产生的 C- 反应蛋白也可以降低胰岛素靶细胞的敏感性。针对腹部脂肪和肥胖的治疗措施可以有效阻止上述恶性循环，不仅改善 PCOS 的代谢异常，还可以治疗雄激素过多和内分泌紊

临床调查发现，这类多囊卵巢综合征患者通常有食物摄入过多、摄食行为异常（如吃饭不定时、偏好零食、吃饭太快及喜吃干食等）、运动不足等不健康的生活方式。生活方式调整，包括饮食和运动疗法、行为治疗等，被认为是超重 / 肥胖 PCOS 患者治疗的基础。在 PCOS 患者的综合治疗方案中，通过饮食控制减少能量的摄取；通过运动锻炼增加能量的消耗，维持能量负平衡状态；通过行为疗法纠正不良饮食行为和生活习惯，以巩固和维持饮食疗法和运动疗法所获得的疗效。研究显示，PCOS 患者体重减少对改善胰岛素敏感性、纠正排卵障碍、提高患者怀孕概率等方面有明显的疗效。

有学者认为所有的超重或肥胖的 PCOS 患者都需要进行生活方式干预和运动治疗。Haqq 等系统比较了 1966—2003 年多项生活方式干预 PCOS 患者的实验结果，研究发现生活方式干预是改善 PCOS 患者胰岛素抵抗、脂代谢及 C- 反应蛋白的最佳手段，并能有效改善患者的心肺功能。相较于药物治疗，有前瞻性研究证明生活方式的改变与二甲双胍对 PCOS 患者月经状况的

改善有相似疗效，且这种治疗作用与体重指数（BMI）降低呈正相关。最新的 Meta 分析表明，仅 12 周的生活方式干预的单独应用即可改善多种性激素代谢指标、胰岛素抵抗及血脂水平，其是 PCOS 的最佳治疗方法之一。

对于生活方式干预措施的选择，饮食控制是生活方式调整的最主要内容，特别对于肥胖患者。无论饮食结构如何，体重减轻均可以有效改善 PCOS 的临床表现，没有证据提示饮食成分对于妊娠和代谢异常治疗结局的影响。一项涉及 57 名超重 / 肥胖的随机对照试验发现，单独或联合进行饮食管理和运动，均能在 4 个月以及 3 年随访期内有效改善超重 / 肥胖 PCOS 患者的生殖功能。与此同时，结构化运动训练较之于低热量饮食，两者在累计怀孕率、BMI、胰岛素抵抗指数等代谢指标和生活质量的改变方面无明显差异。

生活方式干预虽可避免药物不良反应及手术风险，但因缺少统一的饮食、运动强度标准和管理标准，临床实施上比较困难。现暂无研究表明何种饮食或运动管理方法更有利于患者的长期坚持。饮食方面，需要患者记录饮食日志。运动方面，一般要求每周至少完成 150 分钟的有效有氧运动，运动治疗师会根据患者的喜好制订个体化的运动方式和强度方案。总之，饮食疗法、运动疗法、行为治疗等生活方式调整的综合措施是现今常采用的干预管理手段，也是 PCOS 患者胰岛素抵抗最重要的基础治疗，饮食疗法和运动疗法是治疗的基本措施，行为疗法可为治疗提供基本保证，也是长期维持疗效、预防体重反弹的有效方法，在生活方式调整的基础上配合药物治疗可以取得最佳的效果。

(二) 胰岛素增敏剂

胰岛素抵抗及其伴随的代偿性高胰岛素血症通过降低性激素结合球蛋白的肝合成来增加睾酮的生物活性，加重了高雄激素症状，形成恶性循环，被认为是抑制排卵以及增加卵巢雄激素合成的重要原因。胰岛素增敏剂可以增加胰岛素在外周组织作用的敏感性，降低胰岛素水平、降低 PCOS 患者的高雄激素水平，改善卵巢功能，提高促排卵治疗的效果，并降低相关代谢性疾病的发生风险。经典的胰岛素增敏剂主要包括二甲双胍和噻唑烷二酮类药物。

1. 二甲双胍

二甲双胍是 1957 年上市的双胍类降糖药，被 FDA 认可并已应用于临床 50 余年，能有效地降低血糖，改善外周组织（肌肉和脂肪）和肝脏的胰岛素敏感性，是一种疗效肯定的双胍类胰岛素增敏剂。在美国糖尿病学会（ADA）和欧洲糖尿病研究学会（EASD）联合发布的治疗指南中，二甲双胍被推荐为一线治疗用药。20 世纪 90 年代以来，二甲双胍被应用于 PCOS 患者的治疗，可以有效改善患者的胰岛素抵抗，同时减少胰岛素对卵巢的刺激从而减少雄激素的产生，有助于恢复排卵功能、改善妊娠结局、预防代谢异常等远期并发症，是目前治疗 PCOS 胰岛素抵抗的一线治疗药物。

（1）作用机制：二甲双胍治疗 PCOS 的机制是复杂和多环节的，目前已有大量的动物试验及临床研究的证据。二甲双胍作为胰岛素增敏剂，主要作用机制是改善外周组织的胰岛素抵抗，降低高胰岛素血症，也可以改善卵巢组织的胰岛素抵抗，直接抑制卵泡膜细胞产生雄激素，改善 PCOS 的高雄激素症状，还可能对心血管系统有保护作用。

①二甲双胍改善外周组织的胰岛素抵抗：近 30 年来大量研究证实 PCOS 患者的胰岛素抵抗为中等程度的胰岛素抵抗，胰岛素介导葡萄糖摄取的效能下降 35% ~ 40%。PCOS 患者胰岛素抵抗的机制十分复杂，可能涉及胰岛素调节葡萄糖合成、运输、利用、贮存及降解等代谢过程的多个器官，如胰腺、肝脏、肌肉及脂肪等。

二甲双胍能改善肝脏、肌肉和脂肪外周组织的胰岛素抵抗，其作用机制可能有以下环节：A. 二甲双胍能增加肝细胞胰岛素受体的酪氨酸激酶的活性，增加胰岛素抵抗患者脂肪细胞的胰岛素受体与胰岛素的结合力，抑制肝脏糖异生并降低肝糖原输出。B. 二甲双胍能激活葡萄糖转运蛋白（GLUT），促进葡萄糖在肝脏的跨膜运输，促进糖原合成酶的活性和 GLUT4 的转位，从而改善胰岛素的敏感性。C. 二甲双胍在肌肉组织可以增加胰岛素受体的数量、亲和力和酪氨酸激酶的活性，促进基因表达，改善肌肉糖原合成，使胰岛素敏感性提高 20% ~ 30%。由于肌肉是非常重要的葡萄糖代谢部位，肌肉组织胰岛素抵抗的改善后，胰岛素敏感性提高 20% ~ 30%。D. 二甲双胍通过抑制肝脏的糖异生，降低肝糖原输出，促进骨骼肌、脂肪等组织摄取和利用葡萄糖，二甲双胍可以降低葡萄糖在肠道的吸收从而降低餐后血糖。

二甲双胍被肝细胞的线粒体摄取，继而抑制呼吸链的第一复合物，净效益是减少糖异生。有证据表明二甲双胍还通过抑制线粒体呼吸链复合体发挥降糖作用，促进胰岛素与其受体结合，活化受体亚基的酪氨酸激酶，同时降低作为丙酮酸激酶变构抑制剂的三磷酸腺苷浓度，增加丙酮酸激酶的浓度，使肝糖产生减少。

②二甲双胍改善卵巢组织的胰岛素抵抗：PCOS 患者中普遍存在着高胰岛素血症，可使血中雄激素水平增高，从而对卵巢功能造成影响，其原因有：A.可直接或通过升高的胰岛素样生长因子（IGF-1）水平，使垂体分泌 LH 增加，直接作用于卵巢的卵泡膜细胞，使其产生雄激素增多；B.IGF-1 在卵巢局部增强 LH 的生物效应，促进雄激素合成；C. 高胰岛素血症及高 LH 在一定程度上协同刺激肾上腺分泌雄激素；D. 高雄激素血症和高胰岛素血症抑制肝脏合成分泌性激素结合蛋白（SHBG），导致游离睾酮增加、雄激素活性增强而形成内分泌代谢的恶性循环。E. 研究证实 PCOS 患者确实存在慢性代谢性炎症，表现为多种炎性细胞因子分泌增多，如 MCP-1、IL-6、CRP、TNFα 等。炎症因子通过血液和（或）旁分泌的作用干扰胰岛素的信号转导，导致胰岛素敏感细胞（如肝细胞、肌肉细胞和脂肪细胞）内的胰岛素受体底物（IRS）丝氨酸磷酸化程度增加，抑制其酪氨酸磷酸化，IRS 激活其下游的磷脂酰肌醇 -3- 激酶（PI3K）的能力减弱，最终感染胰岛素信号经 IR/IRS/PI3K 通路下传，从而诱发 PCOS 的胰岛素抵抗。

二甲双胍能改善卵巢组织的胰岛素抵抗，其作用机制可能有以下环节：A. 二甲双胍在受体后水平上提高胰岛素敏感性，降低因胰岛素抵抗而导致的代偿性高胰岛素血症，解除了胰岛素对 LH 分泌的刺激作用，恢复卵巢正常功能来调节 GnRH-LH 的释放，间接降低血清 LH 和提高 FSH 水平。B. 胰岛素能够抑制肝脏分泌性激素结合蛋白，降低体内肝脏分泌 SHBG 水平，使体内性激素水平升高。C. 胰岛素通过 IGF-1 受体刺激卵巢分泌雌激素、雄激素及孕酮。二甲双胍抑制肝脏合成胰岛素样生长因子结合蛋白（IGFBP），降低体内 IGFBP 水平，使体内 IGF-1 水平升高。D. 二甲双胍还可直接抑制细胞色素酶 P450c17/17，20- 裂解酶对 FSH 的过强反应，减少卵巢合成雄激素并使肾上腺减少留体激素的生成，最终达到缓解高雄激素血症，诱导卵泡发育成熟及排卵，从而打断了 PCOS 患者内分泌环境的恶性循环。E. 二甲双胍能降低 PCOS 患者的炎症因子水平，改善慢性代谢性炎症，从而增加胰岛素敏感性，纠正高胰岛素血脂和高雄激素血症，改善卵巢功能。

除了改善胰岛素抵抗外，二甲双胍对卵巢的作用机制可能尚有：A. 抑制 FSH 调节卵巢颗粒细胞的功能，使雌二醇浓度下降；B. 直接抑制卵巢体外培养的卵泡膜细胞合成雄烯二酮和睾酮的生物合成，改善 PCOS 的高雄激素症状；C. 有效降低 PCOS 患者性腺轴调节中枢的 LH 脉冲幅度；D. 通过纤溶酶原激活抑制因子 –1（PAI-1）可抑制纤溶酶原激活物激活纤维蛋白溶酶，抑制纤维蛋白溶解，体内外研究显示 PAI-1 水平增高是早期自然流产的可逆非依赖性危险因素。

③二甲双胍对于心血管的保护机制：二甲双胍可以从以下作用机制保护心血管系统，具体包括：A. 二甲双胍增加胰岛素从毛细血管到组织的转运，促进胰岛素在组织中发挥作用，增加周围组织对胰岛素的敏感性，促进外周组织葡萄糖的吸收和利用。减轻高胰岛素血症，预防体重增加；B. 二甲双胍能增加胰岛素与其受体的结合，降低脂肪组织释放游离脂肪酸组织和酸性氧化产物水平，降低甘油三酯（TG）、总胆固醇（TC）和低密度脂蛋白胆固醇（LDL）水平，维持或升高高密度脂蛋白胆固醇（HDL），还可通过降低血糖来减轻氧化压力并减少脂质氧化，降低餐后高血脂；C. 二甲双胍降低纤溶酶原激活抑制因子 –1（PAI-1）水平，提高组织纤维蛋白溶酶原激活物活性，减轻高凝状态、促进纤维蛋白溶解，降低组织纤维蛋白溶酶原激活物抗原和血管性血友病因子（vWF）的水平，减少凝血酶原，使 PAI-1 水平正常，恢复纤溶功能，改善凝血 / 血小板功能异常；D. 可能对血管内皮和（或）血管平滑肌细胞有直接作用；E. 可能降低血浆中脂肪细胞因子和炎症因子而改善胰岛素抵抗。

（2）对改善卵巢功能的治疗效果：二甲双胍可以改善 PCOS 患者自发排卵及疗效。1994 年首次报道用二甲双胍纠正高胰岛素血症，PCOS 患者的月经转为规律并可有自发排卵。研究显示 1500mg/d 的剂量可以降低 PCOS 患者的血胰岛素、基础及刺激后 LH、游离睾酮、PAI-1 和内皮素 –1 水平，而体重的变化较为靠后，且相对幅度较小。目前认为二甲双胍改善 PCOS 患者排卵功能并不依赖于体重下降，主要通过增加外周组织对胰岛素的敏感性，降低高胰岛素、卵巢及肾上腺来源的雄激素水平的环节来实现恢复规律排卵。多项研究结果表明用二甲双胍治疗 PCOS 在促使卵巢功能恢复方面有明显的优势，并且对于非肥胖 PCOS 患者的疗效更高，非肥胖型 PCOS 患者中自然排卵率可达 41.6%～88%，优于肥胖型 PCOS 的 29%～35.7%。

二甲双胍是 PCOS 患者无排卵的一线治疗药物。Meta 分析显示二甲双胍治疗组的自发排卵率几乎是安慰剂组的 4 倍，有 70%～90% 在用二甲双胍治疗或随后加用氯米芬后出现排卵。在 PCOS 患者药物诱发排卵治疗中，二甲双胍可以作为辅助用药改善月经周期和诱发排卵，与氯米芬（CC）同时使用诱发排卵，可以减少 HMG 类药物的用量，降低卵巢过度刺激综合征发生率。而在氯米芬促排卵失败的 PCOS 患者中，联合使用二甲双胍和氯米芬可以使排卵率比单独用氯米芬提高 4～9 倍。

氯米芬抵抗的 PCOS 患者占 20%～25%，经二甲双胍预处理可以改善其对氯米芬的反应性，3～6 个月的二甲双胍治疗可以使 70% 的患者恢复规律月经，23% 患者自然妊娠。用电凝和激光进行的腹腔镜卵巢打孔术（LOD）也是氯米芬抵抗的 PCOS 患者的常用治疗方法，排卵率分别为 83% 和 77.5%，与二甲双胍在促排卵和妊娠率方面同样有效，且二甲双胍还可以治疗胰岛素抵抗，改善高雄激素血症，降低冠心病的发生，但不建议仅为促排卵而进行腹腔镜手术。

二甲双胍可以用于辅助生殖技术的辅助用药，特别对于 PCOS 合并有肥胖和（或）代谢异常的患者。在超排卵周期加用二甲双胍治疗，可减少促性腺激素用量和获卵数，同时不影响卵子和胚胎质量，受精率和临床妊娠率增加，降低卵巢过度刺激综合征的发生风险，还可减少早期流产率。目前二甲双胍在妊娠期用药分级中为 B 类，研究发现与未服用二甲双胍的 PCOS 患者比较，妊娠前和孕期服用二甲双胍的患者发生妊娠期糖尿病（GDM）的风险明显减低，且随诊未发现对胎儿和新生儿的致畸作用，可以在产科医师指导下合理使用。

（3）适应证与剂量：二甲双胍是治疗 PCOS 患者胰岛素抵抗的一线用药，目前认为主要的适应证为：① PCOS 患者有胰岛素抵抗；② PCOS 患者有糖耐量异常；③ 单纯饮食控制欠佳的患者，尤其是肥胖和伴高胰岛素血症者；④ 肥胖型 PCOS 患者；⑤ PCOS 患者既往有卵巢过度刺激综合征病史，拟再次行促排卵或辅助生殖技术。

二甲双胍治疗 PCOS 的常用剂量为 500mg 或 850mg，每天 2 次或 3 次，即 1000~1500mg/d，治疗 3~6 个月，于餐时或餐后口服，最佳治疗剂量是 1500~2000mg/d，在达到治疗剂量后维持用药。没有确定的最佳治疗期限，一般 2~4 个月内产生治疗效果，如果治疗 3 个月无效果，建议更换治疗方案。目前文献报道的治疗 PCOS 最长用药时间为 43 个月，治疗则达数年。

使用二甲双胍的注意事项有：①胃肠道不良反应常见，用药采用小剂量递增方案：开始第 1 周每天晚餐时 500mg 口服，第 2 周加量至早、晚餐时各 500mg 口服，第 3 周为早中晚餐时各 500mg，或早餐时 500mg、晚餐 1000mg 口服，有助于减轻胃肠道反应；②进餐时服药可减轻胃肠道不良反应；③二甲双胍从胃肠道吸收，经肝脏代谢，大部分以原形从肾脏排出体外，肝肾功能减退者可引起乳酸性酸中毒，故肝肾功能不全、心力衰竭、严重感染及嗜酒者等情况禁用，在用药期间需定期检测患者肝肾功能，有禁忌证时立即停药；④注意其他药物的影响，西咪替丁能减少二甲双胍的肾排出，琼脂可以减少二甲双胍的吸收。

（4）禁忌证与不良反应：二甲双胍用于糖尿病和 PCOS 的治疗已有多年，有下列情况禁止使用二甲双胍：①肾功能损害：肾衰竭如血尿素氮和肌酐高于正常者，或有引起肾功损害的疾病（如严重感染、缺氧、脱水等），易引起药物积累发生乳酸性酸中毒。②肝功能损害：因小肠产生的过多乳酸需在肝代谢，易发生乳酸性酸中毒。③严重心肺功能不全、昏迷前期或严重应激状态。④糖尿病患者存在急性并发症时，如酮症或乳酸酸中毒。⑤酗酒和酒精中毒者，因酒精能强化双胍类的降血糖和增高乳酸的作用，易发生乳酸性酸中毒。⑥维生素 B12、叶酸和铁缺乏者禁止使用。二甲双胍可减少肠道吸收维生素 B12，但极少引起贫血，有报道胃大部分切除术后的患者，治疗后出现维生素 B12 缺乏、巨幼细胞性贫血。⑦既往有乳酸性酸中毒者。⑧特殊人群：高龄患者因为易影响肝肾功能慎重使用。

最常见的不良反应是胃肠道反应，如腹部不适、腹泻，发生率为 5%~30%，另有恶心、呕吐、厌食、口中有金属味、腹胀等，其严重程度与剂量相关。如症状并不突出，改为餐时或餐后即服可明显减少不良反应，症状多在 2 周左右逐渐自行缓解乃至消失。在首次使用时应当用小剂量递增方案，从 500mg/d 起，根据耐受情况每周调整剂量至治疗量。有 4%~5% 的患者不能耐受治疗。

乳酸性酸中毒被认为是二甲双胍较为严重的不良反应，但发生很罕见。FDA 报告从 1995 年 5 月至 1996 年 6 月，每 10 万例治疗者中出现 5 例；早期法国、瑞典、瑞士的数据显示每年每 10 万例中有 1～15 例。UKPDS 观察未出现乳酸酸中毒。14C 标记乳酸显示，治疗剂量的二甲双胍不干扰乳酸代谢，不增加基础乳酸水平。实际上，所有报道的二甲双胍相关乳酸酸中毒都发生在急重症疾病时，如肾功能不全、严重组织低灌注、心源性或感染性休克、呼吸衰竭伴低氧血症及严重肝病等。FDA 报道 1995 年美国发生 47 例，64% 伴有心脏疾病。由于严重疾病本身也可导致乳酸酸中毒，如严重肝病可阻断乳酸代谢，低血压增加血乳酸浓度，上述情况下很难区分乳酸酸中毒是疾病本身还是二甲双胍所致。综上所述，临床使用二甲双胍在大多数患者是安全的。

二甲双胍在 FDA 孕期用药分类为 B 类药，目前尚无致动物或人类胎儿畸形或毒性的证据。已被用于治疗妊娠中晚期的糖尿病患者且无围产儿死亡率增加，未见影响新生儿出生体重、身长、生长发育及先天畸形的报道。目前尚无证据表明孕早期服用二甲双胍会增加胎儿畸形率。

2. 噻唑烷二酮类药物

噻唑烷二酮类药物（TZDs）与过氧化物酶体增殖物激活受体 γ 结合，可调节胰岛素效应有关基因的转录，能够增加机体外周组织对胰岛素的敏感性，增加葡萄糖的利用，减轻胰岛素抵抗和高胰岛素血症，降低雄激素浓度，从而有效改善卵巢功能，有助于恢复排卵。噻唑烷二酮类药物包括曲格列酮、罗格列酮、吡格列酮等。曲格列酮可提高排卵率及减轻多毛等高雄激素症状，因其可引起严重的肝功能损害等不良反应，现临床已不使用。吡格列酮和罗格列酮是目前临床上常用的噻唑烷二酮类药物，罗格列酮的常用剂量为 4～8mg/d，吡格列酮的常用剂量为 15～30mg/d。现在有复合制剂吡格列酮二甲双胍片，每片含盐酸吡格列酮 15mg 和盐酸二甲双胍 500mg，常用剂量为每天 1～2 片，起始剂量以患者已在使用的盐酸吡格列酮和（或）盐酸二甲双胍的剂量为基础。

研究表明，噻唑烷二酮类药物能够显著降低 PCOS 患者空腹血糖和胰岛素水平。但此类药物不能有效降低雄激素水平，且可能引起体重增加、低血糖、心血管不良事件及骨密度降低，因此，噻唑烷二酮类药物目前不是PCOS 治疗的首选药物，推荐用于存在胰岛素抵抗但二甲双胍无效或不耐受的患者。对于超重 / 肥胖的 PCOS 患者，或合并有心脏疾病、骨密度减低的患者，不推荐使用噻唑烷二酮类药物。噻唑烷二酮类属于 C 类药物，动物实验证明其能使胎儿发育延迟，有生育要求的患者、妊娠期、哺乳期妇女及18 岁以下患者不推荐服用。

（三）其他药物治疗

1. 阿卡波糖

阿卡波糖是 α- 糖苷酶抑制剂，可通过竞争性抑制 α- 糖苷酶而抑制小肠内多糖食物的分解，使单糖在小肠的吸收减缓，减少餐后血糖浓度升高，降低血胰岛素水平，还可能增加餐后胰高糖素样肽 -1（GLP-1）水平，从而达到治疗胰岛素抵抗的作用。近年研究发现，阿卡波糖在 PCOS 患者改善代谢和激素水平方面的疗效与二甲双胍相类似，Meta 分析表明阿卡波糖可降低血清中睾酮、三酰甘油及低密度脂蛋白水平，与二甲双胍相比，其对患者排卵率和月经状况改善的作用相仿。阿卡波糖与氯米芬合用可降低 LH/FSH、睾酮、体重指数，有效改善胰岛素抵抗及排卵情况，提高氯米芬抵抗的 PCOS 患者的排卵率。阿卡波糖的用法为：起始剂量150mg/d，可逐渐增加至300mg/d。常见的不良反应为肠胀气、肠鸣音亢进及腹痛腹泻等胃肠道反应，其严重程度明显轻于服用二甲双胍者。目前仍需大量样本的随机对照试验证实其治疗效果。

2. 胰高糖素样肽 -1 受体激动剂

胰高糖素样肽 -1 受体激动剂（GLP-1）类似物为新型降糖药物。GLP-1 受体激动剂是一种肠道产生的具有胰岛 β 细胞保护作用的多肽，可以促进胰岛素分泌，减轻炎症反应，近年来的研究发现，超重及正常体重的 PCOS 患者 GLP-1 受体激动剂分泌均减少，且这种肠激素的分泌不足可影响患者的糖代谢，因而 GLP-1 受体激动剂被认为可改善 PCOS 患者的胰岛素抵抗及糖代谢异常。GLP-1 受体激动剂在降糖的同时可以通过抑制胃肠蠕动，降低食欲和减轻饥饿感，减少能量摄入降低体重和体脂量，可使肥胖人群体重减轻。一项研究对肥胖和排卵障碍的 PCOS 患者给予 24 周治疗，结果发现合用 GLP-1 受体激动剂组在排卵率、激素水平、代谢水平等方面明显优于单用二甲双胍组，通过二甲双胍治疗 6 个月后而体重减轻小于 5% 的肥胖 PCOS 患者，GLP-1 受体激动剂组可以进一步降低体重。

在超重 / 肥胖的 PCOS 患者中，应用其受体激动剂艾塞那肽在控制体重方面明显优于二甲双胍，且两药联用相比于两种药物单独使用，可以更大程度上改善 PCOS 患者的月经周期、排卵率、雄激素水平、胰岛素抵抗及糖代谢紊乱。另一种受体激动剂利拉鲁肽则对服用二甲双胍减轻体重无效的 PCOS 患者有较好的疗效。此外，GLP-1 受体激动剂可以降低体内转氨酶水平及血脂水平，促进脂肪再分配，直接减轻肝脏脂肪变性及炎症反应程度，改善脂肪肝，因而这类药物也可用于 PCOS 患者脂肪肝的治疗。虽然多项小样本研究证实 GLP-1 受体激动剂在超重 / 肥胖 PCOS 患者中改善代谢症状有显著的疗效，但仍缺乏大型的 RCT 证据，且其在正常体重及正常糖耐量 PCOS 患者中应用的研究仍不足，因而现阶段此类药物更适用于有减轻体重需要或合并糖代谢紊乱的 PCOS 患者。

3. D- 手性肌醇

D- 手性肌醇为人工合成的肌醇磷脂酰聚糖，能激活非经典的胰岛素信号系统，早年治疗糖尿病时发现能提高胰岛素的敏感性。研究结果表明 D- 手性肌醇可改善肥胖型 PCOS 患者的排卵情况，减少雄激素及甘油三酯水平，但在降低胰岛素及血压方面的疗效不显著。仍需大样本量的随机对照试验证实其治疗效果。

4. 小檗碱

小檗碱（BBR），又称黄连素，是一种从黄连、黄柏和白毛茛等植物中提取的季铵型异喹啉类生物碱，是传统的抗炎药物，对多种细菌以及真菌具有抑制或杀灭作用，既往常用于肠道细菌感染。1986 年陈其明等首次报道小檗碱能降低正常小鼠血糖水平。近年来研究表明小檗碱能降低患者空腹及餐后血糖和血脂水平。Zhang 等研究发现小檗碱（1.0g/d）治疗 3 个月后，空腹和餐后血糖、糖基化血红蛋白（HbA1c）水平下降，血脂水平亦下降。

近年来有学者将小檗碱应用到 PCOS 患者。杨冬梓等对小檗碱治疗 PCOS 进行前瞻性研究，对 98 例 PCOS 患者给予小檗碱（1.2g/d）治疗 4 个月，观察治疗前后内分泌、代谢指标以及排卵率的变化，发现治疗 4 个月后，患者胰岛素抵抗、血脂指标均有改善、自发排卵率升高至25%，提示小檗碱对PCOS的代谢及内分泌紊乱均有较好的改善。目前小檗碱改善胰岛素抵抗的机制尚不明确。

三、多囊卵巢综合征促排卵治疗

多囊卵巢综合征是一种内分泌及代谢异常疾病，人群中发病率高，占生育年龄妇的6%~10%，是月经紊乱、多毛及无排卵型不孕症的主要原因之一。其临床表现多样，基于1079例患者的调查显示，74%的患者表现为不孕，69%的患者存在多毛现象，51%的患者存在月经稀发，41%的患者表现为肥胖，功能性出血者约为29%，月经规律患者仅有12%。虽然其发病机制经过多年的研究至今尚不明确，但胰岛素抵抗及代偿性高胰岛素血症被认为是其中一个主要的机制，尤其是肥胖患者。因此，目前关于PCOS患者的促排卵治疗，主要方法包括控制体重、使用胰岛素增敏剂及促排卵药物。

（一）基础状态的调整

肥胖在PCOS患者中非常常见，2000—2002年美国的一项研究显示PCOS患者中肥胖的发病率为74%，我国肥胖者较欧美国家少，即使在PCOS患者中，肥胖患者也仅占小部分，但肥胖与PCOS症状的严重程度相关，且可能对IVF助孕周期有负面影响，需要更多的促性腺激素，获卵数少，更高的周期取消，甚至高OHSS风险等，因此仍需引起重视。2007年PCOS的共识峰会提出，肥胖与排卵障碍、流产及妊娠晚期并发症如妊娠期糖尿病、子痫前期等密切相关。在PCOS患者助孕前的咨询时，我们必须意识到可能导致生殖失败的这些危险因素，并在治疗开始前及时纠正。如肥胖患者需进行减重、锻炼，及戒烟、戒酒等生活方式的调整。一项Meta分析提出，生活方式的调整（如饮食、运动等）应作为一线治疗方案，研究发现，通过生活方式的调整可以减轻血清雄激素的异常程度，改善多毛症状，减少体重及臀围，同时改善胰岛素抵抗的程度。生活方式的调整应该建立在限制能量摄入的饮食习惯、行为治疗和锻炼相结合的基础上。

1.饮食

众所周知，能量限制是控制体重的必要条件。目前有很多关于饮食模式对排卵及生育结局的影响的研究，虽然没有Ⅰ级证据直接表明，但仍推荐肥胖的 PCOS 患者进行低热卡限制碳水化合物的饮食（＜ 500kcal/d），即使无法严格做到，任何形式的能量限制均可接受，期望减重目标为原来体重的 5%。

2. 锻炼

生活方式的干预联合药物治疗可改善患者的雄激素水平及月经周期，且患者的心血管疾病高危因素如高血压、血脂异常、颈动脉层厚度均得到改善。减重，独立于生活方式干预，可改善 PCOS 患者的多项指标，且极度肥胖会影响生活方式干预的效应。体重下降 2% ～ 5% 可改善肥胖 PCOS 患者的排卵、体脂重分布及胰岛素敏感性等。减重本身有利于恢复肥胖 PCOS 患者的月经周期。BMI 下降 ≥ 0.25kg/m²，或者每天保持 30 分钟中高强度运动可显著降低患有 PCOS 的青少年未来发生心血管疾病的风险。减重联合增强锻炼已被提为超重及肥胖青春期女孩的一线治疗方案（C 级），可降低雄激素水平，使月经周期恢复正常。但目前尚无大型 RCT 结果显示在体重正常的 PCOS 患者中，减重是否获益。

（二）二甲双胍

在 PCOS 患者中，肥胖、高雄、不排卵、多毛是其四大特征，除此之外，胰岛素抵抗和代偿性高胰岛素血症也很常见，被认为是 PCOS 患者发病机制中的关键环节，且早期即起作用。在 PCOS 患者中，青春期在胰岛素抵抗及高胰岛素血症的发生对分子起源起着重要的作用。人体在青春期经历了暂时的胰岛素不敏感，从而促进生长激素及胰岛素样生长因子 -1（IGF-1）的分泌增加，促进蛋白质合成。这可能是最早发生血糖调控能力减弱的重要因素。IR 的发生与肥胖、雄激素水平无关，胰岛素抵抗可能与种族及环境因素相关。重要的是，IR 在 PCOS 患者中存在组织选择性，在骨骼肌、脂肪组织、肝脏等代谢相关组织中表现出抵抗性，而在产生类固醇的脏器如肾上腺和卵巢则表现出持续的敏感性，可通过各种途径使卵巢产生更多的雄激素。一项在 PCOS 患者中进行的前瞻性试验显示，其中 9 例发生 CC 抵抗患者的空腹胰岛素水平及胰岛素抵抗的稳态模型评估较 CC 敏感的患者高，提示胰岛素抵抗可能会影响 CC 的排卵率，建议合并胰岛素抵抗的 PCOS 患者在促排卵前需彻底纠正。因此，促进胰岛素敏感、降低胰岛素水平越来越受重视。

二甲双胍作为一种常用的辅助用药，其在 PCOS 患者诱发排卵中的作用得到越来越多的研究。具体如下：

1. 二甲双胍对 PCOS 患者月经周期的影响

早期的研究认为二甲双胍对 PCOS 患者的月经周期有改善作用，用药期间或用药后可使一些长期不排卵的 PCOS 患者恢复正常的月经周期。但一项多中心、双盲的 RCT 研究认为二甲双胍的使用不会提高肥胖 PCOS 患者的体重下降及月经周期恢复。

2. 二甲双胍对排卵率、临床妊娠率和活产率的影响

二甲双胍对 PCOS 患者临床结局的影响有多种结论，但随着研究的深入，认为对不同表型的 PCOS 患者应进行分层讨论，尤其是对 BMI 的分层。2007 年 PCOS 的共识峰会指出，二甲双胍仅适合用于存在糖耐量受损的患者，不推荐在促排卵过程中使用。一项 Meta 分析纳入了 4 项比较二甲双胍与克罗米芬干预的 RCT 研究，在 BMI < 32kg/m^2 的 PCOS 患者中，排卵率、妊娠率及活产率均未能发现统计学差异，因此，在二甲双胍成为 PCOS 促排卵一线治疗药物之前，还需要更多有效性研究来支持。一项大型 RCT 研究表明，单独使用二甲双胍在实现 PCOS 患者的排卵、妊娠及活产上，不如 CC。另一项 RCT 研究中得出结论：二甲双胍预处理至少 3 个月后，使用另一种诱发排卵药物增加了活产率。二甲双胍作为预处理，改善了胰岛素抵抗，促进排卵的恢复，增加了患者对促排卵药物的敏感性，有利于增加排卵率。2017 年 ASRM 提出：与安慰剂相比，二甲双胍可提高 PCOS 患者的排卵率，但仍不能作为一线治疗药物，因为 CC 或 LE 等促排卵药物均可获得较好的排卵率及活产率等。系统评价认为与安慰剂相比，二甲双胍可提高 PCOS 患者的活产率，但证据不足。关于二甲双胍的长期使用是否有益于 PCOS 患者的排卵、妊娠率等，尚无数据。综上所述，推荐在非肥胖的 PCOS 患者中使用二甲双胍促排卵，联合或不联合其他促排卵药物。另外对于无法进行 B 超监测的无排卵性 PCOS 患者，强烈推荐使用二甲双胍来帮助恢复自然排卵，增加妊娠率。

3. 二甲双胍对流产率及多胎妊娠率的影响

二甲双胍是否能降低流产率，仍有争论。一项 Meta 分析显示，二甲双胍在助孕过程中使用，验孕阳性即停药并不会影响流产率。目前仍无足够证

据推荐在妊娠期间使用二甲双胍以预防流产。二甲双胍单独使用不会增加多胎妊娠率，而与 CC 或 FSH 联合使用是否会影响多胎妊娠率，尚无足够证据。一项 Meta 分析显示，联合二甲双胍，不能减少 Gn 诱发排卵的多胎妊娠率。

4. 二甲双胍对 GDM 的影响

PCOS 患者存在胰岛素抵抗和胰岛 β 细胞功能受损，且在大部分年轻的 PCOS 患者中发现了糖耐量受损及非胰岛素依赖的糖尿病。有研究表明，PCOS 患者发生糖耐量受损的风险增加。且 PCOS 患者发生妊娠期糖尿病（GDM）的风险较非 PCOS 患者高，但也有部分研究认为没有相关性。在伊朗人的一项队列研究中发现，月经周期不规则使 GDM 的风险增加了 4.2 倍，血清甘油三酯水平大于 150mg/mL 使 GDM 风险增加了 1.9 倍，而孕前二甲双胍预处理可降低 40%发生 GDM 的风险。建议在 PCOS 患者的妊娠早期进行相关危险因子的筛查，及时干预，改善胎儿的预后，但也有研究认为，PCOS 的病史是发生 GDM 的重要独立危险因素，且治疗 PCOS 的药物或口服降糖药的应用不会降低此风险。当高危患者妊娠时，需要对母儿健康进行严密监测，且严格进行饮食控制，限制体重增长，以避免 GDM 所引起的产科并发症。

5. 二甲双胍对青春期 PCOS 患者的作用

二甲双胍有利于肥胖的青春期 PCOS 患者的健康，但只有短期的数据（A 级），可改善非肥胖患者的排卵情况且降低雄激素水平（B 级）。二甲双胍增加了自然排卵、恢复自然月经周期的可能，可改善青春期 PCOS 患者多毛、肥胖等症状，增强青春期患者的自信心，有利于青春期的身心健康。

（三）来曲唑

1. 来曲唑的促排卵机制

来曲唑（LE）是一种新型的促排卵药物，其本质为选择性芳香化酶抑制剂，自 2001 年被提出应用于诱发排卵治疗，有望取代 CC 成为无排卵性不孕患者及排卵性不孕患者促进排卵的一线治疗药物。但促排卵机制尚不十分明确，仍需进一步研究，可能是通过抑制芳香化酶、阻断雌激素的产生，解除雌激素对下丘脑 - 垂体 - 性腺轴的负反馈抑制作用，导致 Gn 的分泌增加而促进卵泡发育。同时，阻断雄激素转化为雌激素，导致雄激素在卵泡内积聚，从而增加 FSH 受体的表达并促使卵泡发育。

2.来曲唑的促排卵疗效

来曲唑特异性可逆的结合芳香化酶，抑制内源性雌激素的产生，多诱导单卵泡发育，且不具有 CC 的抗雌激素效应，对内膜影响较小；有利于提高 PCOS 患者的排卵率、临床妊娠率及活产率，减少多胎妊娠率。2016 年美国妇产科医师学会女性健康护理医师委员会提出，在多囊卵巢综合征及 BMI ＞ 30kg/m^2 的患者中，LE 应作为一线治疗药物。最新的系统评价及网络 Meta 分析显示，LE 是所有适用于 WHO Ⅱ型排卵障碍患者（包括 PCOS 患者）的诱发排卵药物中活产率最高的，且在排卵率及妊娠率上优于单独使用 CC。2014 年发表在 Cochrane 上的一项综述结果显示，与 CC 相比，LE 可提高排卵障碍的 PCOS 不孕患者的活产率及妊娠率，且具有极低的 OHSS 发生率。对于 CC 抵抗的 PCOS 患者，GN 的使用是目前的首选替代方案，但不幸的是，GN 的治疗常伴发 OHSS 和多胎妊娠等并发症，导致早产儿及新生儿并发症增加，增加了治疗费用。LE 联合低剂量高纯度 HMG 是一种有效且安全的诱发排卵方案，可增加 CC 抵抗患者的临床妊娠率，且减少过度刺激的风险。

3.来曲唑的临床特点

（1）降低血清雌激素水平：LE 是选择性芳香化酶抑制剂，可阻断颗粒细胞内芳香化酶活性，阻断雌激素的产生，因此单个卵泡所产生的雌激素水平显著低于正常排卵者卵泡分泌的雌激素，亦显著低于 CC 促排所产生的雌激素水平。适用于合并雌激素依赖性疾病患者的促排卵，如合并子宫内膜异位症、乳腺疾病患者的促排治疗。

（2）促进单卵泡发育，提高卵泡发育速度：LE 促排卵常获得单卵泡发育，平均约 1.2 枚，且使用 LE 促排卵泡反应更为敏感，卵泡期缩短（13.1 天），卵泡发育速度较 CC（13.9 天）快，可提前出现高于正常排卵者的 LH 峰值，因此卵泡期缩短，且多胎妊娠率降低。

（3）保持内膜容受性：LE 是一种选择性芳香化酶抑制剂，增加了垂体前叶分泌促性腺素，且其半衰期（2 天）较 CC（2 周）短，因此对内膜的容受性影响较小。LE 周期的雌激素水平低可通过外源性添加雌激素而促进内膜生长。但与 CC 相比，但在乳腺癌患者的长期治疗中，LE 等芳香化酶抑制剂可减少循环中雌激素水平，降低子宫内膜厚度，与长时间 Tam 治疗相关的子宫内膜增生可被逆转。

（4）半衰期短，累积毒不良反应小：LE 的半衰期非常短（约 48 小时），因此在种植前就已经完全清除了。虽然在 2005 年 ASRM 大会上 LE 的安全性备受争议，但重复的实验并无法证实 LE 与心脏畸形的相关性。LE 主要报告的风险是存在潜在的胎儿毒性，虽然其半衰期较短且用于卵泡生长的早期可能会减少对胎儿器官影响的可能性。少数人可出现骨骼肌疼痛、恶心、头痛、关节疼痛、疲劳、呼吸困难、咳嗽、便秘、呕吐、腹泻、胸痛、病毒感染、面部潮红、腹痛等。

（5）口服剂型，使用方便：LE 为口服剂型，B 超检测次数较少，一般不需要添加辅助药物，多胎妊娠等并发症较少，使其应用更方便，在考虑促性腺激素治疗前应进行适当的尝试。

（四）克罗米芬

1. 克罗米芬的作用机制

克罗米芬（CC）自 20 世纪 60 年代便开始应用于临床，至今仍为最广泛应用的诱发排卵药物。CC 是一种非类固醇抗雌激素制剂，结构与雌激素结构类似，可竞争性结合下丘脑、垂体雌激素受体，具有雌激素拮抗效应及弱的激动效应，当内源性雌激素水平较低时，可表现出弱的雌激素激动效应。CC 对雌激素受体的亲和力是雌激素的数十倍，能更长时间地占据下丘脑、垂体上的雌激素受体，使下丘脑误以为体内雌激素不足，解除了雌激素对下丘脑的负反馈作用，从而触发促性腺激素释放激素脉冲式分泌，刺激垂体分泌 FSH 和 LH，促进卵泡的生长并成熟，同时雌激素水平升高可起正反馈作用促进中枢释放大量 GnRH，最终激发 LH 峰诱发排卵。其作用依赖于 HPO 轴正负反馈机制的完整性。在正常排卵女性，CC 可增加下丘脑 GnRH 释放的脉冲频率；而在多囊卵巢综合征女性，则增加 GnRH 释放的脉冲幅度。

2. 克罗米芬的临床特点

（1）血清雌激素水平高：在 CC 诱发排卵周期中，单个卵泡所形成的血清雌二醇水平高于自然发育卵泡的雌二醇水平。且 CC 卵泡募集力度较 LE 强，可获得更多的发育卵泡数（1.5 枚），平均高于对照组，而卵泡直径大小无差异。

（2）存在克罗米芬抵抗现象：在 PCOS 患者中发生率为 15%～40%，发生率较高，胰岛素抵抗可能是导致克罗米芬抵抗的原因之一。连续 3 个周期使用 CC 常规方案剂量达 150mg 仍无反应称为克罗米芬抵抗。

（3）子宫内膜薄但不影响容受性：一项 Meta 分析表明，CC 周期的子宫内膜厚度小于 LE 周期、Gn 周期，且不能通过外源性添加雌激素而改善。但研究者观察排卵后 7 天子宫内膜厚度，各周期间无显著性差异，且妊娠及未妊娠患者之间子宫内膜厚度差异无统计学意义。因此卵泡成熟过程中的子宫内膜薄并不需要取消周期。

（4）血 LH 水平较高：在 CC 诱发排卵周期中，CC 通过占据雌激素受体而发挥作用，继而内源性 E2 未能启动负反馈抑制作用，因而下丘脑 - 垂体 - 卵巢轴接受机体雌激素低水平的"假消息"刺激，下丘脑脉冲式分泌增加，进而刺激垂体分泌 FSH 和 LH 升高。

（5）不良反应：CC 的治疗耐受性良好，轻微不良反应较常见，一般持续时间短，极少严重至需要进一步治疗。有 10%～20% 的患者可发生阵发性潮热、血管收缩症状及情绪改变等低雌激素症状。极少患者可出现可逆性视觉障碍，更改诱发排卵方案可恢复正常。妊娠相关的风险如多胎妊娠、先天性畸形及其他潜在风险越来越受关注。多胎妊娠最常见的为双胎妊娠，发生率为 7%～10%。需要控制在使用最低有效剂量诱发排卵减少超排卵及多胎妊娠风险，以及卵巢过度刺激的发生风险。CC 诱发排卵无增加新生儿的发育迟缓或学习障碍风险。新近研究表明，不孕患者的卵巢肿瘤的发生率升高，但无证据表明诱发排卵药物增加该风险。

3. 克罗米芬抵抗

克罗米芬是 PCOS 患者诱发排卵的一线药物，但 15%～40% 的患者存在 CC 抵抗，即连续 3 个周期使用 CC 常规方案剂量达 150mg 仍无反应。据报道，伴有肥胖症、高雄激素和胰岛素抵抗等的 PCOS 患者容易发生 CC 抵抗，表明这些因素可能是造成 CC 抵抗的主要原因。另细胞因子已被证实参与 HPO 轴的调控及正常月经周期的维持。越来越多的研究支持，PCOS 患者是一种轻度的慢性炎性微环境状态，且 PCOS 患者外周血可检测到升高的促炎因子，这种细胞因子的调节异常亦可能与患者对 CC 治疗反应迟钝有关。在匹配的 CC 敏感（CC-s）及 CC 抵抗（CC-r）两组 PCOS 患者中，检测了174种细胞因子，发现7个细胞因子在两组中表达量不同。研究者认为，CXCL-16介导的促炎反应可能涉及PCOS患者对CC的敏感性。

CC抵抗患者，可采取减重、更换诱发排卵药物如LE或Gn等、联用二甲双胍改善胰岛素抵抗等方案来改善卵巢反应性，以增加排卵率、临床妊娠率及活产率。第一，促性腺激素如FSH及HMG等，可作为CC抵抗患者的第二选择，但潜在高OHSS风险及多胎妊娠率风险限制了其使用。第二，LE与CC作用机制不同，同为口服剂型使用方便、诱导单卵泡发育等优势使其更受临床医生青睐，但其疗效尚无定论。第三，二甲双胍可改善胰岛素抵抗、高雄激素水平及代谢环境，可改善药物敏感性，促进排卵，改善妊娠结局，但二甲双胍具体所需的疗程、剂量及治疗的评估仍无定论。第四，腹腔镜下卵巢打孔术可通过改善降低血清雄激素水平及LH水平，增加FSH水平，从而达到促进卵泡生长发育的目的，但单侧打孔还是双侧打孔孰优孰劣尚无定论，且具有潜在的卵巢早衰风险，目前不推荐使用。第五，可通过联合治疗方案来改善卵巢敏感性，达到诱发排卵的目的。

一项Meta分析结果显示，CC联合二甲双胍与CC单独使用相比，可显著提高CC抵抗的PCOS患者的排卵率及临床妊娠率，但活产率未显示出统计学差异。仍需更多的研究来进一步证实对于特定的PCOS表型（如具体的BMI、种族、IR存在与否等特点）及存在CC抵抗的PCOS患者，CC联合二甲双胍优于单独使用CC。发表在Cochrane上的一项系统评价也得出同样的结论，但是否能在活产率上得到同样的结论仍属未知。

二甲双胍联合LE可能改善CC抵抗的PCOS患者的临床结局，但仍需进一步研究证实。

第四节　卵巢过度刺激综合征的护理

一、概述

卵巢过度刺激综合征（OHSS）为体外受孕辅助生育的主要并发症之一。多见于促性腺激素（HMG/HCG等）治疗期间，表现为恶心、呕吐、腹部不适、体重增加、卵巢增大、胸腹腔积液、少尿、水及电解质平衡紊乱、肾衰竭、血栓形成等，严重的可危及生命。监测排卵手段和临床经验的不断丰富使得现在这种并发症比以前大大减少。

二、护理

(一) 心理护理

患者往往多年不孕，心理问题较为突出，多数患者受到来自家庭和社会的双重压力，部分患者甚至面临家庭破裂的危险，为了生育，她们四处求医，一般均在外做过检查和治疗，经治疗失败后，对试管婴儿技术抱有极高的期望，而行试管婴儿技术患者不但需承受较高的经济负担外，还必须面对试管婴儿成功率低的现象，所以在护理 OHSS 患者中，心理护理非常重要。患者入院后护士首先应热情接待患者，建立一个相互信任的护患关系，实施"以患者为中心"的整体护理，耐心倾听患者表达自己的感受，尊重她们的隐私，关心、安慰患者，理解患者渴望助孕成功的迫切心情，介绍影响试管婴儿成败的各个环节、疾病知识和住院治疗的大致过程，指导患者配合检查和治疗，鼓励患者应保持平和的心态，以积极、乐观的态度面对疾病，顺其自然，举同种病例治愈的例子，增强患者战胜疾病的信心。和患者的亲属配合，嘱家属应给予患者安慰和鼓励，以减轻患者来自家庭的负担，使患者从焦虑中走出来，从而很好地配合治疗和护理。

(二) 一般护理

1. 饮食护理

由于患者全身体液重新分布于第一腔隙，多伴有腹腔积液，少数有胸腔积液，体内低蛋白血症明显，大多数患者感上腹部腹胀明显，不思饮食，所以在饮食上应鼓励患者少食多餐，进食高蛋白、高热量、高维生素且易消化食物，多食新鲜蔬菜和水果，如利尿明显的新鲜果汁、西瓜、冬瓜等，适当限制钠的摄入。

2. 体位

OHSS 患者由于胸腔积液、腹腔积液，常常胸围、腹围增大，体重增加，往往表现为不能平卧、翻身困难，体位上应采取舒适的半卧位，使膈肌下降，有利于呼吸肌的活动，改善呼吸功能，嘱患者翻身、变换体位时动作应轻、慢，协助患者翻身、如厕，防止肿大的卵巢发生扭转。

3. 正确监测体重、腹围、出入量

向患者讲解正确监测体重、腹围、出入量这三项指标的意义，每日应准确测量并做好记录。测体重时嘱患者每日清晨排空大小便、不进食水，尽量穿相同的衣服测量；测腹围时应取平卧位，软尺以脐部为起点，切面与躯干长轴垂直。如体重、腹围过快增加，而出入量明显减少应及时通知医生，一般 24 小时尿量不少于 600mL。

4. 加强基础护理

精心护理，保证患者安全、舒适，患者由于腹腔积液，皮肤张力大，易于受损，应注意皮肤护理，协助翻身，适当活动双下肢，防止发生压疮和下肢静脉栓塞；保持外阴的清洁、卫生，每天外阴擦洗 2 次。

（三）胸腔穿刺、腹腔穿刺术的护理

OHSS 患者胸腔积液、腹腔积液明显时会影响呼吸，往往出现胸闷、呼吸困难，腹胀难忍，不能耐受，应及时行胸腹腔穿刺术，缓解症状。首先向患者讲解穿刺术的目的与注意事项，使患者知晓穿刺术只能暂时缓解症状，不能根本解决问题，穿刺术有感染、出血、盆腹腔脏器误伤、诱发宫缩导致流产的风险，但一般较为罕见，告知患者应对穿刺术有正确的认识。指导患者配合手术，嘱患者放松紧张情绪，保持良好的心态，同时关心、鼓励患者，穿刺期间，应专人守护，保持负压引流管的通畅，观察引流液的性状和量，术中密切监测患者的呼吸、脉搏、血压，随时询问患者有无心悸、头昏的情况，一般每次穿刺引流量不超过 3000mL，术后穿刺点用无菌敷料包扎，观察穿刺点有无渗血、溶液，保持穿刺点局部的清洁、干燥，并做好护理记录。

（四）药物治疗的观察和护理

首先，患者应严格掌握药物的禁忌证、适应证、药物的作用、不良反应及应对措施，大多数 OHSS 患者需长期服用保胎药、肌内注射保胎针，如常见的达芙通、黄体酮，发生 OHSS 后一般不再继续肌内注射 HCG。OHSS

的治疗以支持治疗为主，补充血容量，纠正水、电解质紊乱，预防血栓栓塞，缓解并发症，避免手术干预为主。如扩容胶体：白蛋白为首选，一般用量 10~50g/d，低分子右旋糖酐、新鲜血浆、706 等；晶体：生理盐水和葡萄糖盐水。先胶体后晶体，少入晶体。临床大量应用的是人血白蛋白和低分子右旋糖酐的联合使用，由于人血白蛋白是血液制品，应向患者耐心讲解应用人血白蛋白、低分子右旋糖酐的必要性，输入前应检查患者的肝肾功能，消除患者对应用血液制品的疑虑，输注过程中每天严密监测体温 3 次，了解有无发热等过敏现象的发生；对于长期肌内注射黄体酮的患者，应注意深部注射，注射后适当延长按压时间，每天可用湿毛巾热敷注射部位，易于药物的吸收，避免局部的硬结。

(五) 健康教育

健康教育应贯穿于患者住院期间的整个过程，在全面收集患者资料的情况下，了解患者想要了解的东西，可采取与患者聊天或举行小规模的 OHSS 知识讲座、散发知识卡片等形式，让患者知晓本病常见的病因、治疗大致过程和住院期间的注意事项，指导患者的活动和休息。在患者出院时应建立详细的出院指导，应注意门诊随访，如腹痛、腹胀、阴道出血应及时到院检查。

OHSS 患者的护理并不是由护士单方面完成的，它需要患者及其家属的密切配合，注重患者的心理感受，加强病情的观察和健康教育，共同发现、分析问题，一起制定护理措施，使患者主动参与到护理中来，可起到事半功倍的护理效果。

第四章　子宫肌瘤

第一节　概述

　　子宫肌瘤是女性生殖器官最常见的一种良性肿瘤，好发于 30～50 岁女性，多见于子宫体部，也可见于宫颈和阔韧带，罕见于子宫血管内。主要由子宫平滑肌细胞单克隆增生发展形成。子宫肌瘤引起月经异常、痛经、贫血和压迫症状，主要与肌瘤在子宫中的位置和大小有关。超声检查是常用的辅助诊断方法。对于无症状者可以观察，药物治疗适用于症状轻和接近绝经年龄者，而手术是最有效的治疗方法，适用于症状重和可疑肉瘤者。子宫肌瘤合并妊娠是一种特殊情况，在临床处理上应兼顾母体和胎儿，还应注意患者是否有保留生育的要求。

　　子宫肌瘤又称为子宫平滑肌瘤，是女性生殖道肿瘤中最常见的一种良性肿瘤。受卵巢分泌的雌孕激素影响，单克隆平滑肌细胞增生并与其间少量结缔组织形成肿瘤。子宫肌瘤多见于 30～50 岁女性，在生育年龄的妇女中发病率为 25%～70%，其中有 20%～50% 可出现临床症状。

一、发病机制

　　子宫肌瘤的病因和发病机制不十分清楚。但是，多种临床表现表明子宫肌瘤的生长依赖于甾体激素的影响，包括：

　　(1) 没有青春期前发病的报道。

　　(2) 绝经后子宫肌瘤多萎缩。

　　(3) 妊娠期随着雌、孕激素水平的升高，子宫肌瘤增大，产后随着哺乳和恢复月经，子宫肌瘤又恢复至孕前大小。

　　(4) 诱导性腺功能减退的药物可使子宫肌瘤缩小。

　　(5) 子宫肌瘤细胞中有雌、孕受体表达。

（6）子宫肌瘤患者常合并子宫内膜增生过长、子宫内膜异位症、子宫内膜息肉甚至子宫内膜癌。

研究表明，孕激素也是子宫肌瘤的促生长因素，孕激素在直接刺激肌瘤细胞有丝分裂的同时，还能提高子宫肌瘤细胞上的雌激素受体含量，并通过提高表皮生长因子（epidermal growth factor，EGF）含量以及诱导肌瘤细胞内 Bcl-2 蛋白间接刺激子宫肌细胞增生。临床上使用抗孕激素制剂米非司酮（RU486）治疗子宫肌瘤，可使子宫肌瘤明显缩小。

通过临床观察，在子宫肌瘤患者的一级女性亲属中，约有40%以上会罹患子宫肌瘤。基因遗传学研究显示，子宫肌瘤是单克隆细胞肿瘤。约有1/3 的子宫肌瘤有不同类型的染色体变异，但是同一个患者的不同子宫肌瘤中染色体变异不一致，这一点进一步支持子宫肌瘤的单克隆特性。最常见的基因突变型有以下几种：12 号和 14 号染色体之间的移位，7 号染色体短臂缺失和 6 号染色体长臂基因重排。

二、病理

（一）子宫肌瘤分类

根据 2020 年《第 5 版 WHO 女性生殖器官肿瘤分类》，子宫肌瘤来自子宫体间叶组织，包括平滑肌瘤和恶性潜能未定的平滑肌瘤（表 4-1）。

表 4-1　子宫间叶性肿瘤分类——子宫平滑肌瘤（WHO，2020）

子宫平滑肌瘤，非特指
脂肪平滑肌瘤
卒中性平滑肌瘤
水肿性平滑肌瘤
分割性平滑肌瘤
富细胞平滑肌瘤
黏液样平滑肌瘤
上皮样平滑肌瘤
合体细胞性平滑肌瘤
平滑肌瘤病，非特指静脉内平滑肌瘤病

子宫平滑肌瘤，非特指
恶性潜能未定的平滑肌肿瘤
恶性潜能未定上皮样平滑肌肿瘤
恶性潜能未定黏液样平滑肌肿瘤
恶性潜能未定梭形细胞平滑肌肿瘤
转移性平滑肌瘤

（二）子宫肌瘤的组织病理学

1. 大体所见

肌瘤常为多发、散在，呈球形或不规则分叶状，小者仅在镜下可见，大者可达几十千克。肌瘤周围的平滑肌受压，形成一层疏松区域即假包膜，使肌瘤易于从子宫肌层剥离。剖开肌瘤时，由于周围肌层收缩，肌瘤常突出于表面。肌瘤剖面可见旋涡状结构，质地较硬，颜色较正常肌层浅。肌瘤软硬度取决于瘤体内所含纤维结缔组织的多少，多者肌瘤色白质硬，少则偏软。假包膜中的血管呈放射状排列。肌瘤过大时，由于血管受压，循环障碍，可使肌瘤发生变性。子宫肌瘤可以单发，也可见多发。

（1）生长类型：按其生长部位分为宫体肌瘤和宫颈肌瘤，子宫体肌瘤多见；按肌瘤与子宫内膜、肌壁和浆膜的关系分为以下三种，并参见国际妇产科联盟子宫肌瘤亚分类系统图表（表 4-2）：

①肌壁间肌瘤：是最常见的一种肌瘤，占肌瘤的 60%～70%。肌瘤位于肌层内，周围均被肌层包绕，小肌瘤不引起子宫外形改变，较大肌瘤可使子宫增大，质地不均，子宫表面隆起，也可向宫腔内突出。

②浆膜下肌瘤：占肌瘤的 20%～30%。肌瘤向子宫浆膜面生长并突出，表面仅由浆膜覆盖；也可形成带蒂的浆膜下肌瘤；当蒂部扭转断裂，肌瘤脱落至腹腔形成游离性肌瘤或粘连于大网膜、肠系膜成为寄生肌瘤；当肌瘤位于宫体向侧旁生长至阔韧带前后叶之间，形成阔韧带肌瘤。

③黏膜下肌瘤：占肌瘤的 10%～15%。肌瘤向子宫黏膜面生长，突出于宫腔，表面仅由黏膜覆盖，多为单个性。易形成带蒂的黏膜下肌瘤，在宫腔内犹如异物，引起子宫收缩并可使肌瘤经宫颈排入阴道，成为悬吊于阴道

内的黏膜下肌瘤。此时可由于瘤蒂部供血不足，肌瘤表面发生坏死，并伴有感染、溃疡出血。

（2）国际妇产科联盟（FIGO）子宫肌瘤分型：为了便于评估子宫肌瘤对患者的影响，以利于选择治疗方法，根据子宫肌瘤与肌层的关系，FIGO（2011）将子宫肌瘤分为九种类型（表4-2）。

表4-2　国际妇产科联盟（FIGO）子宫肌瘤亚分类系统

	型别	肌瘤部位
	0	完全位于宫腔的黏膜下肌瘤
SM- 黏膜下肌瘤	1	肌瘤大部分位于宫腔内，位于肌壁间的部分 ≤ 50%
	2	肌壁间突向黏膜下的肌瘤，肌瘤位于肌壁间的部分 > 50%
	3	肌瘤完全位于肌壁间，但紧贴黏膜
O- 肌壁间肌瘤	4	肌瘤完全位于肌壁间，不靠近突向浆膜层，也不突向黏膜层
	5	肌瘤突向浆膜，但位于肌壁间部分 ≥ 50%
	6	肌瘤突向浆膜，但位于肌壁间部分 < 50%
O- 浆膜下肌瘤	7	带蒂的浆膜下肌瘤
	8	其他类型（特殊部位如宫颈、阔韧带肌瘤）

如为混合型肌瘤，则由连线连接两种不同类型肌瘤的代表数字。通常第一个数字代表肌瘤与黏膜的关系，第二个数字代表肌瘤与浆膜的关系。

该分类中0、1、2型为黏膜下肌瘤。这三种分类来自欧洲妇科内镜学会（European Society of Gynaecological Endoscopy, ESGE），按照0型便于宫腔镜操作，依次序升高，逐渐增加宫腔镜操作切除黏膜下肌瘤的难度。3、4、5型为肌壁间肌瘤；6、7型为浆膜下肌瘤，其更适合腹腔镜手术切除。

2. 镜下所见

显微镜下可见子宫肌瘤由交叉排列，形态、大小一致的成熟的平滑肌细胞和纤维组织构成。肌瘤细胞呈细长的梭形，胞质嗜酸性，胞核淡染位于中央。肌束向不同方向排列，形成旋涡状或栅栏状结构。应注意有无核非典型性及分裂象，排除肉瘤。

3. 子宫肌瘤变性

当肌瘤直径较大时，由于血供障碍，多于肌瘤中心部位继发变性。常见变性有以下几种：

（1）玻璃样变：又称透明变性。肌瘤剖面旋涡状结构消失，代之以均匀透明样物质，色苍白。

（2）囊性变：继发玻璃样变后组织坏死，液化形成囊腔，囊内含有透明液体。

（3）红色变性：多见于妊娠期和产褥期。由于肌瘤内小血管发生退行性变，引起溶血，血红蛋白渗入瘤组织，或引起血管栓塞、血管破裂，出血弥散于组织内，使肌瘤迅速增大，肌瘤剖面呈暗红色，如生牛肉状。临床出现发热、腹痛。

（4）脂肪变性和钙化：多发生在绝经后妇女的肌瘤中，肌瘤剖面呈黄色，旋涡状结构消失，肌细胞内有小空泡出现，内含脂肪。若进一步发展，脂肪皂化与钙盐结合使肌瘤变硬如石，称为"子宫石"。X线片可见钙化阴影。剖面可见白色钙化灶，常有沙粒感。镜下见深蓝色层状钙盐沉积。

（5）黏液变性：又称黏液样变，切面呈胶冻状，富有酸性黏多糖，Alcian蓝染色呈强阳性。

（6）肉瘤样变：至今，临床上和学术界对于是否存在子宫肌瘤肉瘤变（恶性变）仍存有争论。因为子宫肌瘤是单个肌细胞单克隆发生的，所以认为子宫平滑肌肉瘤是单克隆肌细胞受基因突变的影响，直接生长发育为肉瘤，而非由良性肌瘤转变为肉瘤。在病理组织切片中，没有见到某个肌瘤从良性到恶性的移行过程。只见到多发子宫肌瘤中某一个肿瘤是肉瘤，使病变性质发生转变。在术前诊断为"子宫平滑肌瘤"的妇女中，子宫平滑肌肉瘤的发生率为0.13%~0.29%。两者病理学特征和鉴别要点见表4-3。

表4-3　平滑肌肉瘤与平滑肌瘤病理学特征比较

病理学特征		平滑肌肉瘤	平滑肌瘤
大体所见	肿瘤数量	孤立，常是明显的肿物	多发性肿物
	大体界限	边界不清或浸润	边界清楚，肿物通常隆起并挤压周围组织

续表

病理学特征		平滑肌肉瘤	平滑肌瘤
大体所见	切面多样性	常见，明显，多灶状出血或坏死	不常见，常呈灶状或中心性
	切面颜色	灰色、黄色或棕色	白色或棕色
	切面质地	软，"鱼肉"样	质硬，旋涡状
镜下所见	增生活性	增加，常见异常核分裂象	不良，通常较低
	核和细胞非典型性	核分裂象 ≥ 10/10HPF，呈弥漫性或灶状	罕见
	变性形式	凝固性、地图样肿瘤、细胞坏死	梗死，玻璃样变，水肿或黏液变性
	细胞构成	富含细胞，有时显著	不定，通常中度增加
	镜下界限	浸润邻近肌层	界限清晰

4. 特殊类型子宫肌瘤

为良性肿瘤，但在临床生物学及显微镜下组织学形态有其特殊性。主要有以下几种：

（1）富细胞平滑肌瘤：大体同普通平滑肌瘤。镜下见肿瘤有丰富平滑肌瘤细胞，细胞大小形态较一致，无异型性或仅有个别细胞异型，偶见核分裂象。

（2）奇异型平滑肌瘤：大体同普通平滑肌瘤。镜下瘤细胞为多边形或圆形等多形性，失去普通型子宫肌瘤细胞呈梭形的特征，核大浓染，有多核巨细胞，核分裂象极少。妊娠期或服用大剂量孕酮时，肌瘤可出现类似奇异细胞。

（3）血管平滑肌瘤：大体同普通平滑肌瘤，切面颜色较红。镜下见血管平滑肌瘤中血管丰富，血管内皮细胞明显，瘤细胞围绕血管排列，与血管平滑肌紧密相连。

（4）上皮样平滑肌瘤：为一种罕见的子宫肌瘤。瘤细胞排列成群或索条状类似上皮细胞，而失去普通肌瘤细胞的梭形状态。

（5）静脉内平滑肌瘤病：也称脉管内平滑肌瘤病，为一种罕见的肌瘤。此病为子宫肌瘤向脉管内生长或由脉管本身的平滑肌瘤组织增生后突向管腔的肿瘤，除静脉外也可累及淋巴管。此类子宫肌瘤可以超出子宫范围，若手术未完全切除干净，可在静脉内延伸达下腔静脉，甚至到心脏而出现相应症状。子宫增大呈不规则形，均为暗红结节状和特殊的静脉形态，病变主要在子宫肌壁或盆腔静脉内。这类子宫肌瘤易复发，复发可在盆腔或脉管内，主张做全子宫、双附件及子宫外肿瘤切除。

（6）腹膜弥漫性平滑肌瘤病：属罕见疾病。子宫肌瘤合并多发性平滑肌瘤小结节弥漫分布于腹膜、大网膜、肠系膜、直肠子宫陷凹及盆腹腔脏器表面。结节为灰白色、实性、大小不等，类似恶性肿瘤的种植，常在术中发现。该肌瘤治疗后易复发，全子宫双附件切除后可退缩。

（7）良性转移性平滑肌瘤：罕见，为良性子宫肌瘤无核分裂象或极少核分裂象时，伴发盆腔或腹膜后淋巴结及肺转移。激素治疗后可消退，也可行手术切除。

（8）脂肪平滑肌瘤：成熟的脂肪细胞和平滑肌瘤细胞构成的平滑肌瘤。该亚型常见于绝经后妇女，属于平滑肌瘤脂肪化生。

（9）卒中性平滑肌瘤：也称出血性平滑肌瘤。肌瘤内出血或血肿形成，病理组织内见新鲜星状出血带。出血灶周围瘤细胞增生致密，核分裂象可达8/10HPF，但增生的细胞无异型性。瘤内或瘤周可见变性坏死的血管和血栓形成。血肿可破入腹腔或宫腔，造成急腹症或阴道大出血。

5. 恶性潜能未定的平滑肌瘤（smooth muscle tumors of uncertain malignant potential，STUMP）

在诊断与鉴别诊断恶性潜能未定的平滑肌瘤时应符合以下特征：

（1）肿瘤无明确的浸润性边缘，核分裂象 2~4/10HPF，但有一定细胞异型性。

（2）肿瘤无明确的浸润性边缘，细胞无异型性，但 10 个高倍视野核分裂象 > 15 个。

（3）肿瘤无明确的浸润性边缘，但 10 个高倍视野核分裂象为 5~9 个，细胞有轻度异型性等。主要根据组织病理学检查做出诊断，免疫组织化学分子分型及基因组分析可能对诊断和评估预后有一定的帮助。虽然尚无指南或共识规范，专家比较一致认为对于已完成生育的患者行子宫全切术；而对于年轻有生育需求的患者，则行子宫肌瘤切除术，保留生育功能。

三、临床表现

(一) 月经改变

月经改变是肌瘤的主要症状，30%～50%患者有此症状。小肌瘤、浆膜下肌瘤常无月经改变；肌壁间肌瘤使子宫体积增大、宫腔变深，子宫收缩不良，并常伴有子宫内膜增生，引起月经周期缩短、经期延长、经量增多；黏膜下肌瘤使子宫内膜面积增大、宫腔凹凸不平，月经期内膜剥脱不完全，黏膜下血管走行异常，引起子宫内膜凝血机制改变，造成不规则阴道出血，甚至大出血。即使肌瘤很小也可引起月经过多，导致严重贫血。带蒂的黏膜下肌瘤因血运异常，肌瘤表面坏死、出血、感染，可有阴道持续出血，或者血性分泌物伴有臭味，如果黏膜下肌瘤被排挤入阴道，常表现为大量阴道出血、下腹坠痛，偶可见阴道口肿物。

(二) 腹部肿块

子宫肌瘤使子宫体积增大，当子宫增大至如妊娠10～12周大小时，可在下腹部正中扪及质硬、形态不规则肿物，特别当膀胱充盈时更易扪及。

(三) 白带增多

肌瘤使宫腔面积增大，内膜腺体分泌增多，盆腔充血，致白带增多。黏膜下肌瘤排入阴道继发感染可有脓血性白带。

(四) 腹痛

由于肌瘤压迫盆腔器官、血管、神经，可使盆腔淤血，出现腰酸、下腹胀痛，有时还可出现背部或下肢放射状痛；浆膜下肌瘤蒂扭转、肌瘤红色变性时可引起剧烈腹痛；黏膜下肌瘤刺激子宫收缩或继发感染时，可引起下腹痛，有时呈分娩样坠胀痛；肌瘤增长过快时可出现下腹隐痛。

(五) 压迫症状

压迫症状与子宫增长较大及肿瘤部位有关。子宫前壁下段肌瘤或宫颈肌瘤压迫膀胱可引起尿频、排尿障碍；极罕见肌瘤压迫输尿管导致肾盂积水；后壁肌瘤压迫直肠可引起便秘、里急后重、大便不畅；巨大肌瘤压迫盆腔静脉，可造成盆腔淤血和下肢水肿。

（六）不孕或流产

子宫肌瘤患者继发不孕占 25% ~ 40%。可因肌瘤压迫输卵管或使宫腔变形，影响精子运动和间歇性不排卵。肌瘤患者妊娠后流产发生率较正常妊娠高 2 ~ 3 倍，可达 25% ~ 40%。妊娠晚期可造成胎位异常，早产和剖宫产率增加。

（七）继发性贫血

由于月经过多可引起继发性贫血，多为缺铁性贫血，严重时表现为面色苍白、气短、心慌。肌壁间肌瘤一般引起轻、中度贫血。黏膜下肌瘤引起中重度贫血。

四、诊断与鉴别诊断

（一）诊断

根据患者的病史、体格检查、妇科检查和以下辅助检查，可较容易地做出诊断。辅助检查主要包括以下方法：

（1）超声检查（包括经腹部超声、经阴道超声、对比宫腔声学造影）：肌瘤呈圆形、低回声，肌瘤周围呈环形低回声线；肌瘤玻璃样变时呈均质回声；囊性变时中心呈透明暗区；肉瘤时回声增强、不均匀。通过 B 超可了解肌瘤的生长部位、数目、大小和有无变性，并可与卵巢肿物鉴别。

（2）宫腔镜检查：用于观察黏膜下肌瘤的大小和位置。一般检查与手术可同时进行。

（3）CT 和 MRI 不是常规检查子宫肌瘤的方法。当盆腔肿瘤难以鉴别诊断时，可以选择 MRI 以便观察子宫与周围组织的关系。

（二）鉴别诊断

（1）妊娠子宫：根据患者有停经后子宫增大，检查血 HCG 或尿 HCG 呈阳性，盆腔 B 超显示宫腔内有妊娠囊等，容易鉴别。

（2）卵巢肿瘤：主要与带蒂浆膜下肌瘤、肌瘤囊性变鉴别。卵巢肿瘤无明显月经改变，妇科检查时肿瘤偏向一侧附件，与子宫无直接联系。通过 B 超、腹腔镜可鉴别。

（3）子宫腺肌病：与肌瘤鉴别有一定困难。子宫腺肌病常伴有继发性进行性加重的痛经和不孕史，子宫均匀增大。B 超显示子宫肌壁增厚，回声不均，有短线状回声，无肌瘤影像。

（4）盆腔炎性包块：有感染病史。肿块界限不清。抗感染治疗后肿块可缩小或消失。

（5）子宫畸形（双子宫或残角子宫）经 B 超、腹腔镜可鉴别。

（6）子宫平滑肌肉瘤：术前鉴别较困难，细胞学涂片、诊断性刮宫可协助诊断，明确诊断需要依靠手术标本的病理学检查。

第二节　GnRH 拮抗剂治疗子宫肌瘤

一、概述

肌瘤是女性生殖系统最常见的实性肿瘤，育龄女性的发生率可达70%。这些良性单克隆肿瘤是由平滑肌和大量的细胞外基质组成，由于单个平滑肌细胞的染色体异常及之后的克隆增殖而引发。因为平滑肌瘤似乎会随体内激素的变化而产生反应，所以类固醇性激素和受体的表达可能起到重要作用。

临床上美国女性子宫肌瘤发病率为白种人达35%，非裔则达50%，子宫平滑肌瘤也是子宫切除的主要指征。促性腺激素释放激素（gonadotropin-releasing hormone，GnRH）拮抗剂目前作为治疗子宫平滑肌瘤的非手术选择正在进行研究，但还没有常规应用。

二、作用机制

GnRH 拮抗剂主要通过竞争封闭，与垂体 GnRH 受体可逆结合起效，引发即刻的（4～24h），剂量依赖性，迅速可逆（24～72h）的血清促性腺激素减少，与促卵泡素（follicle stimulating hormone，FSH）相比，对黄体生成素（luteinizing hormone，LH）的抑制作用更大。

促性腺激素 LH（黄体生成素）和 FSH（促卵泡素）反过来刺激雌激素和孕酮的产生。GnRH 拮抗剂与 GnRH 受体可逆性结合，即刻引发 LH 和 FSH 的剂量依赖性减少，及 GnRH 受体表达减少。从而减少循环中的雌激素和孕酮。它们也可能降低垂体 GnRH 受体的浓度。体外研究表明，GnRH 拮抗剂也可增加平滑肌瘤细胞促凋亡因子的表达；下调细胞外基质成分的基因表达，其调节细胞增殖和平滑肌瘤体积，如纤维连接蛋白和囊泡剂。虚线表示在 GnRH 拮抗剂存在时受体和激素的下调。红色表示与 GnRH 拮抗剂结合后活性降低的受体。

三、药效学和药动学

GnRH 拮抗剂的药代动力学呈线性，其血药浓度随剂量成比例增加。通过肝脏代谢清除，通过粪便或尿液排出。非储存制剂的血浆半衰期为单剂用药后 5～30h。

四、不良反应和禁忌证

新型 GnRH 拮抗剂的不良反应少见且轻微。包括注射部位的反应（瘀伤、红斑、瘙痒和肿胀）、恶心、头痛、卵巢过度刺激综合征、情绪变化和性欲减退。醋酸加尼瑞克（Antagon，Organon International）与盆腔疼痛和阴道出血有关。醋酸西曲瑞克（Cetrotide，serono）会引发肝酶升高。已知对 GnRH 或 GnRH 类似物过敏者禁用。

五、妊娠和哺乳

在动物模型中未发现对胚胎发育的影响，但应避免在妊娠和哺乳女性中使用。

六、与 GnRH 激动剂比较

GnRH 激动剂，如醋酸亮丙瑞林（Leuprorelin, Enanton），在引起垂体脱敏之前激活垂体，导致雌激素水平在促性腺激素水平变为超生理水平的最初刺激阶段后逐渐下降。因此，GnRH 激动剂可能需要 4~8 周才能达到预期的抑制效果。此外，肌瘤往往在停药治疗后的 3~6 个月内恢复到原来的体积。

相反，文献表明 GnRH 拮抗剂在没有最初刺激的情况下几乎立即引起垂体抑制。因此，它们避免了相关的血管舒缩症状和激素敏感疾病的恶化。此外，似乎在没有促性腺激素抑制的情况下肌瘤也会缩小，这表明 GnRH 拮抗剂通过其他机制发挥作用。Flierman 等观察到肌瘤回声的变化，暗示这些药物影响肌瘤平滑肌瘤组织的组成和体积。可以利用它们的剂量依赖效应来获得预期的抑制程度，同时避免低雌激素血症的不良反应。最后，子宫和肌瘤的体积可以通过短期治疗达到显著的减少，这可能是短期术前肌瘤抑制的一个更好的选择。

七、未来研究方向

肌瘤和激素对 GnRH 拮抗剂的反应在不同的女性之间差异很大。在没有垂体抑制的情况下，肌瘤的体积也可能减小，或在低雌激素环境下继续生长。进一步的研究可能会阐明哪些因素可以预测治疗效果（如果有的话）。需要进一步地研究来了解这些药物影响肌瘤体积和（或）组织成分变化的作用机制。

目前可用的 GnRH 拮抗剂是可注射的。两种口服 GnRH 拮抗剂，elagolix sodium（elagolix）和 TAK-385（Relugolix）尚未被测试用于治疗肌瘤，但对其他情况似乎耐受性良好。GnRH 拮抗剂的创新包括口服非肽制剂的试验。

平滑肌瘤造成了巨大的手术负担，在 2010 年有超过 20 万例子宫切除手术。至少有一项研究的结果表明，GnRH 拮抗剂的治疗可能消除或推迟手术的需要。需要进一步的研究来确定长期抑制作用的持续时间和频率以及长期使用的不良反应。为了确定最有效的治疗方案，需要更随机、更有力的研究来比较不同拮抗剂和剂量方案在不同种族间的反应。

第三节 经腹子宫肌瘤切除术

在30年前，有症状的子宫肌瘤女性可选择的治疗方法仅限于经腹子宫切除术和子宫肌瘤切除术（通过开腹进行，也称为开放式子宫肌瘤切除术）。目前保留子宫的子宫肌瘤治疗方法包括药物治疗、传统和机器人辅助腹腔镜子宫肌瘤切除术、经阴道和宫腔镜子宫肌瘤切除术、子宫动脉栓塞术（uterine artery embolization，UAE）和磁共振引导聚焦超声术（magnetic resonance-guided focused ultrasound surgery，MRgFUS）。然而，这些治疗方案都有局限性，不能普遍应用于肌瘤患者。在大多数情况下，肌瘤的大小和数量决定了肌瘤切除术的手术方法。此外，大多数腹腔镜和阴式子宫肌瘤切除术需要技术熟练的外科医生。尽管 UAE 在美国和欧洲广泛使用，但它与一系列并发症有关，包括后续妊娠中的胎盘异常植入等问题。由于关于手术后生育结局的数据仍然有限，目前不建议有妊娠要求的女性接受 UAE。尽管MRgFUS 是非侵入性的，但它需要尖端技术，仅少数医疗中心能够提供，并且缺乏包括妊娠在内的结局数据。

虽然传统经腹子宫肌瘤切除术存在有创、围术期失血多、感染和粘连风险等潜在缺陷，但该术式仍是保守治疗有症状子宫肌瘤的主要方法。此外，由于对腹腔镜下肌瘤粉碎术安全性的考虑，完整取出子宫肌瘤需要更大的腹壁切口，这使得传统的经腹子宫肌瘤切除术再次受到重视。

一、术前评估

经腹子宫肌瘤切除术通常适用于肌壁间或浆膜下肌瘤。虽然黏膜下肌瘤也可以经腹切除，但是宫腔镜是治疗这类病变的首选方法，因为宫腔镜手术是一种非常微创的手术，恢复快、围术期并发症发生率低，不会破坏子宫肌层的完整性，而破坏子宫肌层的完整性可能会增加妊娠期间子宫破裂的风险。经腹子宫肌瘤切除术的适应证如下：

（1）常规或机器人辅助腹腔镜子宫肌瘤切除术无法完成的巨大有症状的

子宫肌瘤。

（2）大部分瘤体位于肌壁内的黏膜下肌瘤不适合宫腔镜切除。

（3）合并需要开腹手术治疗的除子宫肌瘤以外的其他腹腔内病变。

在经腹子宫肌瘤切除术被认为是最佳选择的情况下，对患者进行适当的知情同意非常重要，需要向患者解释选择非微创手术的原因。

（一）影像学

除了采集病史和体格检查，计划接受经腹子宫肌瘤切除术的女性均应接受影像学检查，以帮助制定最佳的手术方案，包括排除其他可能影响手术方案的偶然发现。盆腔超声可以满足计划接受经腹子宫肌瘤切除术女性的术前评估需求。然而，当计划进行微创手术时，由于通过触诊很难或不可能定位小的和（或）深的肌瘤的存在，磁共振成像（MRI）能够评估全部肌瘤的数量、大小和位置，还有助于鉴别子宫肉瘤以及子宫腺肌瘤，被认为是最佳的评估方法。

（二）实验室评估

由于子宫肌瘤切除术有大量出血的风险，建议对所有患者进行基线全血细胞计数。鉴于异常子宫出血是子宫体癌和良性子宫肌瘤最常见的症状之一，应考虑子宫内膜取样，特别是对于年龄在35岁以上或有子宫体癌高危风险因素的女性而言。当高度怀疑子宫平滑肌肉瘤时，血清乳酸脱氢酶（lactate dehydrogenase, LDH）水平及其同工酶也有助于诊断。

（三）预防性抗生素

经腹子宫肌瘤切除术被认为是一种清洁手术，因为它不涉及阴道或肠道切口。美国妇产科医师学会（American College of Obstetricians and Gynecologists, ACOG）建议此类手术不必预防性使用抗生素。但是包括笔者在内的其他学者们不同意这一观点，因为经腹子宫肌瘤切除术的手术部位感染风险与子宫切除术相似，而子宫切除术普遍推荐使用抗生素。此外，子宫肌瘤切除术后子宫肌层内充满血液的无效腔为细菌生长提供了良好的环境。最后，子宫肌瘤切除术后预防性使用抗生素，可能会减少对术后常见的自限性发热患者进行抗生素治疗的措施。

（四）术前贫血

子宫肌瘤的女性通常会出现月经过多等症状，导致慢性失血性贫血。任何既往存在的贫血都应在术前通过应用铁剂进行纠正。也可以用醋酸亮丙瑞林或连续口服避孕药诱导停经，从而纠正贫血。高危女性应该在手术前备血。

二、手术步骤及技术

经腹子宫肌瘤切除术通常在全身麻醉下进行，也有一些可能在区域麻醉下进行。该程序涉及的基本原则如下：

(1) 选择适当的皮肤和筋膜切口以充分显露。

(2) 应用减少失血的措施（见第二十四章）。

(3) 适当的子宫切口。

(4) 子宫肌瘤切除。

(5) 缝合瘤腔。

(6) 应用术后防粘连措施（见第二十五章）。

患者取膀胱截石位，不屈髋，以便于应用举宫器操纵子宫位置；还可进行经宫颈输卵管通液以记录输卵管通畅性；同时定位宫腔以防止剥肌瘤时不慎穿透。

（一）选择适当的皮肤和筋膜切口以获得充分的显露

经腹子宫肌瘤切除术中，皮肤切口的类型和大小对于优化手术显露至关重要。传统上，耻骨上皮肤横向切口用于较小的子宫，而垂直中线切口（脐下或向脐的上方延伸的切口）用于较大的子宫。筋膜切口同样重要。沿中线切开筋膜，以提供最大的暴露。然而，在耻骨上皮肤横向切开的情况下，也有几种切开筋膜的选择。

最常见的切口是经典的 Pfannenstiel 切口。在耻骨联合上方 2～5cm 处做一个横向切口，长 8～15cm。切开皮肤和皮下组织到达腹直肌前鞘，横向切开腹直肌前鞘，上、下筋膜边缘钳夹提起，并从下面的腹直肌上钝、锐结合剥离，沿中线分离腹直肌，接着垂直切开腹膜。

Maylard 切口（也称为 Mackenrodt 切口）也是穿过皮肤和筋膜的横向切口，但筋膜不与腹直肌分离。在肌肉的外侧下表面识别腹壁下深血管，将其钳夹、离断并缝扎。电刀横向切开腹直肌，腹膜也被横向切开。皮肤、筋膜和腹膜都可以从一侧髂前上棘延伸到另一侧髂前上棘，显露充分，即使是最大的肌瘤也可以切除，而不必应用垂直切口。

Kustner 切口也始于耻骨上皮肤横向切口。皮下组织在与腹直肌前鞘垂直分离，露出白线。筋膜和腹膜都在中线垂直切开。作者更喜欢将此切口用于小切口手术（4~6cm），因为它应用一次性圆形自保持切口牵开器能够提供良好显露。像 Maylard 切口一样，它是既往有 Pfannenstiel 切口患者的一个很好的选择，因为它避免了在分离腹直肌筋膜和肌肉之间的粘连时经常遇到的困难。尽管切口很小，但可以切除大肌瘤。

为了降低进腹时器官损伤的风险，在预计会出现严重盆腔粘连的情况下，可在腹部右上象限（Palmer 点）置入 5mm 腹腔镜。此外，腹腔镜粘连松解术通常会更容易，尤其是小切口的情况下。

（二）减少术中出血的措施

多种方式可用于减少子宫肌瘤切除术中的出血。这些将在第二十四章详细讨论。

（三）适当的子宫切口

子宫切口取决于子宫肌瘤的数量、位置和大小，以及它们与输卵管和子宫血管的关系。切口的位置应能够切除尽可能多的子宫肌瘤，而不会造成过多的子宫肌层损伤。作者更喜欢平行于子宫肌层血管的横向切口以减少出血。在切口横向延伸可能损伤输卵管或子宫血管的情况下，可选择垂直子宫切口。有时需要多个切口，但应保持在最小数量。基于前切口减少术后粘连的有限证据，前切口通常优于后切口。切口穿过肌瘤包膜并进入瘤体。

（四）子宫肌瘤的取出

用单齿抓钳、子宫肌瘤钻或巾钳轻轻向上牵拉肌瘤，同时将肌瘤假包膜从切口处向下推。手术刀或单极电刀也可用于分离周围的包膜纤维，以帮助剥除肌瘤。随着更多的肌瘤暴露，抓钳向肌瘤基底部推进，继续分离，直到肌瘤被完全切除。根据肌瘤的大小，它既可以完整地从盆腔中取出，也可以在皮肤切口上方对其进行粉碎，如果因为肌瘤太大而无法通过腹部小切口取出的话。非常大的肌瘤可以使用手术刀在子宫肌层内原位切碎，以便于切除。

（五）子宫切口缝合

肌瘤切除后，肌层缺损用 1 号或 0 号延迟可吸收缝线分层缝合。目标是预防子宫壁固有的弱点，以及消除任何可能导致血肿的无效腔。深肌层缺损用间断"八字"缝合，然后用连续"叠瓦状"缝合。浆膜层用 3-0 延迟可吸收线连续缝合，仅在止血时打结。没有证据表明棒球缝合会减少粘连的形成。在子宫内膜腔被穿透时，子宫内膜层需要单独使用 4-0 延迟可吸收缝线间断或连续缝合。

（六）减少术后粘连的措施

有几种不同的技术可以用来降低术后粘连的风险。这些将在第二十五章详细讨论。

三、常见并发症

（一）出血和中转子宫切除术

出血是子宫肌瘤切除术中很常见的并发症，平均失血量为 200 ~ 800mL。子宫肌瘤切除术后输血的风险为 2% ~ 28%。肌瘤直径大、数目多以及穿透宫腔与更多的失血量相关。有 1% ~ 4% 的经腹子宫肌瘤切除术由于不可控制的出血转子宫切除术。

（二）术后发热

12% ~ 67% 的患者在子宫肌瘤切除术后 48h 内出现发热。不明原因的子宫肌瘤切除术后发热的机制包括子宫肌瘤切除部位的血肿或炎性介质。预防性抗生素的使用和术中仔细止血有助于减少术后发热。

（三）作为长期并发症的术后粘连

经腹子宫肌瘤切除术后可发生粘连。详见第二十五章。

四、经腹子宫肌瘤切除术后的结局

（一）生活质量的提高和症状的改善

尽管经腹子宫肌瘤切除术已经应用了一个多世纪，但结局的数据非常有限。早期研究显示，多达80%的患者术后症状得到改善。遗憾的是，大规模研究未涉及经腹子宫肌瘤切除术后患者症状改善、满意度以及生活质量的评估。

（二）子宫肌瘤的持续或复发

大量经腹子宫肌瘤切除术后的女性在随后的评估中会发现有肌瘤。然而，大多数患者没有症状，无须额外的治疗。27% ~ 62%的女性在子宫肌瘤切除术后5 ~ 10年会再发现肌瘤。年轻女性、在子宫肌瘤切除术时为多发性肌瘤的女性和手术后未怀孕的女性更有可能出现新的或持续性的病变。此外，术前接受促性腺激素释放激素类似物（GnRHa）治疗的女性在手术后更有可能肌瘤持续存在。女性因肌瘤相关症状需要后续再次手术的风险因素尚未得到充分研究。有研究发现，在术后7年的随访中34%的女性需要进行第二次手术。

五、总结

即使新的治疗方式不断出现，经腹子宫肌瘤切除术仍然是有生育要求或想避免子宫切除术女性的重要治疗方法。经腹子宫肌瘤切除术不受肌瘤的大小和数量的限制，这成为一个新的治疗选择的问题。随着许多手术室已经不再使用电动粉碎器，腹腔镜或机器人子宫肌瘤切除术后需要经腹部切口取出肌瘤，这使经腹子宫肌瘤切除术再次兴起。

第四节　腹腔镜子宫肌瘤切除术

一、概述

当子宫肌瘤导致如子宫大量出血、盆腔压迫症状伴尿路功能障碍或不孕等无法忍受的症状时，可进行子宫肌瘤切除术或子宫切除术。对于有生育要求的女性，子宫肌瘤切除术是一个很好的选择。肌瘤可能会影响宫腔形态甚至阻塞输卵管而影响生育能力。

与开腹子宫肌瘤切除术相比，腹腔镜子宫肌瘤切除术术后疼痛更轻，住院时间更短。其他优点有：更多的患者在手术后2周完全康复，患者血红蛋白下降更少，整体并发症更少。尽管腹腔镜子宫肌瘤切除术由于手术过程的复杂性和所涉及的手术技能而导致手术时间延长，但外科医生的经验和手术工具的进步可能会节省手术时间。比较腹腔镜与开腹子宫肌瘤切除术后的远期结局时，肌瘤复发、再次子宫肌瘤切除术或子宫切除术都没有显著差异。

机器人辅助腹腔镜子宫肌瘤切除术与标准腹腔镜子宫肌瘤切除术的对比研究表明，机器人辅助方式需要更长的手术时间，平均增加了76分钟。对于失血量过多的评估，虽然与机器人病例相关，但两者的术后并发症没有显著差异。关于机器人辅助子宫肌瘤切除术的更多信息，请参考第十八章。

二、患者选择和术前计划

腹腔镜子宫肌瘤切除术的理想人选是有症状并希望保留生育功能的女性。当考虑手术入路时，肌瘤的位置和大小都是需要考虑的关键因素。肌壁间和浆膜下肌瘤均可通过腹腔镜途径切除，黏膜下肌瘤通过宫腔镜切除更好。腹腔镜子宫肌瘤切除术前进行宫腔镜检查将有助于识别黏膜下肌瘤，同时并选择最佳入路。

腹腔镜子宫肌瘤切除术安全切除肌瘤的数量或大小没有限制。一项Meta分析显示，1~7个肌瘤都可以通过腹腔镜切除，即使是直径为10cm的肌瘤。每名术者必须根据自己的手术技能和经验为患者制定个体化的治疗方案。

某些术前因素有助于选择腹腔镜子宫肌瘤切除术的患者。Dubuisson等报道了腹腔镜子宫肌瘤切除术中转开腹的相关危险因素，如超声估计肌瘤大小≥5cm、肌壁间肌瘤、前壁肌瘤和术前使用GnRHa。手术前使用GnRH激动剂是有争议的，理论上，缩小肌瘤的大小会使手术更容易。然而，研究表明手术前使用GnRH激动剂肌瘤复发的风险更高，剥除较软组织的难度更大。

适当的术前准备有助于正确选择患者。除了双合诊和经阴道超声（trans vaginal ultra sound，TVUS）成像外，还应进行磁共振成像（magnetic resonance imaging，MRI）以评估肌瘤的数量、位置和肌层内的深度。虽然两种成像方式都能准确评估肌瘤的存在，但磁共振成像在确定延伸到子宫壁的位置和深度方面更具优势。

三、手术步骤

由于存在进入子宫腔的风险，以及使用显色剂，患者应在术前给予抗生素，一线药物为头孢唑啉。全麻诱导后，患者取膀胱截石位，双脚放在脚蹬上，必要时采取头低臀高位。举宫器对肌瘤的充分显露至关重要，如Pelosi举宫器（苹果医疗公司，马萨诸塞州马尔伯勒）可使子宫前倾。此外，该装置可以在术中注射亚甲蓝或靛蓝胭脂红进行染色，以确定子宫内膜是否受损。

穿刺器布局包括一个用于放置摄像头的5~12mm脐孔穿刺器，以及3个在腹部上方形成弧形排布的辅助穿刺器。有时，摄像装置穿刺器放置在脐上方几厘米处（脐上），以确保子宫底部或子宫肌瘤与摄像机之间有足够的操作空间，重要的是将穿刺口选取得足够高，以便符合人体工程学接近肌瘤。例如，子宫肌瘤超出骨盆边缘越高，穿刺器口必须选择得越高。为了减少失血，血管升压素可以注射到子宫肌层和肌瘤包膜之间的平面，从而产生特有的漂白效果。血管升压素浓度可以较高（在60mL生理盐水中加20U）或较低（在400mL生理盐水中加20U），二者对术中失血量的影响无差异。

四、手术技巧

建议最初的子宫切口在子宫肌瘤上方横向或水平切开。腹腔镜下水平切口比垂直切口更易于缝合。我们机构首选Sonicision无线超声刀设备（Coviden）切开肌瘤表面的浆膜至假包膜，其他的可选设备是超声刀（Ethicon），单极剪刀或激光。用单齿抓钳夹住肌瘤向上牵拉，同时使用钝性和锐性分离肌瘤和假包膜，以便摘除肌瘤。

一旦肌瘤被切除，需要采用或不采用棒球缝合技术双层缝合子宫肌层和浆膜层。有两种缝合方法可以充分关闭瘤腔和子宫切口。传统的方法是间断缝合。一种较新的缝合方法为使用 V-Loc（Covidien）倒刺线连续缝合。这种缝合线的末端有线圈允许针穿过，因此不需要打结。一项单中心研究表明，使用可吸收的倒刺线不仅节省了手术的时间，同时还减少了失血量。一项多中心回顾性研究比较了传统间断缝合和连续倒刺线缝合后的切口愈合情况，发现在术后 6 个月内，切口愈合、并发症、血肿形成或超声下瘢痕减少方面没有显著差异。倒刺线缝合可以缩短手术时间，减少术中出血，是缝合子宫的优选方法。

可以在子宫切口表面放置 Interceed（Ethicon）以预防粘连形成。一项 Cochrane 综述通过腹腔镜二探所见，对使用屏障物预防术后粘连形成给出了低水平的循证医学证据。基于一项术后诊断性腹腔镜检查以评估粘连形成的研究，总体而言，腹腔镜子宫肌瘤切除术后的粘连明显少于经腹子宫肌瘤切除术。

进行微创手术，如腹腔镜肌瘤切除术，存在如何取出肌瘤组织的问题。在 2014 年美国食品药品管理局提出反对建议之前，通过电动旋切器将肌瘤旋切成小块取出，而不扩大腹部切口是肌瘤取出的金标准方法。现在通过微创方式进行子宫肌瘤切除术后，有多种肌瘤取出的方法，这些方法将在第二十二章详细讨论。

五、并发症

在手术前进行咨询和获得手术知情同意时，向患者解释潜在的手术并发症至关重要。严重并发症包括需要输血的失血、血肿形成、二次手术、泌尿系统或肠道损伤以及中转开腹手术。小的并发症包括术后发热、切口感染和膀胱炎。一项纳入 2000 多名患者的大型多中心研究及针对一名医生完成的 1000 多例手术的研究显示，腹腔镜子宫肌瘤切除术任何并发症的风险为 7.1%～11.1%，大多数并发症都很轻微。中转开腹手术最常见的原因是出血过多，需要快速止血。这通常发生在缝合子宫时，快捷的子宫缝合方法有助于减少失血，降低中转开腹率。

六、术后管理

这种微创外科技术的优点是，患者可以在术后当天出院回家，大多数患者将在手术后2周内恢复正常的生活。有生育要求的患者应该在术后针对术后避孕时间以及对未来分娩方式进行相关咨询。

七、总结

腹腔镜子宫肌瘤切除术与经腹子宫肌瘤切除术相比有很多优势，最显著的优势是住院时间短，总体并发症少。虽然这种术式需要较长的手术时间，但随着外科医生经验的增加，手术时间能相应缩短。

第五节　宫腔镜肌瘤切除术

一、背景

平滑肌瘤又称纤维瘤或肌瘤，是妇科常见疾病。子宫肌瘤患者可有经量增多、下腹包块、压迫症状或妊娠并发症。这种良性软组织肿瘤可选择药物保守治疗或手术治疗。子宫切除术虽然是治疗子宫平滑肌瘤最有效的方法，但许多育龄期女性希望保留生育功能。对于完全或部分位于宫腔内的肌瘤，宫腔镜手术是有效的微创治疗方法，在切除病灶的同时也保留了患者的生育功能。

本节将讨论最适合使用宫腔镜治疗的子宫肌瘤类型、宫腔镜技术、术前管理、术后管理、并发症、术后康复以及对生育能力的影响。

二、宫腔镜治疗子宫肌瘤

子宫肌瘤可以生长在子宫的任何部位。国际妇产科联盟（Federation of Gynecology and Obstetrics，FIGO）根据子宫肌瘤生长的位置将子宫肌瘤分为了0~8型，其中0、1和2型是指黏膜下肌瘤。FIGO 0型：子宫腔内完全有蒂的肌瘤；1型：无蒂黏膜下肌瘤，向肌层扩展 ≤ 50%；2型：无蒂黏膜下肌瘤，向肌层扩展 > 50%。0、1、2型子宫肌瘤均可选择宫腔镜切除，宫腔镜入路是微创切除黏膜下肌瘤的最佳手术途径。

三、术前管理

在进行宫腔镜手术操作前需充分评估患者情况，在准备行宫腔镜肌瘤切除术之前，必须对患者进行彻底评估。需要完善病史和体格检查，特别关注与肌瘤相关的症状，如阴道出血过多、贫血、疼痛、流产或其他生育相关问题。了解患者的其他并发症和手术史也有助于评估接受局部或全身麻醉患者的术前准备情况。病人必须在手术前完成方案的优化。体格检查应包括评估子宫的位置和大小，肌瘤的位置和大小（如果可触及）。行盆腔超声检查，准确判断肌瘤的位置，并评估从宫腔内入路的可行性。如果这种成像方式不能准确描述肌瘤位置，则可以进行超声造影和（或）MRI 检查。

在特定病例中，术前医生还可以考虑电解质、红细胞压积及血型的实验室检查，以评估贫血及潜在的电解质紊乱。

在开始宫腔镜肌瘤切除术之前，需考虑预防使用抗生素、宫颈扩张或预处理、肌瘤预处理和手术时间等因素。美国妇产科医师协会（American College of Obstetricians and Gynecologists，ACOG）不建议预防性使用抗生素，认为术后感染是非常罕见的，并没有证据证实预防性使用抗生素可以降低术后感染风险。在手术前一晚用药促宫颈成熟是有争议的。由于与宫腔镜相关的大量并发症发生在进入宫腔的过程中，一些外科医生喜欢用米索前列醇软化宫颈，这或许有助于进入宫腔，然而这种方法成功率不一，目前不存在最佳实践声明。术中可以使用与宫腔镜直径一致的扩张器来进行宫颈准备 / 扩张，如果在诊室，可以考虑使用阴道内镜进行。一些研究建议在切除肌瘤前可用醋酸乌利司他或 GnRH 类似物来减小肌瘤体积，用这些药物进行预处理会使肌瘤体积缩小；但是瘤体往往会变得更柔软，更难分离。这些药物也可以使子宫内膜变薄，理论上通过减少出血进一步使术野清晰。卵泡期子宫内膜较薄，有利于宫腔镜子宫肌瘤切除术。

如果患者阴道出血过多且不想生育，可以考虑在宫腔镜检查前进行子宫动脉栓塞，以使术野更清晰并减少术中出血量。一项关于子宫动脉栓塞术

(uterine artery embolization, UAE）后妊娠的 Meta 分析报道，UAE 后妊娠率降低，流产率增加。因此，如果患者有生育要求，我们建议子宫肌瘤切除术而不是栓塞术。

四、宫腔镜技术

自从宫腔镜问世至今，这项技术已经迅速发展，目前许多操作是在门诊诊室进行。子宫肌瘤切除术必须根据患者具体情况和外科医生的技术来选择，以便为病人创造一个安全的手术过程。本章介绍的技术包括单极、双极、冷刀、机械粉碎抽吸系统和汽化电极。

宫腔镜由泌尿外科的电切镜改造而来，通过使用一个手柄和弹簧装置来移动子宫腔内的环形刀。导线回路可以没有能量，或者用单极或双极电流通电。第一个能量装置是单极电切镜，这项技术改善了术中凝血和切割。然而，这种能量装置需要不含电解质的膨宫介质，如 1.5% 甘氨酸或 3% 山梨醇。这种膨宫介质有许多缺陷，包括有黏性，随着时间的推移会粘住并侵蚀镜体，以及潜在如低钠血症等电解质失衡风险。双极技术后来被应用于电切镜装置，允许使用等渗膨宫介质，如生理盐水。虽然生理盐水的使用更符合生理，但如果患者在术中吸收了过量的液体，仍有可能发生电解质失衡。无论使用何种技术，在此过程中都需要密切监测体液平衡。

冷刀技术指的是使用无能量的电切镜。通常，能量最初是用来在肌瘤的基部做一个切口，然后电切环进入，将肌瘤从肌层内的假包膜中直接去除，也称为剔除。这种技术同样用于经腹肌瘤切除术，一旦确定一个平面，从正常的肌层组织中解剖肌瘤，这有助于减少瘤腔内烧灼。

一种较新的和非常流行的技术是带有机械粉碎和抽吸功能的宫腔镜系统，如 Myosure、Truclear 和 Symphion 设备。这些系统包括在器械顶端的一个工作端口，当激活时，它通过旋转或上 / 下的动作切断病变，并会产生吸力将组织碎屑吸走。这些装置可与用等渗盐水作为膨宫介质的装置兼容。为去除病变而创建的吸引器也可以帮助清除宫腔内的血性液体，以便使术野清晰。在 Myosure 或 Truclear 装置中没有用于切割或凝固的能量装置，Symphion 有能量装置。它们最常用于 0、1 型肌瘤。据报道，这种手术方式缩短了手术时间，减少了手术医生的学习曲线。但是，肌瘤越致密、钙化或越大，就越难用这些器械切除。

一种较不常见的治疗子宫肌瘤的技术包括射频消融或热消融技术。在这项技术中，在肌瘤内放置一个电极，使组织干燥。组织通常不需要额外的去除，但如果没有完全干燥，那么可能需要用电切环去除。但是这种方法不能取得组织进行病理学评估。

手术技术的选择取决于手术医生的培训、肌瘤的位置和大小以及可用的手术技术。

五、术后管理

根据切除肌瘤的位置和深度，手术医生可能会选择术后在宫腔内放置较小的 Foley 球囊尿管，这种方法被认为可以减少宫腔粘连的发生，正如 Abuzeid 等所证明的那样，这种方法与感染风险的增加无关。Abuzeid 等评估了超过 1000 例术后宫腔内放置 Foley 尿管的病例，没有报道感染。另一种常见做法是在术后补充雌激素和孕酮以支持生理性子宫内膜再生，并可能降低粘连形成的风险，但这一方法缺乏支持性研究证据。在手术后 1～2 个月进行诊断性宫腔镜检查有利于确保子宫内膜充分修复和无宫腔粘连的发生。

六、并发症

虽然宫腔镜肌瘤切除术是一种相对安全、微创的手术，但仍有潜在风险需要与患者讨论。首先，电解质紊乱是长时间宫腔镜手术最常见的并发症。这些变化可以是钠水平的轻微紊乱，也可以是危及生命的改变，导致患者心律失常和入住重症监护室。因此，密切监测宫腔镜操作中膨宫液的出入量和麻醉下静脉输液是十分必要的。

宫腔镜手术需要扩张宫颈和器械置入宫腔，这一过程有子宫穿孔的风险。据报道，宫腔镜手术并发症的发生率约为 1%，诊断性宫腔镜的并发症发生率低于 0.1%。术前评估包括在操作前进行盆腔检查，以了解子宫的位置，降低这种风险。如果宫颈口狭窄，探针通常有助于在不造成假道或穿孔的情况下找到宫颈通道。

宫腔镜手术出血的风险低，但并不是没有。肌瘤出血可能导致术野模糊，难以一次完成手术。这通常是可以预测的，可以提前制定一个两次进行的手术方案，并提前与患者沟通。在宫腔镜子宫肌瘤切除术中，血管升压素直接注射到宫旁或瘤体均可减少出血和清晰术野。患者必须被告知术后有出血多的风险，一旦发生需要联系医生或到急诊就诊。

宫腔镜子宫肌瘤切除术可由于深切子宫内膜下的子宫肌层导致宫腔粘连，患者术后可能出现异常子宫出血、不孕或疼痛。粘连性疾病可通过宫腔镜诊断。如果诊断为薄膜状粘连，则可通过钝性分离来解决。遇到粘连较厚时，需要用宫腔镜剪刀进行更精确的分离。宫腔镜手术后粘连形成的发生率为1%~41%。防粘连凝胶还没有被证明能有效防止粘连形成。

宫腔镜子宫肌瘤切除术的弊端是，随着时间的推移，病灶可能会重新生长，特别是那些有很大肌瘤负荷的患者。如果患者接近围绝经期，这种风险就会降低。对于希望妊娠的患者，应该鼓励他们在手术后的几年内妊娠，以减少肌瘤复发的机会和对内膜的影响。

子宫肌瘤很少被确认是恶性肿瘤，如果宫腔镜手术确定其是恶性肿瘤，宫腔镜液体有可能由于将癌细胞带入盆腹腔内而使早期子宫内膜癌升级，但是这种风险很小，也几乎不会影响疾病的预后。这是一种罕见的情况，报道的发病率低至0.86%，50岁以上的患者风险增加。如果发现，建议及时转诊给妇科肿瘤医生。

七、术后康复

宫腔镜下肌瘤电切术是一种微创手术，可以作为门诊手术或在诊室进行。术后患者通常有轻度至中度的阴道出血，每天减少直至出血停止，月经恢复正常。如果放置小Foley尿管，建议术后7~14天拔除。术后疼痛应尽可能采用非麻醉性药物治疗，非甾体抗炎药物（如布洛芬）是非常有效的。患者应在手术后2周内与手术医生进行随访，查看病理报告，评估康复情况，并讨论下一步的治疗步骤。

八、对生育的影响

影响子宫内膜的肌瘤（FIGO分期0~2型）可能对胚胎的植入和生长产生不利影响。有生育问题、既往有不良产科结局和子宫肌瘤相关症状的患者应对其宫腔进行评估，必要时可行宫腔镜子宫肌瘤切除术。ASRM实践指南支持宫腔镜下切除影响子宫腔结构的黏膜下肌瘤。该指南有如下结论，有充分的证据支持宫腔镜子宫肌瘤切除术后提高妊娠率（B级），没有足够的证据表明宫腔镜子宫肌瘤切除术能降低早期妊娠流产的可能性（C级），不建议通过子宫肌瘤切除术去改善无症状且没有宫腔结构异常的子宫肌瘤女性的生育能力。

第六节　超声消融治疗子宫肌瘤

一、超声消融治疗黏膜下肌瘤

（一）病例1：0型黏膜下肌瘤

1.病历摘要

患者，女性，41岁。2年前无诱因出现经期延长，伴经量增多及少量凝血块。四肢乏力，重度贫血。超声消融治疗后随访，患者出血及贫血症状明显改善。

2.治疗前评估

MRI显示多发带蒂黏膜下肌瘤位于宫腔内，T_2WI为低信号，最大肌瘤直径约10mm。增强扫描显示黏膜下肌瘤逐渐强化且部分血供丰富。治疗前预测较难消融。

3.治疗要点

（1）超声消融治疗参数：

平均功率：219W；超声辐照时间：2703秒；治疗时间：153分钟；总能量：592670J。

（2）超声消融治疗技巧：通常黏膜下肌瘤消融所需能量要高于肌壁间肌瘤至少2倍，防止此类肌瘤复发的关键是从肌瘤蒂的基底部开始进行消融治疗，达到彻底消融灭活的目的。

4.治疗后评估

治疗后24小时内MRI复查：前腹壁软组织明显水肿。黏膜下肌瘤消融率高达99%，肌瘤相邻内膜未强化，提示部分内膜被消融组织凝固坏死。

5. 专家点评

（1）子宫肌瘤完全在子宫腔里面而且还有蒂相连（0 型黏膜下子宫肌瘤），最适合的治疗方案应该是宫腔镜肌瘤切除术。由于聚焦超声辐照时的超声机械冲击波会影响肌瘤位置的稳定性，可能使焦域相对移动，治疗有一定难度，一般不建议此类型肌瘤选择超声消融治疗。

（2）本病例曾有多次宫腔镜手术史，黏膜下肌瘤反复复发，贫血症状严重，所以选择聚焦超声消融治疗，以避免反复手术。从本病例的结果来看，治疗效果满意。

（二）病例 2：1 型黏膜下肌瘤

1. 病历摘要

患者，女性，36 岁。月经量多，中度贫血。

2. 治疗前评估

MRI 显示子宫肌瘤自肌层向宫腔内扩展，且大部分（＞50%）位于宫腔内，肌瘤最大长径约为 67mm，肌瘤 T_2WI 呈低信号。增强扫描显示黏膜下肌瘤血供丰富。虽然肌瘤位于黏膜下且血供丰富，但 T_2WI 显示肌瘤为低信号，位于子宫前壁，声通道良好，因此超声消融治疗前预测相对容易消融。

3. 治疗要点

（1）超声消融治疗参数：

平均功率：350W；超声辐照时间：1163 秒；治疗时间：58 分钟；总能量：406870J。

（2）超声消融治疗技巧：治疗靶点主要集中在黏膜下肌瘤基底部，目的是切断其血液供应，达到理想的消融效果。

4. 治疗后评估

治疗后 6 个月 MRI 复查：黏膜下肌瘤大部分排出，子宫体形态也恢复正常，肌壁完整，内膜线清晰，病灶处仅可见很少许残留组织。

5. 专家点评

（1）1 型黏膜下肌瘤可以考虑采用宫腔镜手术或者超声消融，此病例肌瘤较大且为血供丰富类型，宫腔镜手术治疗容易大量出血，而且肌壁间肌瘤部分剔除困难。

（2）该患者治疗后复查显示黏膜下肌瘤几乎完全排出，病灶仅留少许组织痕迹。超声消融治疗能够将整个肌瘤消融，坏死的肌瘤组织可通过生理性腔道排出。

（三）病例3：1型黏膜下肌瘤

1.病历摘要

患者，女性，44岁。月经量大，伴有血块。

2.治疗前评估

MRI 显示子宫黏膜下肌瘤 T_2WI 呈不均匀稍低信号，大小约50mm，增强扫描显示肌瘤有假包膜，血供丰富。肌瘤位于右前壁，声通道良好，因此治疗前预测超声消融肌瘤相对容易。

3.治疗要点

（1）超声消融治疗参数：

平均功率：352W；超声辐照时间：2400秒；治疗时间：128分钟；总能量：844750J。

（2）超声消融治疗技巧：从肌瘤边缘血供少的区域布置焦域靶点开始治疗，这样可以有效减少治疗能量，达到较好的消融效果，但仍需注意保护好相邻内膜。

4.治疗后评估

治疗后24小时内 MRI 复查腹壁水肿。增强扫描显示肌瘤消融率达99%。

5.专家点评

（1）此病例黏膜下肌瘤宽基底位于肌层，宫腔镜下剔除术很容易发生大出血，风险较高。

（2）行宫腔镜手术时，为了避免子宫穿孔发生，往往对位于肌壁间的部分不能完全处理。而超声消融治疗能够在安全前提下对1型黏膜下肌瘤完全消融，是一种具有前景的治疗方式。

（四）病例4：1型黏膜下肌瘤

1.病历摘要

患者，女性，34岁。子宫肌瘤剥除术后复发，月经量大，伴痛经，偶有恶心、呕吐。治疗后半年随访，痛经消失，月经正常。治疗后3年复查，月经量开始增多。

2. 治疗前评估

MRI显示肌瘤为T_2WI低信号，虽然肌瘤位于黏膜下且血供较丰富，治疗前预测容易消融。

3. 治疗要点

（1）超声消融治疗参数：

平均功率：253W；超声辐照时间：3000秒；治疗时间：147分钟；总能量：757980J。

（2）超声消融治疗技巧：治疗靶点主要集中在肌瘤基底部，切断血液供应，用较少的能量，达到消融效果。

4. 治疗后评估

（1）治疗后24小时内MRI复查：腹壁无水肿，增强扫描显示子宫黏膜下肌瘤消融率达99%。

（2）治疗后6个月复查：肌瘤缩小约70%，且增强后肌瘤仍呈无灌注改变。

（3）治疗后3年复查：肌瘤缩小超过90%，其大部分呈T_1WI高信号其余小部分呈T_2WI液性信号（提示该肌瘤未存活复发），但子宫右前壁和底部可见新发的较小肌瘤。

5. 专家点评

（1）此病例肌瘤较大，压迫宫腔，聚焦超声消融能够将整个肌瘤消融。

（2）因此对于较大黏膜下肌瘤适合的方案是首先让肌瘤缩小缓解临床症状，而不是将整个肌瘤消融完全坏死，因为后者在通过生理性腔道排出的过程中可能会在宫颈处嵌顿，反而需要进一步宫腔镜干预。

（3）该肌瘤治疗后半年和3年复查，肌瘤显著缩小无复发。治疗后3年在子宫其他部位发现新肌瘤，且出现相应的症状，结合以往肌瘤剔除复发的病史，说明对此类子宫易发肌瘤体质的患者，无创聚焦超声消融或许是比较适宜的治疗方法。

（五）病例5：1 型黏膜下肌瘤

1. 病历摘要

患者，女性，30 岁。月经量大，伴中度贫血。患者明确生育要求，治疗后月经正常，贫血好转。

2. 治疗前评估

MRI 显示子宫肌瘤 T_2WI 为低信号，肌瘤位于黏膜下且血供丰富，肌瘤位于子宫前壁，声通道较好。治疗前预测容易消融。

3. 治疗要点

（1）超声消融治疗参数：

平均功率：366W；超声辐照时间：2663 秒；治疗时间：135 分钟；总能量：973370J。

（2）超声消融治疗技巧：治疗靶区主要布点在黏膜下肌瘤基底部，可以给予较高的声功率。

4. 治疗后评估

（1）治疗后 24 小时内 MRI 复查：子宫前壁水肿明显。增强扫描显示子宫黏膜下肌瘤消融率达 97%。

（2）治疗后 6 个月 MRI 复查：子宫黏膜下肌瘤已排出，病灶仅留少许组织痕迹。黏膜下肌瘤基底部后方另外一个肌壁间肌瘤明显缩小。子宫形态恢复正常，肌壁基本完整，内膜线清晰。

5. 专家点评

本病例 1 型黏膜下肌瘤相邻肌壁间一个肌瘤，手术剔除肌瘤可能会贯穿整个子宫前壁，增加子宫穿孔的可能性。因此对此类型肌瘤，聚焦超声消融是一种比较好的选择，使正常子宫组织损伤更小，有助于有生育要求的育龄期妇女怀孕。

（1）1 型黏膜下肌瘤首选宫腔镜手术。此病例同时伴有较大的浆膜下肌瘤，故选择无创的超声消融，可以一并治疗两个肌瘤。

（2）聚焦超声消融治疗黏膜下肌瘤，坏死肌瘤完全排出。对于有剖宫产史又有生育要求的患者，尽量避免外科剔除手术，以免对子宫造成更多的损伤影响以后生育。

(六) 病例 6: 2 型黏膜下肌瘤

1. 病历摘要

患者, 女性, 42 岁。月经量减少, 月经周期延长, 伴有下腹部坠胀。

2. 治疗前评估

MRI 显示子宫前壁黏膜下肌瘤呈 T_2WI 低信号。增强扫描显示肌瘤为乏血供类型, 且肌瘤位于前壁, 声通道良好, 治疗前预测容易消融。

3. 治疗要点

(1) 超声消融治疗参数:

平均功率: 240W; 超声辐照时间: 1454 秒; 治疗时间: 99 分钟; 总能量: 210100J。

(2) 超声消融治疗技巧: 肌瘤位于前壁, 体积较小, 可以降低超声释放功率。

4. 治疗后评估

(1) 治疗后 24 小时内 MRI 复查: 前腹壁水肿不明显。增强扫描显示子宫黏膜下肌瘤消融率达 99%。

(2) 治疗后 5 个月复查: 肌瘤体积明显缩小, 且增强扫描显示仍呈非灌注表现, 未见复发征象。

5. 专家点评

(1) 2 型黏膜下肌瘤的特性是肌瘤大部分 (50% 以上) 在子宫肌壁内, 因此宫腔镜手术对其治疗有一定的局限性。

(2) 超声消融治疗使整个肌瘤坏死的同时, 可保护内膜完好或损伤很小, 所以 2 型黏膜下肌瘤是聚焦超声消融治疗的较好适应证。

(七) 病例 7: 2 型黏膜下肌瘤

1. 病历摘要

患者, 女性, 45 岁。月经量增大, 痛经史 3 年余, 近来加重。

2. 治疗前评估

MRI 显示子宫底部黏膜下肌瘤呈 T_2WI 略低信号突入子宫腔内。增强扫描显示肌瘤包膜完整, 血供丰富。子宫前位且肌瘤位于子宫底部, 声通道良好，治疗前预测相对容易消融，但需注意肌瘤后缘离骶骨较近。盆腔内可见子宫内膜异位症，多发巧克力囊肿。

3. 治疗要点

（1）超声消融治疗参数：

平均功率：300W；超声辐照时间：499秒；治疗时间：37分钟；总能量：149700J。

（2）超声消融治疗技巧：由于肌瘤后缘离骶骨较近，可以降低声功率，先布点肌瘤深面治疗，待深面形成"声屏障"后，在其较浅面提高声功率辐照。

4. 治疗后评估

治疗后24小时内 MRI 复查：子宫肌瘤 T_2WI 信号增高。增强扫描显示超声消融后肌瘤呈无灌注完全消融，内膜保护完整。

5. 专家点评

超声消融黏膜下肌瘤时尽可能避免和减少对子宫内膜的损伤。本病例通过超声消融治疗后，肌瘤完全消融，相应的子宫内膜保护完好。如果超声消融治疗运用得当，则可以安全有效地完全消融黏膜下肌瘤。

（八）病例8：2型黏膜下肌瘤

1. 病历摘要

患者，女性，49岁。月经量增大，贫血。

2. 治疗前评估

MRI 显示子宫底部及后壁黏膜下肌瘤呈混杂 T_2WI 高信号。增强扫描显示肌瘤血供丰富，但约占 1/3 肌瘤的 T_2WI 高信号区域呈无血供非灌注区。因肌瘤为 T_2WI 混杂信号且声通道良好，治疗前预测较容易消融。

3. 治疗要点

（1）超声消融治疗参数：

平均功率：385W；超声辐照时间：2000秒；治疗时间：105分钟；总能量：770620J。

（2）超声消融治疗技巧：治疗靶焦域集中于肌瘤 T_2WI 低信号区域，以减少辐照能量达到完全消融肌瘤的目的。

4. 治疗后评估

治疗后 24 小时内 MRI 复查：前腹壁肌层有少量水肿。增强扫描显示子宫黏膜下肌瘤消融率达 98%，同时其内膜及浆膜保护完整。

5. 专家点评

（1）超声消融治疗 T_2WI 混杂高信号的子宫肌瘤也可取得良好的消融率。

（2）治疗前子宫肌瘤 T_2WI 高信号且增强扫描显示无强化的区域，即有可能提示肌瘤变性（退行性变），对这类病例超声消融治疗后需要随访观察。

二、超声消融治疗肌壁间肌瘤

（一）病例 1：3 型肌壁间肌瘤

1. 病历摘要

患者，女性，38 岁。宫腔镜肌瘤切除术后复发。

2. 治疗前评估

MRI 显示子宫后壁肌瘤 T_2WI 呈不均匀高低混杂信号，压迫子宫腔，伴后壁子宫腺肌病。增强扫描显示肌瘤为富血供类型，有假包膜，治疗前预测相对容易消融。

3. 治疗要点

（1）超声消融治疗参数：

平均功率：383W；超声辐照时间：2599 秒；治疗时间：134 分钟；总能量：994800J。

（2）超声消融治疗技巧：子宫后壁肌瘤，邻近子宫后方的肠道，治疗深面焦域布点需离子宫后缘浆膜 15mm 以上。

4. 治疗后评估

（1）治疗后 24 小时内 MRI 复查：前腹壁未见明显水肿征象。增强扫描显示肌瘤消融率约 95%，仅肌瘤后部边缘区域有少量残留。

（2）治疗后 9 个月 MRI 复查：肌瘤体积明显缩小，坏死肌瘤部分已经排出，子宫体积缩小。

5. 专家点评

（1）子宫后壁肌瘤在超声消融治疗时即使焦域远离内膜，由于聚焦超声焦域近声场的能量累积，可能导致内膜的损伤，这样使得靠近宫腔的肌壁间肌瘤组织脱落及排出。因此，治疗时焦域尽可能置于肌瘤的深面。

（2）子宫后壁肌瘤邻近其后侧的肠道，为避免肠道损伤，保证治疗安全，焦域布点必须和子宫后缘浆膜保持一定的间距（≥15mm），因此可能会使肌瘤后缘的组织部分残留。

（二）病例 2：3 型肌壁间肌瘤

1. 病历摘要

患者，女性，36 岁。体检发现子宫肌瘤，近年来自感腹部逐渐增大，伴月经量增多，尿频、尿急症状明显，重度贫血。

2. 治疗前评估

MRI 显示子宫前壁肌壁间巨大肌瘤，T_2WI 呈不均匀高信号，大小约为 80mm × 131mm × 122mm。增强扫描显示肌瘤血供不丰富。子宫肌瘤体积巨大，但属于乏血供类型，声通道良好，治疗前预测可以消融。

3. 治疗要点

（1）超声消融治疗参数：

平均功率：351W；超声辐照时间：3270 秒；治疗时间：188 分钟；总能量：1147620J。

（2）超声消融治疗技巧：肌瘤比较大，声通道良好，治疗时无须推挤腹壁，直接让前腹壁皮肤浸泡在低温脱气水中，采用较高声功率并辅以超声微泡造影剂增效进行聚焦超声辐照，注意避免腹壁皮肤烫伤。

4. 治疗后评估

（1）治疗后 24 小时内 MRI 复查：腹壁皮下组织及腹肌水肿明显。增强扫描显示子宫肌瘤消融率达 95%。T_1WI 成像显示坏死肌瘤内部高信号，考虑出血性坏死。

（2）治疗后 8 个月 MRI 复查：肌瘤体积明显缩小，子宫体形态逐渐恢复。

5. 专家点评

（1）对于大的子宫肌瘤治疗，在声通道良好的情况下，可以采用较高声功率辅以超声微泡造影剂增强消融效果，提高治疗效率，避免治疗时间过长。

（2）治疗后注意随访，一旦子宫肌瘤继续增大，建议手术切除。

三、超声消融治疗浆膜下肌瘤

（一）病例1：6型浆膜下肌瘤

1.病历摘要

患者，女性，38岁。发现子宫肌瘤，有尿频症状。

2.治疗前评估

MRI显示子宫右前壁肌瘤呈T_2WI低信号，且肌瘤向下压迫膀胱。增强扫描显示肌瘤不均匀强化，为血供丰富类型。前腹壁和肌瘤间无肠道，声通道较好，因此治疗前预测超声消融比较容易。

3.治疗要点

（1）超声消融治疗参数：

平均功率：254W；超声辐照时间：2098秒；治疗时间：106分钟；总能量：532640J。

（2）超声消融治疗技巧：T_2WI均匀低信号的肌瘤位于子宫前壁，声通道良好，可以降低声功率辐照，尤其是肌瘤与子宫壁连接处。

4.治疗后评估

（1）治疗后24小时内MRI复查：T_2WI显示前腹壁皮下软组织水肿。增强扫描显示肌瘤消融率约98%，仅在肌瘤左后边缘和子宫连接处有少量残留。

（2）治疗后中长期MRI复查：显示前腹壁皮下软组织水肿范围逐渐缩小。增强扫描显示治疗后6个月时肌瘤未见明显复发，治疗后18个月、26个月及38个月残留肌瘤组织复发，其范围逐渐增大，在治疗后26个月随访复查肌瘤整个体积逐渐缩小，在治疗后38个月复查显示经超声消融后坏死组织范围继续缩小，但因肌瘤复发部位范围增大，使肌瘤体积较治疗后26个月时稍增大，较治疗前体积仍然缩小约30%。

5.专家点评

（1）浆膜下肌瘤一直是介入治疗子宫动脉栓塞术的禁忌证，主要的顾虑为坏死的肌瘤可能会脱落而入腹盆腔内。对于不愿意手术切除的患者，超声消融治疗可以利用其精准适形的优势选择与子宫缘连接较宽的肌瘤进行治疗。

（2）本病例浆膜下肌瘤瘤体与子宫边缘连接处宽度超过 3cm，经超声消融治疗后肌瘤整体坏死。虽然肌瘤和子宫连接处消融治疗比较保守，致该处少量残留，但肌瘤体积缩小达到了治疗目的，复发的肌瘤组织可以择期再次做超声消融治疗。

（二）病例 2：6 型浆膜下肌瘤

1. 病历摘要

患者，女性，34 岁。月经量减少，伴下腹部坠胀、腰背酸痛。

2. 治疗前评估

MRI 显示子宫浆膜下肌瘤呈 T_2WI 低信号，与子宫底部宽蒂相连，增强扫描显示肌瘤为富血供类型。治疗前预测可以行超声消融，但治疗时定位存在一定困难。

3. 治疗要点

（1）超声消融治疗参数：

平均功率：209W；超声辐照时间：1300 秒；治疗时间：90 分钟；总能量：271850J。

（2）超声消融治疗技巧：子宫底部浆膜下肌瘤位置较为特殊，活动度较大，注意避免周围肠道等组织结构的损伤。因此除了充盈膀胱使肌瘤相对固定做到准确适形消融外，还需降低声功率，避免浆膜突破。

4. 治疗后评估

（1）治疗后 24 小时内 MRI 复查：肌瘤位置变化，腹壁少许水肿。增强扫描显示肌瘤消融率约 98%，浆膜保护完整。

（2）治疗后 6 个月 MRI 复查：肌瘤体积缩小约 32%，未见明显复发。

5. 专家点评

T_2WI 低信号浆膜下肌瘤宜采用较低声功率进行聚焦超声辐照，通过增加辐照时间给予肌瘤足够的超声聚焦能量，这样既可以尽可能多地消融肌瘤，又可以保护浆膜的完整，提高治疗的安全性。

（三）病例3：6型浆膜下肌瘤

1. 病历摘要

患者，女性，39岁。自觉腹部增大，尿频。

2. 治疗前评估

MRI显示子宫右侧浆膜下肌瘤呈T_2WI均匀低信号，向下挤压膀胱。增强扫描显示肌瘤为中等血供类型。肌瘤偏右前侧，声通道良好，且有明显的假包膜，治疗前预测相对容易消融。

3. 治疗要点

（1）超声消融治疗参数：

平均功率：209W；超声辐照时间：1769秒；治疗时间：109分钟；总能量：370320J。

（2）超声消融治疗技巧：浆膜下肌瘤较大且占据盆腔右侧附件区域，超声辐照时注意避开相邻卵巢和周围血管神经丛等。

4. 治疗后评估

（1）治疗后24小时内MRI复查：T_2WI显示前腹壁及腹肌水肿。增强扫描显示肌瘤消融率超过90%，仅肌瘤后缘残留小部分。

（2）治疗后6个月MRI复查：肌瘤体积缩小约56%，腹壁水肿吸收消失。

5. 专家点评

（1）肌瘤T_2WI低信号且血供不丰富，可以采用较低辐照声功率。

（2）治疗后肌瘤前缘的浆膜部分消融，大部分浆膜完好，治疗时注意不影响浆膜。

（四）病例4：6型浆膜下肌瘤

1. 病历摘要

患者，女性，30岁。5年前体检发现子宫肌瘤。近年出现尿频，偶感下腹隐痛。

2. 治疗前评估

MRI显示子宫前壁浆膜下肌瘤呈不均匀T_2WI低信号，子宫明显受压呈后倾位，盆腔内占位效应明显，增强扫描显示肌瘤为乏血供类型伴部分变性坏死。T₂WI 低信号肌瘤位于子宫前壁，声通道良好，且与子宫壁相连处有明显分界，因此治疗前预测相对容易消融。

3. 治疗要点

（1）超声消融治疗参数：

平均功率：250W；超声辐照时间：1400 秒；治疗时间：90 分钟；总能量：349760J。

（2）超声消融治疗技巧：紧贴前腹壁的子宫前壁 T₂WI 低信号肌瘤，适合低功率超声辐照，尽量避免或减少前腹壁软组织损伤。

4. 治疗后评估

治疗后 24 小时内 MRI 复查 T₂WI 显示前腹壁未见明显水肿，增强扫描显示肌瘤消融率超过 95%，其后缘宽基底处有少量残留组织。

5. 专家点评

（1）对于紧贴前腹壁的子宫肌瘤超声消融时，应降低声功率，尽可能避免浆膜层受损，本病例治疗后前腹壁没有明显水肿出现。

（2）为避免坏死的浆膜下肌瘤脱离子宫，其基底部连接处治疗时保留少量肌瘤组织。

（五）病例 5：6 型浆膜下肌瘤

1. 病历摘要

患者，女性，28 岁。子宫肌瘤逐渐增大伴尿急、尿频症状，近期月经期延长。

2. 治疗前评估

MRI 显示子宫前壁浆膜下肌瘤为 T₂WI 低信号混杂少许高信号，与浆膜有较宽蒂相连。浆膜下肌瘤位置容易变换，超声消融时治疗定位可能存在一定难度。

3. 治疗要点

（1）超声消融治疗参数：

平均功率：195W；超声辐照时间：1569 秒；治疗时间：139 分钟；总能量：306090J。

（2）再次超声消融治疗参数：

平均功率：179W；超声辐照时间：1500秒；治疗时间：92分钟；总能量：268750J。

（3）超声消融治疗技巧：充盈膀胱使子宫前壁浆膜下肌瘤相对固定，肌瘤为 T_2WI 低信号，可降低辐照声功率，避免浆膜消融突破。

4. 治疗后评估

（1）治疗后24小时内 MRI 复查：浆膜下肌瘤呈 T_2WI 高信号，以其边缘区域显著，腹壁水肿，盆腔少量积液。增强显示肌瘤消融率约96%，其前上缘浆膜层消融不完整。

（2）治疗后3年 MRI 复查：肌瘤复发仅中央少量无灌注区，其体积仍然较3年前缩小20%，考虑再次进行超声消融治疗。

（3）再次治疗后24小时内 MRI 复查：腹壁及肌层明显水肿，肌瘤消融率约80%，其左前缘浆膜有小部分消融突破，肌瘤左后缘可见残留组织。

5. 专家点评

（1）该病例患者浆膜下肌瘤经超声消融治疗后消融率较高，但其边缘残留的组织导致3年后肌瘤复发。治疗尽可能取得肌瘤完全消融，但此病例肌瘤前缘浆膜少量突破，必须停止治疗，因为安全更重要。

（2）复发的肌瘤再次行超声消融治疗仍未取得完全消融，可口服小剂量米非司酮辅以增强治疗。

（六）病例6：6型浆膜下肌瘤

1. 病历摘要

患者，女性，31岁。下腹部坠胀，伴轻度贫血。

2. 治疗前评估

MRI 显示子宫前壁浆膜下肌瘤呈 T_2WI 均匀低信号，明显压迫下方膀胱。增强扫描显示肌瘤为中等血供类型。肌瘤位于前壁，声通道好，因此治疗前预测相对容易消融。

3. 治疗要点

（1）超声消融治疗参数：

平均功率：151W；超声辐照时间：1300秒；治疗时间：86分钟；总能

量：196080J。

（2）超声消融治疗技巧：T_2WI 低信号子宫肌瘤紧贴膀胱，可以采用低声功率辐照。

4. 治疗后评估

治疗后 24 小时内 MRI 复查：T_2WI 显示前腹壁未见明显水肿，子宫肌瘤边缘区域水肿改变，增强扫描显示肌瘤消融率约 95%，其紧邻子宫壁的肌瘤边缘可见少量薄层残留。

5. 专家点评

T_2WI 低信号肌瘤邻近周围脏器行超声消融治疗时，可以采用低声功率辐照，可以取得消融肌瘤的良好效果，这样周围器官组织损伤的可能性降到最小。

（七）病例 7：6 型浆膜下肌瘤

1. 病历摘要

患者，女性，29 岁。痛经，伴下腹部胀痛及腰背酸痛。近期，经期偶有右侧耻骨抽痛且放射至大腿，有生育需求。该患者经超声消融治疗后 3 个月怀孕，足月产下健康婴儿。

2. 治疗前评估

MRI 显示子宫左前壁浆膜下肌瘤呈 T_2WI 均匀低信号，增强扫描显示肌瘤为中等血供类型。肌瘤压迫膀胱，离耻骨联合近，可以通过充盈膀胱上抬肌瘤以避免损伤。治疗前预测肌瘤相对容易消融。

3. 治疗要点

（1）超声消融治疗参数：

平均功率：160W；超声辐照时间：1232 秒；治疗时间：82 分钟；总能量：197430J。

（2）超声消融治疗技巧：需要充盈膀胱，使肌瘤远离耻骨联合，治疗时注意避免肌瘤周围肠道的损伤。

4. 治疗后评估

治疗后 24 小时内 MRI 复查：膀胱充盈，肌瘤远离耻骨联合，腹壁无水肿，增强扫描显示肌瘤消融率超过 90%，肌瘤两侧边缘有小部分残留。

5. 专家点评

（1）通过生理盐水灌注充盈的膀胱将子宫浆膜下肌瘤向头侧移位，这样耻骨处于治疗声通道之外。

（2）向子宫外突出的浆膜下肌瘤周围往往有肠道，本病例治疗针对肌瘤中内层面治疗，其左、右侧边缘层面，主要依靠热量扩散取得消融效果，这样可避免锥形声通道内有肠道受到超声辐照，确保治疗的安全性。

（八）病例 8：6 型浆膜下肌瘤

1. 病历摘要

患者，女性，41 岁。月经量增大，伴有痛经 1 年余，并伴有尿频症状。

2. 治疗前评估

MRI 显示子宫底部前后壁有两个浆膜下肌瘤，T_2WI 呈低信号混杂少量高信号影，增强扫描显示肌瘤中等血供丰富，同时子宫腔内可见一个 0 型黏膜下小肌瘤，最大径约 17mm。治疗前预测两个具有良好声通道的浆膜下肌瘤相对容易消融，0 型黏膜下肌瘤超声消融有一定难度。

3. 治疗要点

（1）超声消融治疗参数：

平均功率：294W；超声辐照时间：3267 秒；治疗时间：172 分钟；总能量：960300J。

（2）超声消融治疗技巧：两个浆膜下肌瘤的前方声通道安全，其中后壁肌瘤紧邻腰骶椎，治疗时可能会出现腰背痛，在治疗中根据患者反应可适当调低辐照声功率。黏膜下带蒂肌瘤治疗时注意保护子宫内膜。

4. 治疗后评估

（1）治疗后 24 小时内 MRI 复查：腹壁和肌层少许水肿，增强扫描显示前、后壁浆膜下肌瘤消融率分别为 98% 和 95%，浆膜和内膜保护完好。

（2）治疗后 6 个月 MRI 复查：腹壁水肿消失，两个浆膜下肌瘤体积分别缩小约 53% 和 55%，后壁肌瘤后缘和两侧缘、前壁肌瘤下缘均可见薄层复发征象，黏膜下小肌瘤可见部分坏死或将脱落。

5. 专家点评

（1）邻近腰骶椎、肠道和膀胱的浆膜下肌瘤超声消融治疗时焦域布点必须保持离其边缘安全距离（≥15mm），可以通过热量扩散消融相应边缘区域。然而这样操作的缺陷是这些区域可能有残留的肌瘤组织，本病例6个月复查可见有少量残留复发。

（2）子宫浆膜下肌瘤不是超声消融的适应证。本病例因患者月经量较大，患者知情同意后采用超声消融试验治疗，6个月复查浆膜下肌瘤有缺血坏死且有部分脱落趋势。

（九）病例9：6型浆膜下肌瘤

1. 病历摘要

患者，女性，41岁。月经量较大，伴尿频、尿急、腰背酸痛，经前有便秘。

2. 治疗前评估

MRI显示子宫右前壁浆膜下肌瘤 T_2WI 呈低信号伴中央混杂小囊样变性改变，盆腔内占位效应明显，向下压迫膀胱。增强扫描显示肌瘤为中等血供类型，有假包膜。根据其特性及声通道良好，因此治疗前预测相对容易消融。

3. 治疗要点

（1）超声消融治疗参数：

平均功率：258W；超声辐照时间：2570秒；治疗时间：98分钟；总能量：664100J。

（2）超声消融治疗技巧：子宫前壁浆膜下肌瘤突向外生长，紧贴前腹壁，可以降低声功率，避免其热损伤腹壁。

4. 治疗后评估

治疗后24小时内MRI复查：肌瘤 T_2WI 信号明显增高，以其边缘区域显著，但前腹壁未见明显水肿。增强扫描显示肌瘤完全消融，浆膜保护完整。

5. 专家点评

对声通道良好的子宫肌瘤，超声消融可以采用辐照肌瘤边缘区域的治疗方案，就如本病例，消融治疗其外周区域，通过阻断血供，从而使整个肌瘤坏死，起到事半功倍的疗效。

（十）病例 10：6 型浆膜下肌瘤

1. 病历摘要

患者，女性，45 岁。发现肌瘤 3 年且逐年增大，有子宫肌瘤家族史。

2. 治疗前评估

MRI 显示子宫左前壁浆膜下肌瘤 T_2WI 呈均匀稍低信号，并压迫下方膀胱。增强扫描显示肌瘤为中等血供类型且肌瘤前后声场均较好。治疗前预测比较容易消融。

3. 治疗要点

（1）超声消融治疗参数：

平均功率：393W；超声辐照时间：1073 秒；治疗时间：176 分钟；总能量：421950J。

（2）超声消融治疗技巧：治疗时，焦域布点在肌瘤子宫壁的深面进行辐照，通过较高声功率使超声热量扩散至肌瘤左侧边缘，避免直接辐照而损伤神经。

4. 治疗后评估

（1）治疗后 24 小时内 MRI 复查：前腹壁未见水肿。增强扫描显示肌瘤完全消融，无残留组织，浆膜保护完整。

（2）治疗后 6 个月 MRI 复查：肌瘤体积明显缩小约 60%。增强扫描显示肌瘤完全坏死，无复发。

5. 专家点评

（1）该病例浆膜下肌瘤经超声消融治疗后取得肿瘤的完全消融，治疗后 24 小时和 6 个月复查，肌瘤体积缩小，没有复发。

（2）浆膜下肌瘤超声消融治疗在确保声通道和周围安全的情况下，可以提高治疗声功率。

第七节　子宫肌瘤的护理

一、提供信息，增强信心

通过连续性护理活动与病人建立良好的护患关系，讲解有关疾病知识，纠正其错误认识。使病人确信子宫肌瘤属于良性肿瘤，并非恶性肿瘤的先兆，消除其不必要的顾虑，增强康复信心。为病人提供表达内心顾虑、恐惧、感受和期望的机会与环境，帮助病人分析住院期间及出院后可被利用的资源及支持系统，减轻无助感。

二、积极配合治疗，缓解病人不适

出血多需住院治疗者，应观察并记录其生命体征，评估出血量。按医嘱给予止血药和子宫收缩剂，必要时输血，纠正贫血状态。出现局部压迫导致尿、便不畅时，应予导尿或用缓泻剂软化粪便，或番泻叶 $2\sim4g$ 冲饮，以缓解尿潴留、便秘症状。若肌瘤脱出阴道内，应保持局部清洁，防止感染。需接受手术治疗者，按腹部及阴道手术病人的护理常规进行护理。肌瘤切除术的病人术后常需要滴注缩宫素促进子宫收缩，需保证正确滴速，并告知病人及其家属缩宫素会引起宫缩痛，消除其疑虑和紧张情绪。

三、提供随访及出院指导

护士要使接受保守治疗的病人明确随访的时间、目的及联系方式，主动配合，按时接受随访。向接受药物治疗的病人讲明药物名称、用药目的、剂量、方法、可能出现的不良反应及应对措施。例如：选用促性腺激素释放激素类似物（亮丙瑞林或戈舍瑞林），一般应用长效制剂，每月皮下注射1次，用药6个月以上可产生绝经综合征、骨质疏松等不良反应，故限制长期用药。使受术者了解术后1个月返院检查的内容、具体时间、地点及联系人等，病人的性生活、日常活动恢复均需通过术后复查、评估后确定。出现不适或异常症状需及时就诊。

四、子宫肌瘤合并妊娠者的护理

子宫肌瘤合并妊娠占肌瘤病人的 0.5%～1%，占妊娠妇女的 0.3%～0.5%，肌瘤小且无症状者常被忽略，因此，实际发生率高于报道。黏膜下肌瘤可影响受精卵着床、较大的肌壁间肌瘤因宫腔变形或内膜供血不足等可引起流产；较大肌瘤也可影响胎先露下降，导致产程异常和难产，应按医嘱做好剖宫产术前准备及术后护理。子宫肌瘤合并妊娠者应及时就诊，主动接受并配合医疗指导。子宫肌瘤合并中晚期妊娠者需要定期接受孕期检查，多能自然分娩，不需急于干预；但要警惕妊娠期及产褥期肌瘤容易发生红色变性，同时，应积极预防产后出血。

第五章　妊娠期并发症

第一节　流产

自然流产是妊娠最常见的并发症之一。有作者认为，人类的妊娠是一个低效的过程，因为据估计70%～80%的妊娠是不能成功的，50%的妊娠在第一次月经延迟后丢失。

自然流产是指孕20周前经临床确诊的妊娠丢失。国内将自然流产定义为孕28周前经临床确诊的妊娠丢失。孕12周前终止者，称为"早期流产"；孕12周以后流产者，称为"晚期流产"，其中80%为早期流产。临床上估计自然流产的发生率为10%～15%。但有作者认为，真实的流产发生率远高于临床观察到的发生率。有作者对种植前的胚胎进行形态学检查发现，34个胚胎中仅24个胚胎形态为正常。另有作者运用敏感的HCG测定法检测后认为，种植后妊娠丢失的发生率为30%～40%。

一、分类及定义

（一）分类

自然流产可分为先兆流产、难免流产、不完全流产、完全流产、过期（稽留）流产、复发性（习惯性）流产及流产合并感染。

（二）定义

1. 先兆流产
先兆流产是指宫内存活的妊娠伴随由子宫内的原因引起的出血。
2. 难免流产
难免流产是指有阴道流血的同时有宫颈内口的扩张，尤其是由于破膜引起的羊水的流出。

3. 不完全流产

不完全流产是指部分胎儿或胎盘组织排出宫腔，部分残留于宫腔内或堵塞于宫颈口处。

4. 完全流产

过期（稽留）流产是指胎儿和胎盘组织全部排出宫腔。

5. 过期（稽留）流产

是指孕20周前的胎儿宫内已死亡，滞留宫腔内未能及时排出者，并不一定出现阴道流血。患者妊娠的症状如恶心、乳房触痛、疲劳等在胎儿死亡后可以继续存在，也可能不存在。妇科检查和超声检查常可做出正确的判断。空孕囊常被称为"无胚胎的妊娠"。诊断可通过孕6周时超声检查未见胚芽也未见原始心管搏动而确定。

6. 复发性（习惯性）流产

复发性流产既往曾定义为连续发生3次及3次以上的自然流产，发生率大约为1/300次妊娠，目前已将其定义改为连续2次及2次以上的自然流产，此定义对35岁以上的妇女、受孕困难的夫妇及迫切要求尽快妊娠的夫妇更适合。

7. 流产合并感染

流产合并感染多见于阴道流血时间较长的流产患者，也常发生于不完全流产或不洁流产。常为厌氧菌及需氧菌混合感染。

二、临床表现

（一）停经

医师需要仔细询问病史，患者常有长短不一的停经时间。一些患者月经较规律，有较明确的停经时间；而另一些患者可能主诉月经失调，月经淋漓不尽，而无明显的停经，需医师详细地了解，以明确月经情况。

（二）阴道流血

不同类型的流产，阴道流血的情况也不同。例如，先兆流产，阴道少量流血；不完全流产，阴道流血较多，如月经量或较月经更多，可伴有组织物的排出，当胚胎或胎儿完全排出后，子宫收缩，出血减少或停止。另外，医师还需注意流血的颜色和有无异味，合并感染者可混有异味，同时伴有发热症状。

（三）腹痛

以下腹部疼痛为主，先兆流产时，下腹部常隐痛；难免流产时，下腹部疼痛较剧，伴有较多的阴道流血，当胚胎组织完全排出时，则疼痛有缓解。

三、护理评估

诊断应根据患者的病史、临床表现、体格检查、妇科检查及辅助检查来确定。

（一）病史

护理人员必须详细询问病史，包括年龄，有无患内科、外科、精神及遗传病史；药物使用、吸烟、饮酒、接触放射或环境污染等；详细的月经与生育史；以往子宫手术史、盆腔感染史，家族病史。

（二）体格检查

体格检查包括身高、体重和血压，注意患者体态、毛发的分布情况、其他高雄激素的体征。乳房检查有无溢乳。注意有无发热、贫血面貌。

（三）妇科检查

双合诊及三合诊检查了解子宫大小、形态、活动度、压痛以及附件情况。注意阴道流血的量和颜色，有无异味；宫口是松弛的还是关闭的，宫口处有无血块或组织物嵌顿。

（四）辅助检查

检测血常规、血凝功能、尿HCG，必要时观察血 β-HCG 的连续动态，测定孕激素。超声检查了解子宫、附件情况与宫内胚胎发育情况。对怀疑感染者，需行宫颈分泌物培养病原体检查。

（五）对复发性流产患者

对复发性流产患者需行以下检查。

（1）血液的检查，如夫妇双方染色体核型、抗磷脂抗体、封闭抗体、外周血抗精子抗体、病毒抗体的检测。

（2）生殖器官解剖异常检查：子宫输卵管造影了解有无子宫畸形或粘连，有无宫颈功能不全，必要时可行宫腔镜、腹腔镜检查。

（3）内分泌检查：性激素、黄体功能、甲状腺及胰岛功能测定等。

（六）不同类型流产的诊断

见表5-1。

表5-1　不同类型流产的诊断

流产类型	临床表现			妇科检查	
	出血量	下腹痛	组织物排出	宫颈口	子宫大小
先兆流产	少	无或轻	无	关闭	与孕周相符
难免流产	增多	加重	无	松弛或扩张	相符或略小
不完全流产	多	减轻	有	松弛扩张、有组织堵塞	略小
完全流产	少	无	全部排出	关闭	基本正常

（七）妊娠后评估

（1）一旦发生妊娠，首先应确定是否为宫内妊娠。有报道复发性流产的患者异位妊娠的发生率比正常人群高2.2倍，葡萄胎发生率在复发性流产的患者中升高。复发性流产的妇女胎儿生长受限、早产、低体重儿和子痫前期的危险增加。

（2）妊娠早期的内分泌情况。正常妊娠6~8周时 β -HCG 平均每1.4~2.2天增加1倍。超声检查仍是探查有无早期妊娠的有效工具，B超检查有2个目的：一是确认胎儿是否存活；二是如果未见到胚芽或胎儿心管搏动，可尽早提供处理意见。

（3）早期观察。胎儿心管搏动是估计妊娠成功与否的预后指标。在观察到胎儿心管搏动的妇女，发生自然流产率仅为2%～5%，在孕6周测得胎儿心管搏动其流产率为2%～3%，如在孕7周以后测得胎儿心管搏动，其流产率增至29.9%。如在孕7周时仍未测到胎儿心管搏动或胚芽，则应做空孕的诊断。如孕囊大于15mm，或头臀长大于5mm，而未见胎儿心管搏动，则应诊断为过期流产。

（4）测定胎儿核型的技术有原位绒毛培养和羊膜穿刺。

（八）各类流产的处理原则

1. 先兆流产

先兆流产需注意休息，必要时给予镇静剂。对黄体功能不足的患者可应用黄体酮，口服黄体酮片（地屈孕酮片10～20mg，每天2次），或肌内注射黄体酮针20～40mg，每天1次；也可肌内注射HCG 5000U，隔天1次；可同时口服维生素E 100mg，每天1次；如治疗后出血增多，腹痛加剧，应行B超检查及血清HCG测定，确定胚胎存活的情况，以决定继续保胎或终止妊娠。

2. 难免流产

难免流产一旦确诊，应尽早行清宫术，刮出物应仔细检查，并送病理检查。酌情应用抗生素。

3. 不完全流产

不完全流产应及时清除宫内残留组织。如有休克应及时输血和补液抗休克治疗。流血时间长者，应给予抗生素治疗。

4. 完全流产

完全流产一般不需特殊处理。可给予B超检查，以明确宫腔无妊娠残留物。

5. 过期流产

过期流产的处理需注意以下两点。

（1）机化的组织与子宫粘连紧密，造成刮宫困难。

（2）坏死组织可使凝血机制发生障碍，导致DIC，造成严重出血。因此，处理前应常规检查血常规、凝血功能。若凝血功能正常，则可应用雌激素

3～5天后，行刮宫术，如一次刮不净宫内妊娠产物，1周后可再行刮宫，手术时应防止子宫穿孔；若凝血功能异常，则应尽早应用肝素、纤维蛋白原及输新鲜血，待凝血功能好转后，再行刮宫术。

6.复发性流产

复发性流产针对病因进行治疗，同时给予心理治疗，解除思想负担，必要时可给予中西医结合治疗。

7.流产合并感染

流产合并感染的治疗原则为迅速控制感染，尽快清除宫内残留物。如出血较多，而感染不严重，可在静滴抗生素的同时行清宫术；如出血不多，而感染较重，则先进行有效的抗感染治疗后再行清宫术；如出血较多且感染较严重，可在抗感染治疗的同时先用卵圆钳夹出大块感染组织以减少出血，但暂不做宫腔搔刮术，以防感染扩散；如为严重感染又无生育要求，必要时应用抗生素并切除子宫。

四、护理措施

（一）病情监护

（1）护理人员应观察阴道出血量及持续时间，注意有无组织物排出；出现大量阴道出血时严密监测生命体征变化，并采取相应护理措施防止休克。

（2）护理人员应观察患者有无腹痛及腹痛的部位、性质、程度等。

（3）护理人员应注意监测患者体温及阴道分泌物的性质、颜色、气味等，及时发现感染征象。

（二）治疗配合

（1）先兆流产患者的护理：禁性生活，禁用肥皂水灌肠，慎做妇科检查，以减少各种刺激；按医嘱给予对胎儿危害小的镇静剂；黄体功能不足的孕妇给予黄体酮肌内注射。经治疗2周后，若临床症状加重或B超检查发现胚胎发育不良或已死亡应及时终止妊娠。

（2）难免流产、不完全流产、过期流产患者的护理。

完成术前准备：子宫小于妊娠12周者，行吸宫术或钳刮术；子宫大于妊娠12周者，静脉滴注缩宫素，促进宫缩，排出胎儿及附属物，必要时行清宫术。护士术前按手术种类和要求做好孕妇的准备、手术器械及其他用物的准备；做好输液、输血准备；过期流产的患者，按医嘱口服己烯雌酚以提高子宫对缩宫素的敏感性。配合医生完成凝血功能检查，有异常者纠正后再行手术。

术中严密监测孕妇的生命体征，积极协助医生完成手术过程。

术后注意观察患者的血压、体温、阴道流血量及子宫收缩情况，刮出物及时送病理检查。

(3) 流产感染患者的护理。

出血不多，先控制感染，后行清宫术。

出血量大，在输血和抗感染的同时，将宫腔内的感染组织夹出，术后继续按医嘱使用抗生素和宫缩剂，待感染控制后再行彻底清宫。

(三) 一般护理

(1) 休息：先兆流产的患者绝对卧床休息，并告知卧床的重要性，为孕妇提供日常生活护理；流产感染者嘱半卧位，以利于炎症局限及分泌物排出。

(2) 饮食：合理饮食，加强营养，增强机体抵抗力。

(3) 加强会阴护理：每日擦洗会阴2次，保持会阴清洁；严格执行无菌操作规程，防止感染。

(四) 心理护理

护理人员应耐心向患者介绍疾病的有关知识，听取患者的诉说，并给予同情和支持，解除其紧张心理，稳定情绪，使患者能积极配合治疗；鼓励家属关心体贴患者，给予心理支持。

(五) 健康指导

(1) 护理人员应指导患者加强营养，纠正贫血，增强机体抵抗力。

(2) 护理人员应嘱清宫术后患者若出现阴道出血多于月经量或持续10天以上，甚至有发热、腹痛时应及时到医院就诊；注意保持外阴清洁，禁止盆浴和性生活 1 个月。

（3）护理人员应与患者及其家属共同讨论本次流产的原因，向他们讲解流产的相关知识，指导下一次妊娠。有习惯性流产史的患者，下一次妊娠应在妊娠早期即采取积极措施进行干预，其保胎治疗期必须超过以往发生流产的妊娠月份。

第二节　异位妊娠

当受精卵在子宫体腔以外着床发育者，称为"异位妊娠"，习称为"宫外孕"。根据着床部位不同，有输卵管妊娠、卵巢妊娠、腹腔妊娠、宫颈妊娠及子宫残角妊娠等，其中以输卵管妊娠最多见，约占异位妊娠的 95%，故本节以输卵管妊娠为代表进行讲述。

异位妊娠是妇产科常见急腹症，发病率约 1%，是孕产妇的主要死亡原因之一。当输卵管妊娠流产或破裂急性发作时，可引起腹腔内严重出血，如不及时诊断、积极抢救，可危及生命。

输卵管妊娠的发病部位以壶腹部最多，占 55%～60%；其次为峡部，占 20%～25%；再次为伞端，占 17%；间质部妊娠最少，仅占 2%～4%。

一、临床表现

输卵管妊娠的临床表现，与受精卵着床部位、有无流产或破裂以及内出血量多少和时间长短等有关。

（一）症状

输卵管妊娠典型的症状为停经、腹痛与阴道流血。

1. 停经

患者多有 6～8 周的停经史，输卵管间质部妊娠停经时间较长，可达 12～16 周。有 20%～30% 患者无停经史，常将异位妊娠的不规则阴道流血误认为月经，或月经过期仅数日而不认为是停经。

2. 腹痛

腹痛是输卵管妊娠患者的主要症状。输卵管妊娠发生流产或破裂之前，由于胚胎在输卵管内逐渐增大，常表现为一侧下腹部隐痛或酸胀感。当发生输卵管妊娠流产或破裂时，突感一侧下腹部撕裂样疼痛，常伴有恶心、呕吐。若血液局限于病变区，主要表现为下腹部疼痛；当血液积聚于直肠子宫陷凹处时，可出现肛门坠胀感；随着血液由下腹部流向全腹时，疼痛可向全腹部扩散，刺激膈肌，引起肩胛部放射性疼痛及胸部疼痛。

3. 阴道流血

胚胎死亡后，患者常有不规则性阴道流血，为暗红色或深褐色，少于月经量，或呈点滴状，少数患者类似月经。阴道出血可伴有蜕膜管型或蜕膜碎片排出。当病灶排除后出血方可停止。

4. 晕厥与休克

由于腹腔内出血以及剧烈腹痛，轻者出现晕厥，重者出现失血性休克。出血量越多，症状越严重，但与阴道出血量不成正比。

5. 腹部包块

输卵管妊娠流产或破裂形成的血肿时间较久者，由于血液凝固及与周围组织发生粘连而形成包块，当包块较大且位置较高时，腹部可扪及。

（二）体征

1. 一般情况

腹腔内出血较多时，呈贫血貌。患者可见面色苍白、脉搏细弱、血压下降等休克表现。体温多正常，但休克时略低，内出血被吸收时体温略高，一般不超过38℃。

2. 腹部检查

下腹部有明显压痛及反跳痛，尤以患侧为主，但肌紧张较轻。内出血量多时，可扪及移动性浊音。有些患者下腹部可触及包块，若出血呈反复并积聚，包块可不断增大变硬。

3. 盆腔检查

阴道常可见来自宫腔的少许出血，呈暗红色或褐色。输卵管妊娠未发生流产或破裂者，除子宫稍大变软外，仔细检查可触及胀大的输卵管且有轻度的压痛。输卵管妊娠流产或破裂者，阴道后穹窿饱满，有触痛；宫颈软，上抬或左右摆动宫颈时可引起剧烈疼痛，称为"宫颈举痛"或"摇摆痛"，此为输卵管妊娠的主要体征之一，是拨动宫颈时加重对腹膜的刺激所致；内出血量多时，子宫有漂浮感；有时在子宫的一侧或后方能触到肿块，其大小、形状、质地常有变化，边界不清，触痛明显。病变持续较久时，肿块可机化变硬，边界逐渐清楚。输卵管间质部妊娠时，子宫大小与停经月份基本相符，但子宫不对称，一侧子宫角部突出，破裂所致的征象与子宫破裂极其相似。

二、护理评估

(一)健康史

评估有无慢性输卵管炎及发生异位妊娠的其他高危因素存在。

(二)身体状况

1.停经

评估患者有无停经史及停经时间的长短。异位妊娠70%～80%的患者有长短不一的停经史，多数停经6～8周，间质部妊娠停经时间可达12～16周。少数患者也可无停经史或仅月经过期数天。

2.评估腹痛的性质、部位、程度

腹痛是输卵管妊娠孕妇就诊的最主要症状。输卵管妊娠流产或破裂前可出现下腹一侧隐痛、胀痛。当发生输卵管妊娠流产或破裂时，患者突感下腹一侧有撕裂样疼痛，伴恶心、呕吐。随着病情发展，血液积聚在不同部位而出现不同的症状。

3.评估阴道出血的量、色及阴道排出物的性质

胚胎死亡后常有不规则少量阴道出血，颜色为深褐色点，呈滴状，一般不超过月经量。可伴有蜕膜管型或蜕膜碎片排出。

4.评估患者有无晕厥和休克

因剧烈腹痛及急性腹腔内出血，患者出现头晕、眼花、面色苍白、四肢厥冷、脉搏细速、血压下降等晕厥与休克的表现，其严重程度与腹腔内出血

速度及出血量成正比，但与阴道出血量不成比例。

5. 评估腹部检查情况

患者下腹部有明显的压痛及反跳痛，尤以患侧为甚；出血多时，叩诊有移动性浊音；有些患者下腹部可触及包块。

6. 评估妇科检查情况

阴道后穹窿饱满、触痛；宫颈举痛明显，子宫稍大而软；内出血多时检查子宫有漂浮感，一侧附件区或子宫后方可触及肿块，边界不清，压痛明显。

（三）心理—社会支持状况

由于患者在较短时间内经历剧烈腹痛、晕厥、休克等，面临着死亡的威胁，承受失去胎儿的悲伤，担心未来再次受孕能力，突如其来的变化使孕妇及其家属都难以接受，常处于极度的恐惧及忧伤之中而表现出哭泣、自责、无助、抑郁等行为。

（四）辅助检查

1. 阴道后穹窿穿刺

阴道后穹窿穿刺是一种简单而可靠的诊断方法。若抽出暗红色不凝固血，则提示腹腔内有出血，但穿刺阴性也不能排除输卵管妊娠。腹部检查有移动性浊音时可经腹腔穿刺。

2. B 型超声检查

宫腔内无妊娠囊而在输卵管的部位看到妊娠囊或胎心搏动即可确诊。

3. HCG 测定

β-HCG 测定是早期诊断异位妊娠的重要方法。异位妊娠时，患者体内 HCG 水平较宫内妊娠低，需采用灵敏度高的放射免疫法测定血 β-HCG，该实验可进行定量测定，对保守治疗的效果评价具有重要意义。若能将 β-HCG 测定与 B 超相配合，则对确诊帮助很大。

4. 腹腔镜检查

腹腔镜检查是异位妊娠诊断的金标准，诊断准确性可达 99%，而且可在确诊的情况下起到治疗作用。尤其适用于输卵管妊娠尚未破裂或流产的早期患者。大量腹腔内出血或伴有休克者禁做腹腔镜检查。

5. 子宫内膜病理检查

将宫腔排出物或刮出物做病理检查，见到绒毛可诊断为宫内妊娠，仅见蜕膜未见绒毛有助于诊断异位妊娠。

(五) 处理原则及主要措施

1. 手术治疗

手术是主要的治疗方法。输卵管妊娠流产和破裂急性内出血时，在积极纠正休克的同时急诊手术，行输卵管切除术或保守性手术。

2. 非手术治疗

未发生输卵管妊娠流产或破裂，无明显内出血且要求保留生育功能者，可在严密观察下采取中药或化学药物全身或局部用药的方法非手术治疗。

三、护理措施

(一) 病情监护

护理人员在非手术治疗期间应严密观察病情变化，随时做好抢救和手术的准备。若治疗过程中有严重内出血征象或怀疑输卵管间质部妊娠或胚胎继续生长，应及时手术。

(1) 护理人员应严密监测患者生命体征及神志变化，注意有无贫血和休克征象。

(2) 护理人员应密切观察患者腹痛及腹腔内出血情况，注意腹痛的部位、性质、程度。

(3) 护理人员应观察阴道出血量、颜色，尤其注意阴道出血量，常与腹腔内出血量不成比例。观察阴道有无组织物排出，有排出物送病理检查。

(4) 护理人员应重视患者的主诉，并告知患者病情发展的指征，如出现出血增多、腹痛加剧、肛门坠胀感明显等应立即报告医生，并配合医生进行抢救处理。

(二) 治疗配合

1. 急性大出血或休克患者的护理

(1) 患者立即平卧位、吸氧、保暖。

(2) 迅速建立静脉通道，及时给予输液，行交叉配血试验，做好输血准备。

(3) 按医嘱及时补充血容量、纠正酸中毒和给予抗休克的药物治疗。

(4) 严密监测生命体征：护理人员应每隔 10~15 分钟测量血压、脉搏、呼吸 1 次；观察患者的神志、面色、肢体温度、尿的颜色及尿量的变化，注意休克早期症状并详细做好记录。

2. 急诊手术患者的护理

护理人员应迅速完成腹部急诊手术常规术前准备，如嘱患者禁食、禁水，行普鲁卡因皮试、交叉配血、备皮、留置导尿管、给术前基础麻醉药、家属签字、送手术通知单等。

3. 检查的护理

护理人员应向患者解释各项检查的目的，协助医生完成各项检查：做好阴道后穹窿穿刺或腹腔穿刺术的术前准备工作和术中配合；护送患者做 B 超检查；协助正确留取血、尿标本送检，以监测病情及治疗效果。阴道排出物或手术切除组织注意及时送病理检查。

4. 药物治疗的护理

患者应按医嘱应用活血、化瘀、消症、止血的中药或化学药物甲氨蝶呤治疗。甲氨蝶呤可抑制滋养细胞增生，破坏绒毛，使胚胎组织坏死、脱落、吸收而免于手术。

(三) 一般护理

1. 休息

非手术治疗的患者，护理人员应嘱其绝对卧床休息，并加强巡视，及时发现患者需要，并提供相应的日常生活护理。

2. 饮食

护理人员应指导患者摄取高营养的食物，尤其是富含铁蛋白的食物；多食含粗纤维的食物，保持大便通畅，避免吃不洁或刺激性强的食物，以防发生便秘或腹泻，诱发活动性大出血。

3. 避免刺激

忌随意搬动患者及按压患者下腹部，禁性生活，禁止灌肠。护理人员应嘱患者避免突然变换体位、用力排便、咳嗽等增加腹压的动作，以免诱发活动性出血。

（四）心理护理

护理人员应向患者及其家属解释病情、治疗计划及手术必要性，减少和消除患者的紧张、恐惧心理，协助其接受治疗方案。对因为失去孩子而又担心不能再孕而悲观、自责的患者，护理人员应运用有关妊娠生理方面的知识，解释再次怀孕的机会，向患者介绍成功病例，以增强其对治疗的信心。

（五）健康指导

（1）护理人员应帮助制订和落实出院后家庭休养的计划，包括休息、活动、饮食等。

（2）护理人员应教育患者保持良好的卫生习惯，注意经期卫生，保持外阴清洁，勤洗浴，性伴侣稳定，防止发生盆腔感染。患盆腔炎后患者必须立即彻底治疗，以免延误病情。

（3）由于输卵管妊娠者中有10%的再发生率和50%~60%的不孕率，护士应告诫患者，下次妊娠时须及时就医，并且不宜轻易终止妊娠。已生育者应积极采取避孕措施，防止再次发生异位妊娠。

第三节 妊娠期高血压疾病

妊娠期高血压疾病是妊娠与高血压并存特有的疾病，是引起孕产妇及围产儿患病率和死亡率的严重疾病，病因不明。WHO系统地回顾全球的孕产妇死亡率，在发达国家有16%的孕产妇死亡是由于高血压疾病。我国2006—2010年全国城市与农村的孕产妇死亡率调查，妊娠期高血压疾病居死亡原因的第三位，为 2/100000。

一、临床分期标准

妊娠期高血压疾病由于病因和发病机制目前尚未完全阐明，现在的根据是美国国家高血压教育项目工作组（NHBPEP）及我国《妇产科学》(第9版) 制定的妊娠期高血压疾病诊治指南的分类与临床表现 (见表 5-2)。

表 5-2　妊娠期高血压疾病的分类与临床表现

分类	临床表现
妊娠期高血压	妊娠期出现高血压，收缩压不低于 140mmHg 和（或）舒张压不低于 90mmHg，于产后 12 周内恢复正常；尿蛋白（－）；少数患者可伴有上腹部不适或血小板减少
子痫前期	妊娠 20 周出现收缩压不低于 140mmHg 和（或）舒张压不低于 90mmHg，伴尿蛋白不低于 0.3g/24h 或随机尿蛋白（＋），或虽无蛋白尿，但合并下列任何一项者： 血小板减少（血小板低于 100×10^9/L） 肝功能损伤（血清学转氨酶水平为正常值 2 倍以上） 肾功能损伤（血肌酐水平高于 1.1mg/dL 或为正常值 2 倍以上） 肺水肿 新发生的中枢神经系统异常或视觉障碍
子痫	在子痫前期基础上发生不能用其他原因解释的抽搐
慢性高血压并发子痫前期	慢性高血压妊娠前无蛋白尿，妊娠 20 周后出现蛋白尿；或妊娠前有蛋白尿，妊娠后蛋白尿明显增加，或血压进一步升高，或出现血小板减少低于 100×10^9/L，或出现其他肝肾功能损害、肺水肿、神经系统异常或视觉障碍等一种表现
妊娠合并慢性高血压	妊娠 20 周前收缩压不低于 140mmHg 和（或）舒张压不低于 90mmHg（除外滋养细胞疾病），妊娠期无明显加重，或妊娠 20 周后首次诊断高血压并持续到产后 12 周以后

资料来源：引自《妇产科学》(第9版)。

二、护理评估

(一) 临床表现

1. 高血压

测量血压时如有升高，需休息 0.5 ~ 1 小时后复测，才能较正确地反映血压。正常孕妇于孕 20 周前血压多处于正常偏低范围，或相当于孕前水平。如血压不低于 140/90mmHg，测量间隔超过 6 小时，有两次达标，才可诊断为高血压。测量时应排除影响血压的因素，每次固定测一侧上臂。收缩压升高 30mmHg 或舒张压升高 15mmHg 要密切观察。

2. 蛋白尿

测量清洁中段尿标本。排除泌尿系统疾病，凡 24 小时尿蛋白定量不低于 300mg 为异常。若常规检查尿蛋白经常有（±）或（+），说明肾小动脉痉挛已造成肾小管细胞缺氧及其功能受损。尿蛋白的程度与妊娠期高血压疾病病情及预后明显相关，应予以重视。如无血压升高，仅有尿蛋白和（或）水肿，则应注意原有的肾脏病变。尿蛋白为子痫前期的一个重要临床表现，当 24 小时尿蛋白超过 300mg，或随意尿持续尿蛋白 30mg/dL（+）时，诊断为明显尿蛋白。而高血压加重尤其伴有尿蛋白时，是不祥的征兆。

3. 水肿

水肿不作为妊娠期高血压疾病的诊断标准。但国内许多产科医师的临床经验认为，体重异常增加或水肿是该病的首发症状或子痫前期的信号，应加以重视。妊娠后期发生水肿，应排除由于下腔静脉受增大子宫压迫使血液回流受阻、营养不良性低蛋白血症以及贫血等引起。水肿可分为隐性水肿和显性水肿。若孕妇每周体重增加超过 0.5kg，说明体内有水分潴留，有隐性水肿。显性水肿多由踝部开始，渐延及小腿、大腿、外阴部、腹部和全身。凡踝部及小腿有明显凹陷性水肿，经休息后不消退者为"＋"；延及大腿为"＋＋"；延及外阴及腹部者为"＋＋＋"；全身水肿或伴腹水者为"＋＋＋＋"。应早期诊断和治疗水肿，以防妊娠期高血压疾病病情发展到重度。

4. 自觉症状

当脑血管发生痉挛，颅内压升高，说明妊娠期高血压疾病病情加重，患者可出现头痛、眼花、恶心、呕吐、视物障碍等症状。头痛多在前额部或枕部。如肝脏充血水肿或肝包膜下出血，可发生右上腹部疼痛。这种特征性疼痛常伴以血清转氨酶水平升高。

5. 血小板减少

血小板减少是子痫前期病情加重的特征，可能是由血小板激活、聚集以及严重血管痉挛引起的微血管溶血所致。大量溶血的证据，例如，血红蛋白血症、血红蛋白尿，或者血胆红素过高，提示病情严重。

6. 抽搐与昏迷

在子痫前期的基础上，患者发生抽搐与昏迷，则为子痫。少数病例病情进展迅速，子痫前期的征象不显著，骤然发生抽搐，全身肌肉痉挛，典型特征表现为强直性抽搐，抽搐临发作前及抽搐期间患者神志丧失。子痫多发生在妊娠晚期或临产前，为产前子痫；少数发生于分娩过程中，为产时子痫；偶尔发生于分娩后 24 小时内，为产后子痫。

（二）诊断

孕妇在孕前及孕 20 周前无高血压、蛋白尿等症状，于妊娠 20 周后出现上述症状，并伴有头痛、头晕、视物模糊、恶心及呕吐等症状，严重时可出现抽搐、昏迷，可诊断为妊娠期高血压疾病。

（1）病史：医生询问患者妊娠前有无高血压、肾炎、糖尿病等，另需注意了解自觉症状出现的时间和程度。在病史询问中，医生要注意下列容易发生妊娠期高血压疾病的多发因素。

年轻初产妇及高龄初产妇。

体型矮而胖者。

营养不良，特别伴有严重贫血者。

双胎、羊水过多。

气候变化与妊娠期高血压疾病发病关系密切，冬季及初春寒冷季节和气压升高情况下易于发病。

家族史，如孕妇之母曾有妊娠期高血压疾病，则发病的可能性较大。

（2）主要体征：妊娠期高血压疾病的主要体征特点是妊娠 20 周以后，孕妇出现血压升高、蛋白尿，并伴有不同程度的重要脏器改变及一系列自觉症状。

（3）辅助检查。

血液检查：血常规检查，贫血患者容易发生妊娠期高血压疾病。全血黏度及血细胞比容的测定，主要是了解有无血液浓缩。重症患者应做血小板计数及凝血酶原时间、纤维蛋白原等测定以了解有无凝血功能障碍。

肝功能检查：重度子痫前期常伴有不同程度的肝功能损害。应测定谷丙转氨酶、总胆红素及碱性磷酸酶。

肾功能检查：正常妊娠时，肾小球滤过率增加，血清尿酸浓度下降到178.4～268.2μmol/L（3.0～3.5mg/100mL）。重度子痫前期由于肾功能受损，血中尿酸水平升高，增高程度与病情严重度呈正相关关系。尿素氮和肌酐的测定对了解肾功能也有重要参考价值。

眼底检查：眼底改变是观察妊娠期高血压疾病严重程度的一个重要标志，对于决定处理和估计病情均有重要意义。轻症者眼底可无变化；重症者主要变化为视网膜小动脉痉挛，小动脉与静脉之比由正常的2：3变为1：2、1：3，或1：4。严重时可出现视网膜水肿、视网膜脱离、棉絮样渗出物及散在出血点，或火焰状出血，此时患者有视物模糊或突然失明。这些病变于产后可逐渐恢复，视力也可随之好转。

心电图检查：重症患者应常规做心电图检查，了解有无心肌损害、高血钾或低血钾的改变等。

其他检查：重症患者应做血清电解质及二氧化碳结合力测定。此外，定期做无激惹试验（NST）、B超生物物理评分及多普勒脐动脉血流测定以了解胎儿生长及宫内安危。

（三）治疗目标

妊娠期高血压疾病治疗要达到以下几项目标。

（1）预防子痫：子痫是妊娠期高血压疾病最严重的情况之一，严重威胁母儿生命安全，根据世界各国治疗妊娠期高血压疾病的情况及统计，子痫导致孕产妇死亡的发生率不同，高者可达20%左右；因此，预防子痫发生是防治妊娠期高血压疾病的主要目标之一。

（2）预防妊娠期高血压疾病严重并发症的发生。妊娠期高血压疾病防治的另一重要目标是预防妊娠期高血压疾病严重并发症的发生，如脑出血、肺水肿、心力衰竭、HELLP综合征、肾衰竭及胎儿宫内死亡。

（3）经过治疗，要求对母体以最小之创伤娩出活婴。

（四）妊娠期高血压的治疗

1.胎儿未成熟，主要采取期待疗法

（1）门诊治疗：每周二次高危门诊随访，具体措施包括以下几个方面。

孕妇应减轻工作，注意休息，如果血压不稳定则应全天休息，并卧床休息，取左侧卧位。

饮食上，孕妇应多食新鲜蔬菜、水果，摄入足够的优质蛋白质，全身水肿者应限制食盐。

孕妇应定期测体重、血压和进行尿蛋白检查。

孕妇应定期进行胎儿监护，包括NST、B超、多普勒脐动脉血流测定。

（2）住院治疗：血压有上升趋势者，应住院治疗。具体措施包括以下几个方面。

全面体格检查。

每4小时测量血压，观察临床症状与体征，如有无头痛、视力情况等。

实验室检查包括每2天尿液分析1次定期测定血肌酐、血细胞比容、血小板及肝功能等。

胎儿监护，包括NST、B超、B超生物物理评分，尤其是羊水量的评估及多普勒脐动脉血流测定。

2.足月或胎儿已成熟

（1）宫颈成熟，医生可考虑终止妊娠，给予引产阴道分娩，但需防止子痫的发生；继续加强孕妇及胎儿的监护。

（2）宫颈未成熟，应继续住院期待疗法，注意对孕妇及胎儿的监护，包括对孕妇症状及体征的观察、肝肾功能及凝血机制的检查等。

（3）在期待疗法中，如果宫颈未成熟，胎儿监护正常，孕妇血压稳定者，可住院观察过孕37周。

（4）在期待观察过程中，动态观察以下指标，如母体血压不低于160/110mmHg，血小板低于100×10^9/L，血清纤维蛋白原＜1.5g/L，转氨酶升高，尿素氮不低于10.71mmol/L（30mg/dL），肌酐不低于106μmol/L（1.2mg/dL），肌酐清除率低于50mL/分钟；在胎儿监护过程中，如NST无反应、OCT阳性、B超生物物理评分异常或有胎儿生长受限，或脐动脉多普勒异常者，应考虑终止妊娠。

（五）子痫前期的处理

1. 住院治疗

防止子痫的发生：如果孕妇有头痛、视物模糊、上腹部痛等症状，则提示子痫即将发生，尿量少也提示孕妇病情较为严重。治疗首先着重预防子痫、防止颅内出血以及避免损伤孕妇重要的生命器官，和娩出健康的婴儿。

2. 治疗方案

根据病情严重程度、胎龄、母儿情况，决定立即终止妊娠或继续期待治疗。如胎儿未成熟可考虑期待治疗，一旦病情进行性加重，或胎儿基本成熟，应予终止妊娠，如决定终止妊娠，可按具体情况采取阴道分娩或剖宫产。

预防子痫发生，使用硫酸镁解痉，但硫酸镁不能用于降低血压。

（1）解痉。硫酸镁：作用于周围血管神经肌肉交接处，抑制运动神经纤维的冲动，减少乙酰胆碱的释放，使血管舒张；有预防和控制子痫发作的作用，同时硫酸镁对中枢神经系统也有抗惊厥作用。

国内硫酸镁应用剂量为20g/24h，总量不超过25g/24h。首次负荷剂量25%硫酸镁20mL加于10%葡萄糖注射液20mL中，缓慢静脉注入，5~10分钟推完；继之25%硫酸镁60mL加入5%葡萄糖注射液500mL静脉滴注，滴速为1~2g/h。国外使用硫酸镁预防及治疗子痫发作，剂量都较大。

子痫发作时：硫酸镁2.5~5g溶于10%葡萄糖溶液，静脉推注（15~20分钟），继而1~2g/h静脉滴注，24小时总量不超过25~30g。如果再发生抽搐，可使用异戊巴比妥钠250mg，缓慢静脉注射，3分钟以上。也可使用硫喷妥钠。

应用硫酸镁时，需预防镁中毒，使用时必须膝反射存在；尿量大于30mL/h；呼吸次数高于16次/分钟；血镁水平在1.6~3.29mmol/L（4~8mg/d1）。为避免硫酸镁长期应用对胎儿（婴儿）钙水平和骨质的影响，建议及时评估病情，病情稳定者在使用5~7天后停用硫酸镁；在重度子痫前期期待治疗中，必要时间歇性应用。

镁中毒急救：10%葡萄糖酸钙缓慢静脉注射和吸氧可使镁毒性作用消退。如果毒性作用一时不能消退，则应维持呼吸功能直到血镁水平下降。

（2）降压：预防心脑血管意外和胎盘早剥等严重母胎并发症。收缩压不低于160mmHg和（或）舒张压不低于110mmHg的高血压孕妇应进行降压治疗，收缩压不低于140mmHg和（或）舒张压不低于90mmHg的高血压患者也可应用降压药。

目标血压：孕妇未并发器官功能损伤，收缩压应控制在130~155mmHg为宜，舒张压应控制在80~105mmHg；孕妇并发器官功能损伤，则收缩压应控制在130~139mmHg，舒张压应控制在80~89mmHg。降压过程力求血压下降平稳，不可波动过大，且血压不可低于130/80mmHg，以保证子宫—胎盘血流灌注（Ⅲ–B）。在出现严重高血压或发生器官损害如急性左心室功能衰竭时，需要紧急降压到目标血压范围，注意降压幅度不能太大，以平均动脉压（mean arterial pressure，MAP）的10%~25%为宜，24~48小时达到稳定。在药物选择上以不影响心排出量、肾血流量与胎盘灌注量为原则。拉贝洛尔、硝苯地平、肼屈嗪，这三种药是最常用的降压药。

拉贝洛尔：是水杨酸氨衍生物，对α、β肾上腺素受体有竞争性拮抗作用。拉贝洛尔具有作用快，而无反射性心动过速，同时对未足月之胎儿有促胎肺成熟作用。Lanell等研究发现，拉贝洛尔可增加子宫灌注及降低子宫血管阻力。剂量为50~100mg+5%葡萄糖液500mL，一天2次静脉滴注，20~40滴/分钟，每30~60分钟调整滴速。静脉给药后约5分钟可见最大作用。用药3~5天后血压稳定后可改口服，100mg，1天3次。

硝苯地平：是钙通道阻滞剂，其药理作用是使全身小血管扩张。开始口服剂量为10mg，必要时30分钟后可重复；10~20mg，每6~8小时1次，口服。硝苯地平与硫酸镁同时应用时，必须注意，因有可能加重低血压反应。在妊娠期高血压危象中，应用硝苯地平是安全的，但尚需进一步研究。

肼屈嗪：能扩张周围小血管，使外周阻力降低，可增加心排出量。此药有引起心动过速、心悸等副作用。在使用肼屈嗪时应同时静脉补液，不然可突然及明显地使血压下降，而影响胎盘灌注。肼屈嗪一般用于血压过高，防止脑血管意外及胎盘早剥。当舒张压高于110mmHg时，使用肼屈嗪2.5～5mg，静脉推注，20分钟以上，使用量应直到血压得到控制，使舒张压维持在90～100mmHg，使用过程中应每2～5分钟测量一次血压。

盐酸尼卡地平注射液：尼卡地平属于较新的静脉降压药，为钙通道阻滞剂，其反射性所致心跳加快的副作用较硝苯地平少见。用法用量：用生理盐水或5%葡萄糖注射液稀释，配成浓度为0.01%～0.02%（1mL中含盐酸尼卡地平0.1～0.2mg）后使用；高血压急症：以每分钟0.5～6μg/kg（体重）的剂量给药，根据血压调节滴注速度。静脉滴注，一般10～20分钟起效，其最常见的副作用是头痛。

酚妥拉明：为α受体拮抗剂，可使小动脉舒张，降低心脏后负荷，使用此药时必须在血容量补足的基础上，常见的副作用有直立性低血压、鼻塞、眩晕、恶心、呕吐等。

硝酸甘油：主要松弛静脉，但也松弛动脉及血管平滑肌。它是一种快速作用的强效降压药，因其血流动力学半衰期很短，使用无创血流动力学监护。通过输入泵给予硝酸甘油，开始剂量为10μg/分钟，每5分钟加倍剂量可达所要求的降压作用。大剂量静脉给药[＞70μg/（kg·分钟）]可引起正铁血红蛋白血症。

甲基多巴：是母儿长期安全的唯一降压药物。甲基多巴经过α-甲基-去甲肾上腺素（甲基多巴的活性型）兴奋中枢α₂受体降低血压，甲基多巴降低全身血管阻力而不引起心率或心排血量的明显生理性改变而维持了肾血流量。孕晚期用甲基多巴短期治疗（平均24天）不影响子宫胎盘或胎儿的血流动力学。孕期甲基多巴长期使用对胎儿、新生儿无影响，对婴儿也无长期的影响。剂量每天1～2g，分4次服用，最大剂量为每天4g。

硝普钠：又名硝铁氰化物，一氧化氮供体，为强有力的血管扩张剂，扩张周围血管使血压下降，作用迅速，给药5分钟即见效。剂量25～50mg，先用5%葡萄糖液5mL溶解后，加入5%葡萄糖液500mL，使浓度成为50～100μg/mL，开始滴速10～20μg/分钟，每隔5分钟可增加10μg/分钟，直至出现满意效果，但要防止血压骤降。该制剂溶液对光敏感，故应用箔纸覆盖注射瓶，24小时要换药。

（3）镇静：对子痫前期或子痫患者，或精神紧张、睡眠不足时可使用镇静剂。

地西泮：属苯二氮䓬类，具有镇静、抗惊厥、催眠、肌肉松弛等作用。副作用是嗜睡、肌肉软弱无力，对胎儿的呼吸中枢有一定抑制作用。剂量为口服5mg，每天3次或睡前服。对于子痫或严重子痫前期患者，可用西地泮10mg加25%葡萄糖液20mL，静脉缓慢推注5~10分钟。

Ⅰ号冬眠合剂：由氯丙嗪50mg、异丙嗪50mg、哌替啶100mg组成，称为"全量冬眠合剂"。该合剂可解除血管痉挛，改善微循环，降压作用较迅速，有利于控制子痫抽搐。常用半量冬眠合剂加入5%~10%葡萄糖液250mL中，静脉滴注。

（4）利尿：利尿剂能导致孕妇血液浓缩，血容量减少，使胎盘血流量减少和微循环灌注不良，故利尿药已不常规应用，只用于全身水肿、肺水肿、脑水肿、血容量过高或有心力衰竭者。

呋塞米：为强效利尿剂，其作用部位可能在肾小管髓祥厚壁段。该药作用快而短促，剂量为20~40mg，静脉缓慢推注。

甘露醇：为渗透性利尿药。注入体内后由肾小管滤过，极少由肾小管再吸收，甘露醇经尿排出时，带出大量水分，但同时可丢失大量钠离子，主要用于脑水肿。20%甘露醇250mL，静脉滴注（30~60分钟滴完）。甘露醇主要用于脑水肿，甘油果糖适用于肾功能有损害的孕妇。

（5）扩容治疗：血液浓缩、低血浆容量是子痫前期患者的主要病理生理变化之一。患者全身小动脉痉挛使微循环灌注不良，血液黏稠度增加，血液浓缩。在仔细控制下，给以500~1000mL平衡液，静脉滴注，能扩张血管，改善血液浓缩，增加尿量，并能较平稳地逐渐降压，还可预防突然及明显的血压下降。因此，在血液浓缩、低血容量患者中，采用扩容治疗是合理的，但应防止输液量过多、过速引起肺水肿。需谨慎使用。

指征：A. 血细胞比容大于0.35；B. 血容量降低；C. 全血黏度比值大于3.6，血浆黏度比值大于1.6。

禁忌证：心功能不全、肺水肿、全身水肿。

扩容剂：有多种扩容剂可供选择，根据患者的不同情况选择使用。有血浆、人血清白蛋白；血液浓缩者给低分子右旋糖酐500mL加5%葡萄糖液500mL，静脉滴注，或平衡液500~1000mL，静脉滴注。

（6）产科处理。

加强对母儿的监护，注意血压的变化，每天至少测 2 次血压；注意体重的变化，每周 2 次测体重；注意尿量及出入水量，每周 1~2 次测尿常规及尿蛋白，重度子痫前期每周测 2~3 次。

定期测肝功能、肾功能及血液学检查，胎儿 B 超监护及生物物理评分，孕 32 周后做 NST，以及多普勒脐血流测定。

终止妊娠时间。A. 妊娠期高血压疾病、病情未达重度的子痫前期孕妇可期待至孕 37 周以后。B. 重度子痫前期孕妇：妊娠不足 26 周孕妇经治疗病情危重者建议终止妊娠。孕 26 周至不满 28 周患者根据母胎情况及当地母儿诊治能力决定是否可以行期待治疗。孕 28~34 周，如病情不稳定，经积极治疗病情仍加重者，应终止妊娠；如病情稳定，可以考虑期待治疗，并建议转至具备早产儿救治能力的医疗机构。孕过 34 周孕妇，可考虑终止妊娠。C. 子痫：控制病情后即可考虑终止妊娠。

终止妊娠的指征。A. 重度子痫前期发生母儿严重并发症者，需要稳定母体状况后尽早在 24 小时内或 48 小时内终止妊娠，不考虑是否完成促胎肺成熟。B. 蛋白尿及其程度虽不单一作为终止妊娠的指征，却是综合性评估的重要因素之一，需注意母儿整体状况的评估，如评估母体低蛋白血症、伴发腹水和（或）胸腔积液的严重程度及心肺功能，评估伴发存在的母体基础疾病，如系统性红斑狼疮、肾脏疾病等病况，与存在的肾功能受损和其他器官受累情况综合分析，确定终止妊娠时机。

终止妊娠的方法。A. 宫颈成熟，可人工破膜引产，静脉滴注催产素。B. 宫颈未成熟，估计短期阴道分娩有困难者，可以剖宫产终止妊娠。C. 产后仍应加强监护，以防子痫的发生。

三、护理措施

（一）轻、中度妊娠高血压综合征

1. 卧床休息

患者以左侧卧位为宜，必要时也可换为右侧卧位，要避免平卧位。侧卧位可以增加子宫胎盘的血液循环量，对降低血压、促进排尿有良好的作用。

卧床期间，护理人员应指导患者在床上活动四肢，以促进四肢的血液循环，防止肌肉萎缩和血栓性静脉炎。

2.病情观察

护理人员应每天监测尿蛋白、血压、水肿情况，异常时及时与医师联系，注意患者的主诉，如出现头晕、头痛等症状，应提高警惕，以防子痫的发生。

3.健康教育

护理人员应指导患者每天摄入足够的蛋白质、水和富含纤维素的食物，以防止便秘和补充尿蛋白的丢失；督促患者每天坚持数胎动，并监测体重，以便及时发现异常。

(二)重度妊娠高血压综合征的护理

1.子痫前期的护理措施

子痫前期护理的关键是密切观察先兆子痫的进展，为治疗提供可靠依据，阻止疾病进展，通过护理干预减少子痫的发生。

(1)保持环境安静，卧床休息。先兆子痫患者对声、光、冷刺激敏感。护理人员应将患者安置在单人房间，保持环境安静、舒适，空气新鲜，温湿度适中，光线宜偏暗；各种治疗和护理操作集中进行，动作轻快，尽量避免刺激和打扰；备好呼吸机、吸痰器、开口器、拉舌钳、各种抢救器械及药品。

(2)加强母婴病情监护。①护理人员应观察自觉症状，重视患者主诉；询问孕妇有无头痛、视物不清、恶心、呕吐、右上腹疼痛、气短、呼吸困难等，上述症状提示病情恶化，如不及时处理则可发展为子痫，危及母婴性命，一旦发现应及时通知医生，积极处理。②护理人员应每日测血压4次、测体重1次，记录24小时尿量；遵医嘱留取血、尿标本，注意尿蛋白、红细胞比容、血小板、肝肾功能、凝血功能情况；测量子宫底高度、腹围，严密监测胎儿情况，胎心音一般每2小时测听1次，必要时胎心监护，准确记录监测结果，使医生能及时了解患者情况；发现血压升高或相关子痫前期进展的症状立即报告医生，及时处理。

(3)护理人员应嘱孕妇取侧卧位，以减轻妊娠子宫对腔静脉的压迫，同时可防止呕吐时发生误吸；遵医嘱给予镇静、降压药物，注意观察用药反应；用硫酸镁预防子痫时，尿量低于600mL/24h、呼吸低于16次/分钟，腱反射消失时需及时停药；使用镇静剂时注意呼吸情况。

2. 子痫期的抢救和护理

若无妊娠滋养细胞疾病，子痫很少发生在孕20周前，通常产前子痫占71%，产时子痫与产后子痫占29%。子痫患者的护理与治疗同样重要。

（1）发生抽搐时，首先应保持呼吸道顺畅，护理人员应给患者取去枕侧卧位，防止分泌物吸入呼吸道，必要时，用吸引器吸出咽喉部黏液或呕吐物，防止窒息和肺炎发生；于上、下磨牙间放置一缠纱布的压舌板或开口器张开口腔，用舌钳把开头拉出以防咬伤唇舌或舌后坠阻塞呼吸道，并立即给氧；禁止在孕妇全身抽搐时强力按压抵抗肌肉的抽搐活动，以免造成孕妇更多的损伤甚至发生骨折。处于昏迷和不完全清醒的患者应禁饮食。

（2）护理人员应动态监护血压、脉搏、呼吸、体温，留置导尿，记录出入量；随时观察患者神志变化、瞳孔大小，两侧是否等大、等圆，对光反射情况，口角有无歪斜、肢体活动是否对称等；同时注意患者肺部啰音的变化。

（3）任何不良刺激均会引起患者抽搐。患者应由专人护理，安置在单人暗室或厚窗帘遮蔽，周围环境保持绝对安静，避免光、声刺激。护理操作轻柔，尽量减少对患者的刺激。护理人员应注意患者安全，病床加床挡，专人在其身边看护，以防患者坠落摔伤。

（4）护理人员应建立输液通道，用留置针头，连接三通接头，方便用药，维持其通畅。注意观察药物的效果和不良反应；按医嘱及时正确用药和输液，注意补液速度，预防发生心力衰竭、肺水肿。①地西泮静脉注射应缓慢，用药过程中注意有无呼吸抑制情况。②使用硫酸镁时监测膝反射、呼吸、尿量等以及是否有全身发热感、流泪、呕吐等症状。如出现膝反射消失，呼吸少于16次/分钟，尿量少于600mL/24h等情况应停药。③降压药物使用微量泵，维持药物缓慢准确输入。每15分钟测量血压1次，直至舒张压降至90mmHg，此后每30分钟测量血压1次。甘露醇需要快速静脉滴注。

（5）尽量维护孕产妇舒适：注意保持室内及床单位的清洁卫生，子痫大小便失禁时，给予及时清理，保持患者会阴及床单干燥、清洁。昏迷者定时为其擦洗身体、翻身或按摩，以减少压疮发生。

（6）抽搐发生后，患者随时可能分娩或发生胎盘早剥，胎盘早剥是凶险的并发症，如不及时处理或处理不当会危及母婴生命。因此，护理人员应严密监测宫缩强度、持续时间、有无间歇。如发现宫缩过强，无间歇，硬如板状，护理人员应及时与医生联系，并密切观察宫底是否继续升高、有无阴道出血及腹围变化情况，注意胎心变化、宫口扩张及先露下降情况。从细微变化捕捉危险信号，为抢救赢得时间，做好接生及术前准备。

产时护理：先兆子痫和子痫患者常合并胎儿宫内生长迟缓，分娩时应请儿科医师到场，协助抢救婴儿。准备各项婴儿复苏抢救物品和药物。经阴道分娩者，第一产程需密切注意患者的血压、脉搏、呼吸、自觉症状及胎心和宫缩情况，必要时遵医嘱给予镇静剂和氧气。第二产程时嘱产妇应避免向下屏气用力，行会阴侧切、胎头吸引或产钳术结束分娩，缩短第二产程。第三产程，胎儿娩出后立即静脉或肌内注射催产素，及时娩出胎盘，同时按摩子宫，防止产后出血。胎盘娩出后继续观察子宫收缩情况、阴道出血量、血压变化，观察2小时病情平稳后送回病房。做好新生儿复苏准备。

产后护理：产后子痫，一般发生于产后24小时～5天内，24小时内尤其多发。护理人员严密监测产妇的生命体征、神志、宫缩情况及阴道出血量，预防产后子痫及防止产后出血，发现异常情况及时报告医生。产后由于腹压下降，内脏血管扩张，回心血量突然减少，以致周围循环衰竭，表现为突然出现面色苍白、血压下降、脉搏细弱等。一旦出现，护士应加快静脉补液。

母乳喂养应视产妇病情及新生儿的情况综合考虑，暂停哺乳者应指导回乳后乳房护理方法，监测体温。

（7）做好基础护理：护理人员保持床单干燥平整，水肿严重者定时翻身，保持皮肤清洁完整，防局部受压引起压疮；指导孕妇进食高纤维食物，防止因卧床引起便秘；根据医嘱限制盐分摄入。

（8）产后活动：只要生命体征平稳，患者应循序渐进活动。护理人员教会患者在床上活动四肢，预防肌萎缩及血栓性静脉炎；根据产妇体力状况鼓励下床活动，指导产妇做健身操，如仰卧抬腿运动、缩肛运动，锻炼腹直肌和盆底肌肉。

（9）心理护理：护理人员做好心理疏导。重症妊娠高血压疾病孕妇，尤其是有子痫发作者常有恐惧、焦虑、紧张的心理，担心病情难以控制、胎儿安危以及妊娠无法继续等。情绪紧张会导致血压上升，使病情恶化。护理人员主动与孕妇及家属沟通，讲解疾病的相关知识，鼓励其提出问题并耐心解答，及时反馈治疗效果，介绍类似病情痊愈后母婴健康生活的病例，使其树立信心。

（10）健康指导。①护理人员与孕妇及其配偶讨论怀孕期间自我照顾的方法，孕妇活动量视病情和医嘱进行。重症患者强调卧床休息的重要性。护理人员指导孕妇左侧卧位，使其了解左侧卧位可减轻子宫压迫下腔静脉，增加胎盘及肾脏的血流灌注，既避免胎儿缺氧，又有利于促进排尿，使血压下降。也可间断换成右侧卧位，但避免仰卧位。孕妇坐或卧时应抬高下肢，增加静脉回流，穿宽松的衣服，经常变换体位，预防体位性水肿。②护理人员讲解先兆子痫的症状和体征，让孕妇及家属做到心中有数，便于及时发现病情进展；指导孕妇自测胎动以便及时发现异常情况；定期监测体重，若体重增加量不低于500g/周，应与医生联系。③不宜母乳喂养者应退奶，护理人员指导其人工喂养方法及新生儿护理知识。如有母乳喂养指征，护理人员应指导产妇母乳喂养。④产妇应保持良好的卫生习惯，勤换内衣、内裤及会阴纸垫，饭前、饭后、哺乳前洗手。⑤产后6周内禁止性交及盆浴，42天来院复查。6周后采取有效的避孕措施，如避孕套、避孕药、上环等。剖宫产术后至少避孕3年。⑥对于病情控制好且孕周较短的孕妇，要求按时服药，每1~2周定期到医院做产前检查，有异常情况应提早就医。

第六章　妊娠期合并症

第一节　妊娠合并心脏病

妊娠合并心脏病是导致孕产妇死亡的重要原因之一，其发生率为0.2%～4.0%。近年来，我国孕产妇死亡率统计，心脏病所致的孕产妇死亡居产科间接死亡原因的首位。妊娠合并心脏病包括既往有心脏病史的妇女合并妊娠，常见先天性心脏病、瓣膜性心脏病和心肌病等结构异常性心脏病以及非结构异常性心律失常等；也可以是妇女妊娠期间新发生的心脏病，如妊娠期高血压心脏病和围生期心肌病等。妊娠和分娩期血流动力学的改变会增加心脏负担；贫血、低蛋白血症和感染等不良因素可导致心功能下降；双胎、羊水过多和妊娠期高血压疾病等产科因素可诱发心脏病加重，出现心力衰竭、恶性心律失常、肺动脉高压危象、心源性休克和栓塞等危及母胎生命的严重心脏并发症。因此，关注孕产妇的心脏功能是孕期保健的重要内容。

一、病理生理

(一) 妊娠期血流动力学

血容量增加：妊娠期血容量增加，是妊娠期最主要的血流动力学改变。非孕期时人体血容量3500～4000mL，孕6周开始血容量逐渐增加，至孕32～34周达高峰，平均增加35%～45%。

(二) 心排血量变化

由于妊娠期血流动力学改变，在孕期心排血量持续增加，平均较孕前增加30%～50%，从14周开始孕期心率每分钟增加10～15次。心排血量增加在孕 32～34 周达高峰，但妊娠晚期增大的子宫压迫下腔静脉使回流受阻，心排血量又有所下降。

（三）血压的变化

下肢静脉压可因增大的子宫压迫而升高。仰卧位时压迫更明显，下肢静脉回流受阻，回心血量减少，可引起仰卧位低血压综合征，心排血量降低 1.2L/ 分钟。因此，鼓励孕妇孕晚期侧卧休息。

（四）分娩及产后对血流动力学的影响

临产后，由于宫缩时对子宫血窦的挤压，回心血量增加，每次宫缩时有 300～500mL 血液进入体循环，心脏负荷加重。能量及氧消耗均增加，心脏做功也增加。第二产程时除子宫收缩外，腹肌和骨骼肌都参加活动，使周围循环阻力增加，当用力屏气时，肺循环压力增高；另外，腹压加大时，使内脏血液涌向心脏；因此在第二产程中，心脏负担更加重，心排出量较孕期增加 60%。由于在分娩过程中血流动力学的急骤改变，患有心脏病的产妇易在此阶段发生心力衰竭。产后 72 小时之内，孕前增加的水分从组织间隙内大量回到体循环，此时期也是血容量增加高峰期，心脏病者也易在此时期内发生心力衰竭。

二、心功能分级

目前，临床上妊娠妇女心功能的判断仍然以纽约心脏病协会（New York Heart Association, NYHA）的分级为标准，依据患者对一般体力活动的耐受情况，将心功能分为四级：Ⅰ级，一般体力活动不受限制；Ⅱ级，一般体力活动略受限制；Ⅲ级，一般体力活动显著受限；Ⅳ级，一般体力活动严重受限，不能进行任何体力活动，休息时有心悸、呼吸困难等心力衰竭表现。

（一）心功能不全

妊娠合并心脏病时，由于心脏的代偿能力差容易引起心功能不全。心率增快主要使心室舒张期缩短。心率过快时，心肌耗氧量增加，而心室舒张期过短，心室充盈不足，心排出量减少；心肌过度肥厚，不仅增加氧耗量，还减弱心肌收缩力和减少心排出量，引起体循环不足而出现左心衰竭。左心衰竭又导致肺循环瘀血，血氧交换障碍，低氧血症，可以继发肺动脉高压，出现右心衰竭。另外，左心衰竭引起左心房扩张，尤其在有心瓣膜病变如二尖瓣狭窄时更明显；体循环不足时，循环血液重新分布，肾脏血液减少最明显，其次为四肢及腹腔器官；最后心脑血流减少。右心衰竭时，引起全身静脉瘀血，出现颈静脉怒张，肝大、肝区压痛、下垂部位甚至全身水肿。如同时出现心律不齐可加重肺瘀血，并促使左心房内附壁血栓形成。血栓脱落可引起脑、肾等重要器官的栓塞。

（二）正常妊娠期的生理变化与心脏病的病理体征的区分

正常妊娠时可有下肢水肿，过度活动后可有轻度心悸、气短，心浊音界轻度扩大；肺动脉瓣区、心尖区及锁骨下区可闻及收缩期杂音，第一心音亢进，第二心音分裂（妊娠晚期），不要误诊为心脏病。妊娠合并心脏病者的症状如下。

（1）严重的进行性的呼吸困难，甚至为端坐呼吸；夜间阵发性呼吸困难。

（2）咯血。

（3）劳力性晕厥。

（4）发绀和杵状指。

（5）舒张期杂音。

（6）收缩期杂音Ⅲ度以上，粗糙而时限较长。

（7）严重的心律失常。

（8）局限性或弥漫性心界扩大。

（9）出现肺动脉高压征象。NYHA心功能分级方法的优点是简便易学，不依赖任何设备，但妇女孕期生理性心跳加快、孕晚期胸闷、气促等因素可能会干扰心功能的准确判断。临床医师要仔细分析，既不能过多考虑妊娠生理变化而忽略了心脏病及心功能下降，也要避免过度诊断。

三、护理评估

(一)病史

1.孕前已确诊心脏病

妊娠后保持原有诊断,护理人员应注意补充心功能分级和心脏并发症等次要诊断;关注孕前活动能力,有无心悸、气短、劳力性呼吸困难、晕厥、活动受限、高血红蛋白血症等病史。部分患者孕前有心脏手术史,如心脏矫治术、瓣膜置换术、射频消融术、安装起搏器等,护理人员要详细询问手术时间、手术方式、手术前后心功能的改变以及用药情况。

2.孕前无心脏病史

孕前无心脏病史包括因无症状和体征而未发现的心脏病,多见漏诊的先天性心脏病(房、室间隔缺损)和各种功能性心律失常与孕期新发生的心脏病,如妊娠期高血压心脏病或围生期心肌病。部分患者没有症状,经规范产科检查而明确诊断;部分患者因心悸、气短、劳力性呼吸困难、晕厥、活动受限等症状,进一步检查明确诊断。

3.家族心脏病史

护理人员应关注患者的家族性心脏病史和猝死史。

(二)症状和体征

1.症状

病情轻者可无症状,重者有易疲劳、食欲缺乏、体重不增、活动后乏力、心悸、胸闷、呼吸困难、咳嗽、胸痛、咯血、水肿等表现。

2.体征

不同种类的妊娠合并心脏病患者有其不同的临床表现,如发绀型先天性心脏病患者口唇发绀、杵状指/趾;有异常分流的先天性心脏病患者有明显的收缩期杂音;风湿性心脏病患者可有心脏扩大,瓣膜狭窄或关闭不全者有舒张期或收缩期杂音;心律失常者可有各种异常心律;金属瓣换瓣者有换瓣音;肺动脉压明显升高时右心扩大,肺动脉瓣区搏动增强和心音亢进;妊娠期高血压心脏病有明显的血压升高,而围生期心肌病以心脏扩大和异常心律为主；部分先天性心脏病修补手术史者可以没有任何阳性体征；心力衰竭时心跳加快、第三心音、两肺呼吸音减弱、可闻及干湿啰音、肝颈静脉逆流征阳性、肝大、下肢水肿等。

（三）辅助检查

根据疾病需求和检测条件酌情选择下列检查。

1. 心电图和 24 小时动态心电图

（1）心电图：常规 12 导联心电图帮助诊断心律异常、心肌缺血、心肌梗死及梗死的部位、心脏扩大和肥厚，有助于判断心脏起搏状况和药物或电解质对心脏的影响。

（2）24 小时动态心电图：可连续记录 24 小时静息和活动状态下心电活动的全过程，协助阵发性或间歇性心律失常和隐匿性心肌缺血的诊断，并提供心律失常持续时间和频次、心律失常与临床症状关系的客观资料，为临床分析病情、确立诊断和疗效判断提供依据。

2. 超声心动图

超声心动图是获得心脏和大血管结构改变、血流速度和类型等信息的一组无创性、可重复的检查方法，可较为准确地定量评价心脏和大血管结构改变程度、心脏收缩和舒张功能指数等。最近发展的三维重建超声心动图、经食管超声心动图、负荷超声心动图和血管内超声，分别可为更全面显示心脏和大血管的立体结构、经胸超声不能获得满意图像（左心耳部血栓、感染性心内膜炎、主动脉夹层等患者）、隐匿性或不明原因的缺血性心脏病的早期诊断提供新的检查方法。

3. 影像学检查

根据病情可以选择性地进行胸部心、肺影像学检查，包括胸部 X 线、多层胸部 CT 和非增强的 MRI 检查。

（1）胸部 X 线：可显示心脏的扩大、心胸比例变化、大血管口径的变化及肺部改变。

（2）多层胸部 CT：对于复杂性心脏病有一定意义，但在妊娠合并心脏病诊断中 CT 应用较少。孕妇单次胸部 X 线检查胎儿接受的 X 线为 0.02～0.07mrad，孕妇头胸部 CT 检查，胎儿受到的照射量低于 1rad，离致畸的辐射剂量（＞5rad）差距比较大，但因 X 线是影响胚胎发育的不良因素，在妊娠早期禁用，妊娠中期慎用，病情严重必须摄片时应以铅裙保护腹部。

（3）非增强的 MRI 检查：用于复杂的心脏病和主动脉疾病，非增强的 MRI 检查对胚胎无致畸的不良影响。

4. 血生化检查

（1）心肌酶学（CK、CK-MB）和心肌肌钙蛋白（cTns）数值升高是心肌损伤的标志。

（2）脑钠肽（B 型利钠肽，BNP）/BNP 前体（pro-BNP）/ 氨基酸末端 -BNP 前体（NT-proBNP）：心力衰竭患者无论有无症状，血浆 BNP/proBNP / NT-proBNP 水平都明显升高，并且随心力衰竭的严重程度而呈一定比例的增高，临床上以治疗后 BNP / proBNP / NT-proBNP 比治疗前基线下降幅度不低于30% 作为判断治疗效果的标准，BNP / proBNP / NT-proBNP 的检测可作为有效的心力衰竭筛选和预后判断指标，可以检测其中任意一项。

（3）其他：血常规、血气分析、电解质、肝肾功能、出凝血时间、D- 二聚体等，根据病情酌情选择。

5. 心导管及心血管造影检查

心导管及心血管造影检查是先天性心脏病，特别是复杂心脏畸形诊断的金标准。因超声心动图、MRI 等无创检查技术的发展，目前仅适用于无创检查不能明确诊断的先天性心脏病、测量肺动脉高压程度及降低肺动脉靶向药物的给药途径。因需要在 X 线直视下操作，必须妊娠期应用时需要由操作熟练的技术人员在铅裙保护腹部下进行，尽量缩短操作时间及母胎接受射线的剂量。

（四）治疗原则

（1）治疗或中断发病原因及诱因。

（2）减轻心脏前后负荷。

（3）改善心功能。

（4）支持疗法与对症处理。

（五）治疗决策选择

（1）了解心力衰竭的病因和诱发因素，如严重高血压、电解质紊乱、肺部感染或补液过多过快等。

（2）了解发病机制，如心脏前负荷加重，掌握心脏的基本病理特点及对泵功能的估计。

（3）扩血管、利尿和强心治疗：急性心力衰竭时，由于交感因子或体内诸多加压因子代偿性增高，几乎所有的患者肺小动脉及周围小血管均处于收缩或痉挛状态，使左、右心室阻碍，负荷加重，从而导致或加重心力衰竭。心力衰竭治疗中应用血管扩张剂或间接扩张血管药已成了首选。扩张剂有不同类型，应用血管扩张剂或间接扩血管药物的注意事项如下。

因不可逆转的梗阻引起的肺瘀血如重度二尖瓣狭窄所致的咯血，用血管扩张剂有时可加重咯血，且能使体循环有效血流量更降低，应慎用或不用。

血浆渗透压过低者，应用血管扩张剂，可使血管内液外溢于组织间隙或浆膜腔内，加重水肿，应适当提高血浆渗透压后使用血管扩张剂，才能获得满意效果。

血管扩张剂，特别是容量血管扩张药，可使回心血量减少，暂时缓解或改善心力衰竭症状；但反复使用后，可使血容量增加，而加重心力衰竭，因此血管扩张剂、利尿剂应适当应用。妊娠期血容量的增加是心力衰竭的主要原因。利尿剂的应用至关重要，但要注意电解质和酸碱平衡，防止低血钾发生。血管扩张与大量间接扩张血管药物和非强心苷类心肌正性药物的应用，以及手术对心内分流、瓣膜病变与大血管病变的矫治，过去单纯用强心苷药物治疗方法已弃用。

（4）妊娠期心衰心力衰竭常见的原因：妊娠期高血压心脏病、先天性心脏病和风湿性心脏病、围生期心肌病、贫血、甲亢、胸部畸形导致呼吸衰竭心力衰竭以及心律失常传导阻滞性等，应按不同病因治疗心力衰竭。

四、产科处理

根据心脏病严重程度和心功能而决定终止妊娠的时机与方法。重度肺高压、严重瓣膜狭窄、严重心脏泵功能减退、心功能Ⅲ～Ⅳ级等应尽早终止妊娠。

（一）选择经阴道分娩

分娩过程中需要心电监护，严密监测患者自觉症状、心肺情况。避免产程过长，有条件者可以使用分娩镇痛，以减轻疼痛对于血流动力学变化的影响；尽量缩短心脏负荷较重的第二产程，必要时可阴道助产。推荐产程过程中行持续胎心监护。结构异常性心脏病患者围分娩期应预防性使用抗生素。

（二）剖宫分娩

剖宫分娩具有以下优点。

（1）可在较短时间内结束分娩，避免长时间子宫收缩引起的血流动力学变化，减轻疲劳和疼痛等引起的耗氧增加。

（2）在持续硬膜外麻醉下进行手术的过程中，孕妇血压、MAP及心率的波动均较经阴道分娩为小。心脏病患者应放宽剖宫产指征。有发绀性心脏病、肺高压、严重瓣膜狭窄、心脏泵功能减退、心功能Ⅲ～Ⅳ等疾病的患者剖宫产更安全。

1. 术前准备

孕34周前终止者促胎肺成熟；结构异常性心脏病剖宫产终止妊娠前预防性应用抗生素1～2天；麻醉科会诊，沟通病情，选择合适的麻醉方法；严重和复杂心脏病者酌情完善血常规、出凝血时间、血气分析、电解质、BNP（或ProBNP）、心电图与心脏超声等检查，并组织包括但不局限于麻醉、心外、心内、ICU等在内的科室进行多学科会诊。

2. 术中监护和处理

除心电监护外，严重和复杂心脏病者需要增加中心静脉压与氧饱和度监测、动脉血气监测、尿量监测。胎儿娩出后可以腹部沙袋加压，防止腹压骤降而导致的回心血量增加。医生可以使用催产素预防产后出血或者使用其他宫缩抑制剂治疗产后出血，但要防止血压过度波动。

3. 术后监护和处理

严重和复杂心脏病者酌情进行心电监护、中心静脉压与氧饱和度监测、动脉血气监测、尿量监测。限制每天液体入量和静脉输液速度，心功能减退者尤其要关注补液问题，对无明显低血容量因素（大出血、严重脱水、大汗淋漓等）产妇，最初产后3天保持每天出入量负平衡约500mL/d，以减少水钠潴留和缓解症状。病情稳定逐渐过渡到出入量平衡。在负平衡下应注意防止发生低血容量、低血钾和低血钠等，维持电解质及酸碱平衡。结构异常性心脏病者术后继续抗生素预防感染5~10天。预防产后出血。

五、护理措施

（一）妊娠期

1. 加强妊娠期保健

孕妇转入高危门诊，定期产检，少于20周者每2周1次；多于20周后每周1次，与心内科一同监护，评估心功能和胎儿情况，防治早期心力衰竭。如心功能不低于Ⅲ级，有早期心力衰竭表现应及时住院，一般告知产妇在预产期前2周需入院待产。

2. 保证充足休息

孕妇需每日睡眠10小时以上，宜取左侧卧位或半卧位，限制体力活动，避免劳累和精神刺激。

3. 指导合理饮食

孕妇需摄取高蛋白，高维生素，含钙、铁等矿物质丰富的食物。多食水果、蔬菜，防止便秘；限制食盐，少于4~5g/d，防止水肿；少食多餐。

4. 积极防止诱发因素

预防感染，注意口腔卫生，预防感冒；纠正贫血、维生素缺乏；防止妊娠高血压综合征、心律失常。

5. 指导孕妇及其家属掌握监护技巧

（1）识别早期心力衰竭的症状：休息时心率高于110/分钟，呼吸高于20/分钟，伴半夜胸闷或出现咳嗽，咳粉红色泡沫痰症状，应及时就诊。

（2）监测胎动、胎心、子宫底等：妊娠28周前做胎儿超声心动图，除外先天性心脏病。

（3）监测体重：妊娠28周后孕妇每周体重增加不超过0.5kg，整个妊娠期体重增加低于11kg。

（二）分娩期

（1）第一产程：除提供常规产科护理外，还应做好以下工作。

观察生命体征，每1～2小时1次，必要时每30分钟1次，评估心功能状态。

指导产妇取左侧半卧位休息。

运用呼吸及放松技巧，缓解子宫收缩时的不适，必要时遵医嘱给予哌替啶等镇静药，避免情绪激动。

（2）第二产程。

专人陪护，给予精神上支持和鼓励，引导产妇呼吸运动，增强其自控力。

避免用力屏气，子宫口开全时，在严密监护下行阴道助产及新生儿急救准备。

吸氧。

观察生命体征，每15分钟1次，同时观察宫缩情况。

不断评估心功能情况，防止急性心力衰竭的发生。

（3）胎儿娩出后立即在腹部压沙袋（1kg）24小时，以防止腹压骤减而发生心力衰竭。第三产程后应在产房观察4小时。

（三）产褥期

（1）产后72小时严密观察生命体征，每4小时1次，心功能Ⅲ～Ⅳ级者，每2小时1次。

（2）产后24小时绝对卧床休息，取半卧位或左侧卧位，根据心功能情况，制订休息和活动计划，避免血栓形成。

（3）遵医嘱服用抗生素，直至产后1周。

（4）产后摄取合理饮食，预防便秘。

（5）指导喂养，产后心功能Ⅰ～Ⅱ级者，鼓励并指导母乳喂养。

（6）指导选择计划生育措施，心功能高于Ⅲ级者，宜在产后1周行绝育手术。

（7）出院视病情而定，心功能Ⅱ级者可在产后10天出院，心功能Ⅲ级者应延迟出院时间。

（8）出院指导：需与产妇及其家属共同参与，讨论、制订与疾病相关的产褥期保健计划，识别心功能不全症状的能力，以便随时就诊。

第二节　妊娠合并糖尿病

妊娠合并糖尿病是妊娠期最常见的内科并发症之一，它包括孕前糖尿病合并妊娠（pregestational diabetes mellitus，PGDM）和妊娠期糖尿病（gestational diabetes meitus，GDM）。GDM是指妊娠期发生的糖代谢异常，孕期首次产前检查被诊断的糖尿病患者，如果血糖升高程度已经达到非孕期DM标准，则应将其诊断为DM而非GDM，发生率17.5%~18.9%。随着人群中肥胖、糖尿病发生率增加，尤其我国生育政策调整后，高危产妇比例增加，妊娠合并糖尿病发生率进一步增加，导致孕妇及胎儿近、远期并发症发生。研究表明，妊娠合并糖尿病者孕期得到较好的血糖控制，母儿的预后将得到明显改善，严重并发症明显降低。

一、妊娠合并糖尿病概述

（一）PGDM

1型与2型糖尿病是妊娠合并症中处理上最棘手的问题之一。近年来，随着肥胖人群的增加，2型糖尿病发病率逐渐增加，其临床特征包括发病较晚、相对胰岛素分泌不足、外周胰岛素抵抗、肥胖经常合并血管、肾脏及眼底的改变。1型糖尿病者发病年龄较早，有自身胰岛 β 细胞的破坏，需要胰岛素治疗。随着糖尿病患者的增多，PGDM得到更多的关注。

1.妊娠对糖尿病的影响

孕前糖尿病患者妊娠期病情常加重，而且孕期血糖波动大，应严密动态监测糖尿病血糖的变化。妊娠早期由于恶心、呕吐的存在，应用胰岛素治疗的糖尿病孕妇如果未及时调整胰岛素用量，部分患者可能会出现低血糖症状，严重者甚至导致饥饿性酮症、低血糖性昏迷等。随着妊娠进展，机体胰岛素抵抗作用增强，胰岛素用量需要不断增加，否则孕妇血糖会不断升高。糖尿病患者孕期血糖控制不满意或妊娠期合并感染，两种情况下均可能诱发糖尿病酮症酸中毒（diabetic ketoacidosis, DKA）的发生。

孕前糖尿病合并微血管病变者，如糖尿病肾病、视网膜病变等，妊娠是否促使其病情恶化，争议较多。孕期血糖控制不满意可能促使糖尿病原有的并发症加重。近年来，许多研究资料表明：糖尿病 F、R 期患者，妊娠期经过严格控制血糖，加强监测，母儿预后仍较好，认为不再是妊娠的禁忌证。妊娠本身对糖尿病眼底病变的影响主要与糖尿病病程及血糖控制情况有关，持续高血糖以及快速血糖正常化均能加速病情发展。糖尿病并非增生期视网膜病变（眼底微动脉瘤形成及点状出血）者，大多数能顺利度过妊娠期。糖尿病并发视网膜增生期病变（新生血管形成）者最好在孕前接受激光治疗。孕期血糖控制满意者眼底变化较小，妊娠期并发高血压时将加重眼底病变。PGDM 的孕妇均应在孕早期进行全面的眼底检查并在整个孕期严密监测其发展变化。

尽管大多数研究未发现妊娠会引起轻、中度的糖尿病肾病持续性的肾功能恶化，但是，仍有报道指出血肌酐不低于 1.5mg/dL 或伴有严重蛋白尿（3g/24h）者经过妊娠病情可进展到终末期肾病。孕前糖尿病肾病合并肾功能损害时，由于孕期肾功能恶化，并发产科并发症的危险性显著增高，包括妊娠期高血压疾病、胎盘功能减退以及医源性早产等。孕前应对肾功能进行评价，包括血肌酐和尿蛋白（尿白蛋白 / 肌酐或 24 小时尿白蛋白）测定，孕期要进行定期监测。当糖尿病患者血肌酐不低于 $176.8\,\mu molL$（2mg）时，应尽量避免妊娠。

糖尿病合并慢性高血压者最好在孕前将血压控制正常。非孕期的治疗一般倾向于用血管紧张素转化酶抑制剂（angiotensin converting enzyme inhibitor, ACEI）或血管紧张素 II 受体拮抗剂。但由于对胎儿的致畸作用，孕前应用这类药物降压的妇女孕期应停药。

DKA 是一种危及生命的急症，发生率为 5% ~10%。DKA 主要是由胰岛素绝对或相对不足造成的，所以更常见于 1 型糖尿病。孕期胰岛素抵抗的增强是孕期 DKA 高发的主要原因，而且使得孕期在血糖轻微升高甚至正常的情况下，也会迅速发生 DKA。孕期 DKA 典型的临床表现包括腹痛、恶心和呕吐、感觉功能异常等。实验室检查：pH 值低于 7.3，重碳酸盐低于 15mmol/L，血酮体阳性。胎心监护显示反复晚期减速。胎儿情况会随母亲病情的及时诊治而好转，故一般不需立即终止妊娠。

2. 糖尿病对母儿的影响

孕前糖尿病对母儿的影响较大，尤其伴微血管并发症者，母儿结局更差。孕前及孕期血糖控制满意、不合并血管病变时围产儿结局良好。严重的先天畸形是孕前糖尿病患者围产儿的首要死亡原因，占 6% ~ 12%。研究显示，孕前血糖及孕早期高血糖与胎儿先天畸形、自然流产的发生率增高密切相关，孕早期 HbA1c > 10%，胎儿畸形的发生率高达 25%。

孕前糖尿病患者妊娠后半期的并发症也明显增多。血糖控制不良的孕妇发生胎死宫内和分娩巨大胎儿（> 4000g）的危险性增高，巨大胎儿的特点表现为脂肪组织非对称分布，主要沉积于肩、胸部，可使阴道分娩肩难产的发生率增加 1 倍以上。研究显示，餐后高血糖与巨大胎儿的发生关系最密切。孕期血糖控制不理想时新生儿常见的并发症包括严重低血糖、呼吸窘迫综合征、红细胞增多症、内脏巨大、电解质紊乱、高胆红素血症。糖尿病孕妇后代的远期影响还包括肥胖、糖耐量受损。

糖尿病合并妊娠的孕妇发生自然早产的概率增高。在血糖控制不良的孕妇中，羊水过多可能是造成早产的一个原因。在 1 型糖尿病而无肾脏病变的孕妇中，子痫前期的发生率为 15% ~ 20%，合并肾脏病时其发生率高达 50%。血糖控制不良且合并高血压者发展为子痫前期的概率也将明显增加。另外，高血压和肾脏病变因素后，胎儿生长受限的发生率也增加到 2 倍以上。合并孕前糖尿病的孕妇剖宫产率也有明显增加。

孕期糖尿病患者的管理包括饮食、运动和胰岛素治疗，目标将血糖控制到满意水平。孕前及整个孕期应争取控制血糖至正常水平，以减少自然流产、胎儿畸形、巨大胎儿、胎死宫内、子痫前期、早产等母儿并发症的发生率。

（二）GDM

GDM 是指妊娠期发生的不同程度的葡萄糖耐量异常，妊娠早期诊断的糖尿病不排除其葡萄糖耐量异常在妊娠前就已经存在的可能性。由于 GDM 孕妇血糖升高主要发生在妊娠中后期，血糖控制不理想主要导致胎儿高胰岛素血症，宫内过度生长发育，导致巨大胎儿发生以及将来肥胖、糖代谢异常等代谢综合征发生率增加。

妊娠期糖代谢发生明显的变化，主要表现在妊娠期血糖水平下降，尤其以空腹血糖下降最明显。所以，妊娠期孕妇长时间空腹极易发生低血糖。妊娠期外周胰岛素抵抗增强，餐后胰岛素分泌是非孕期 2～5 倍才能维持糖代谢的平衡。妊娠期胰岛素抵抗增强主要与机体存在着许多特有的胰岛素拮抗因素有关。随着孕周的增加，胎盘分泌的细胞因子如肿瘤坏死因子及升糖激素增加，在外周组织中具有较强的拮抗胰岛素功能，于孕晚期达高峰，为了维持正常糖代谢状态，孕妇胰岛素分泌量就需逐渐增加。对于胰岛素分泌受限的孕妇而言，妊娠晚期不能维持这一生理性代偿变化而导致糖代谢紊乱，引起血糖升高，呈现出 GDM。

1. 发病率

目前，各国学者对 GDM 采用的诊断方法和标准尚未完全统一，各国报道的发生率相差悬殊，不同种族 GDM 的发生率存在极大差异。一般认为，亚洲、美洲、印度洋和太平洋等人种更易发生 GDM。大量的研究资料表明，华人或中国妇女 GDM 发生率高于白人或黑人。在西方国家多种族社会中，排除了不同口服葡萄糖耐量试验（oral glucose tolerance test，OGTT）方法的影响后，华人和亚洲人的 GDM 发生率较其他种族高 3～7 倍。目前，中国大多数的城市医院已普遍开展了 GDM 筛查，GDM 的检出率不断提高。2014 年，中华医学会妇产科学分会产科学组、围产医学分会妊娠合并糖尿病协作组共同发布了《妊娠合并糖尿病诊治指南（2014）》，采纳新的诊断标准后，GDM 的发生率达 17.5%～18.9%。

2. 高危因素

1 型 DM、2 型 DM 和 GDM 的发病率呈全球上升趋势。已证实 GDM 的发生与种族密切相关，华人妇女属于世界上 GDM 最高患病风险人群之一，种族对于基因决定的某些代谢差异的影响可能较环境因素的影响更重要。国内外研究表明，具有糖尿病危险因素的人群 GDM 发生率明显增高。经典的 GDM 危险因素归纳起来有母亲因素、产科因素和家族史以及本次妊娠因素

（见表6-1）。

表6-1 GDM 危险因素

母亲因素	家族史或既往孕产史	本次妊娠因素
年龄大	糖尿病家族史	妊娠期高血压疾病
多产次	糖尿病母系遗传	妊娠早期高血红
孕前体重	先前产科结局	蛋白
孕期体重增加	先天畸形	铁贮备增加
BMI ≥ 27kg/m²	胎死宫内	多胎妊娠
身材矮小	巨大胎儿	社会经济因素
孕妇低出生体重	前次剖宫产	保护因素
多囊卵巢综合征	前次 GDM	年轻
饱和脂肪摄入高		饮用酒精
α – 地中海贫血基因携带		
乙肝病毒携带状态		

二、护理评估

（一）糖尿病合并妊娠的诊断

2014 年，我国《妊娠合并糖尿病诊治指南（2014）》建议糖尿病合并妊娠诊断标准如下。

（1）妊娠前已确诊为 DM 患者。

（2）妊娠前未进行过血糖检查孕妇，存在 DM 高危因素者，首次产前检查时明确是否存在孕前糖尿病，孕期血糖升高达到以下任何一项标准应诊断为 DM 合并妊娠。

空腹血糖（fasting plasma glucose，FPG）不低于 7.0mmol/L（126mg/dL）。

75gOGTT，服糖后 2 小时血糖不低于 11.1mmol/L（200mg/dL）。

伴有典型的高血糖或高血糖危象症状，同时任意血糖不低于 11.1mmol/L（200mg/dL）。

糖化血红蛋白（glycosylated hemoglobin，HbA1c）不低于 6.5%（采用 NGSP/DCCT 标化的方法），但不推荐孕期常规将此方法用于糖尿病的筛查。

（3）糖尿病高危因素有：①肥胖（尤其是重度肥胖）；②一级亲属患 2 型糖尿病；③有 GDM 史或巨大胎儿分娩史；④多囊卵巢综合征患者；⑤孕早期空腹尿糖反复阳性。

（二）GDM 的筛查和诊断

国际上 GDM 筛查与诊断的方法和标准尚不统一。传统的诊断方法建议采用两步法进行诊断，即首先进行 50g 葡萄糖负荷试验（glucose challenge test, GCT），异常者进行 75g OGTT。2012 年，高血糖与妊娠不良结局关系的研究（the hyperglycemia and adverse pregnancy outcome study, HAPO）发表了对全球 9 个国家 15 个参与的研究中心的研究结果，国际糖尿病与妊娠研究组（The International Association of Diabetes and Pregnancy Study Groups, IADPSG）基于其研究结果进行分析，建议 GDM 采用新的诊断模式和诊断标准。基于我国的循证医学证据，我国采纳该诊断标准，并于 2014 年再次组织专家进行修订并出台《妊娠合并糖尿病诊治指南（2014）》。建议采用一步法进行诊断，GDM 诊断标准如下。

（1）推荐医疗机构，应对所有尚未被诊断为糖尿病的孕妇，在妊娠 24～28 周以及 28 周后才来就诊者，进行 75g OGTT。

OGTT 的方法：OGTT 前禁食至少 8 小时，试验前连续 3 天正常饮食，即每天进食碳水化合物不少于 150g，检查期间静坐、禁烟。检查时，5 分钟内口服含 75g 葡萄糖的液体 300mL，分别抽取服糖前、服糖后 1 小时、2 小时的静脉血（从开始饮用葡萄糖水计算时间）。放入含有氟化钠试管中采用葡萄糖氧化酶法测定血浆葡萄糖水平。

75g OGTT 的诊断标准：空腹及服葡萄糖后 1 小时、2 小时的血糖值分别为 5.1mmol/L、10.0mmol/L、8.5mmol/L（92mg/dL、180mg/dL、153mg/dL）。任何一点血糖值达到或超过上述标准即诊断为 GDM。

（2）孕妇具有 DM 高危因素或者在医疗资源缺乏地区，建议妊娠 24～28 周首先检查 FPG。FPG ≥ 5.1mmol/L，可以直接诊断为 GDM，不必再做 75g OGTT。

（3）FPG ＜ 4.4mmol/L，发生 GDM 可能性极小，可以暂时不做 75g OGTT。当 4.4mmol/L ≤ FPG ＜ 5.1mmol/L 者，应尽早做 75g OGTT。

（4）孕妇具有 GDM 高危因素，首次 OGTT 结果正常者，必要时可在孕晚期重复进行 OGTT。

（5）随孕周增加，孕早期 FPG 逐渐下降，因而孕早期 FPG 不能作为 GDM 的诊断依据。未定期检查者，如果首次就诊时间在孕 28 周以后，建议初次就诊时进行 75g OGTT 或 FPG。

（三）妊娠期合并糖尿病的处理

1. 糖尿病患者的孕前咨询

糖尿病患者在准备妊娠前进行孕前咨询十分必要。

（1）首先进行下列检查：HbA1c、血脂、肌酐清除率、24 小时尿蛋白、眼底检查、心电图，因 1 型糖尿病很可能合并甲状腺疾病，故通常要检测甲状腺功能。

（2）明确糖尿病妇女是否能够妊娠，WhiteB、C、D 可以妊娠；WhiteF 的糖尿病肾病妇女，孕前尿蛋白低于 2g/24h，不伴有肾功能损害者，肌酐清除率高于 90mmol/ 分钟，在严密监测下可以妊娠，妊娠前血压高于 150/100mmHg 或肾功能异常者不宜妊娠；糖尿病伴有增生性视网膜病变者，孕前或孕早期接受过激光凝固治疗可以妊娠。

（3）根据检验结果判断受孕的最佳时机。改用口服降糖药为胰岛素控制血糖，孕前最好将血糖控制到一定的范围，见表 6–2。

表 6–2　妊娠前血糖控制标准

时间	血浆葡萄糖 / (mmol · L^{-1})
空腹和餐前血糖	4.4 ~ 6.1
餐后 2 小时	5.6 ~ 8.6
HbA1c	＜ 7%，尽可能降到正常
尽量避免低血糖	

孕前 3 个月及孕早期口服叶酸 400 ~ 800μg，最好口服含叶酸的多种维生素。消除患者及其家属的思想顾虑，告知其只要严格控制血糖，做好孕期保健，大部分可以达到满意的效果，使其配合治疗，做好孕期保健。

2. 医学营养治疗

GDM 的治疗应首选合理膳食及运动治疗，大约 85% 的 GDM 者通过生活方式调整血糖就可以达到理想范围，但是如果治疗 1 ~ 2 周后，FPG 仍高于

5.3mmol/L，或餐后2小时血糖高于6.7mmol/L，则应给予药物治疗。到目前为止，饮食及运动控制失败的糖尿病患者妊娠期主要采用胰岛素来调节血糖。

医学营养治疗（medical nutrition therapy，MNT）是糖尿病孕妇基础的治疗手段。合理的膳食安排能提供妊娠所需的能量和营养素，且不易导致餐后高血糖。营养治疗目的是使母亲的血糖控制在正常范围。理想的饮食控制目标在于既能保证和提供妊娠期间的热量与营养需要，又能避免餐后高血糖或饥饿酮症出现，胎儿生长发育正常。经过合理的饮食控制和适当的运动治疗，大多数GDM患者都能将血糖控制在满意范围，但要注意避免过分控制饮食，否则会导致孕妇产生饥饿性酮症，发生胎儿生长受限。

根据1990年美国国家科学院推荐，妊娠期能量摄入应基于妊娠妇女孕前体重和合适的体重增长率，以达到相对满意的孕期体重增长。增加热能的目的在于增加血容量和维持胎儿生长（见表6-3）。

表6-3　孕期体重增加建议

体重情况	BM/（kg·m^{-2}）	增加体重/kg	增加体重/（kg·w^{-1}）
低体重	＜19.8	12.5~18	略大于0.5
正常	19.8~24.9	11.5~16	接近0.5
超重	25~29.9	7~11.5	略少于0.5
肥胖	≥30	4.5~7	略少于0.3

糖尿病营养治疗中碳水化合物的含量占总热能的40%~50%，蛋白质的需求量是80g/d或1.0~1.2g/（kg·d）。膳食中脂肪总量所占的能量百分比可高于30%。同时，注意膳食纤维、维生素等的摄入。各餐及分餐比例如表6-4所示。

表6-4　不同餐次能量与碳水化合物分布

餐次	能量/%
早餐	10~15
加餐点心	5~10
午餐	20~30
加餐	5~10
晚餐	20~30
加餐	5~10

总之，膳食计划必须实现个体化，要根据文化背景、生活方式、经济条件和教育程度进行合理的膳食安排与相应营养教育。

3. 运动疗法

妊娠期的运动疗法是配合饮食疗法治疗 GDM 的另一种措施。通过运动使患者血糖、血压及胆固醇降低，减少患心血管疾病和卒中的危险，减轻工作和生活的压力，并增强心脏、肌肉和骨骼的力量。规律性的运动还可以改善胰岛素抵抗、血液循环，保持骨关节的灵活性。我国妊娠合并糖尿病诊治指南建议如下。

(1) 运动治疗的作用。

运动疗法可降低妊娠期基础的胰岛素抵抗，是 GDM 的综合治疗措施之一，每餐后 30 分钟的中等强度的运动对母儿无不良影响。

(2) 运动治疗方法。

选择一种低等至中等强度的有氧运动，或称"耐力运动"，主要是由机体中大肌肉群参加的持续性运动，常用的一些简单可用的有氧运动如步行等。

(3) 运动的时间。

运动的时间可自 10 分钟开始，逐步延长至 30 分钟，其中可穿插必要的间歇时间，建议餐后进行运动。

(4) GDM 运动的频率

一般认为适宜的运动次数为 3~4 次 / 周。

4. 药物应用

(1) 胰岛素的应用。

无论是糖尿病合并妊娠还是 GDM，在妊娠期都应强调早期治疗、综合治疗、治疗措施个体化的原则。孕前患有糖尿病者，在计划受孕前 6 周即应停止原口服降糖药物，改为胰岛素强化治疗，以使血糖和 HbAlc 尽可能正常。GDM 一经确诊，应及时干预，加强母儿监测，控制妊娠期血糖，以降低母儿并发症，改善围产儿结局，减少或延缓产妇在产后发展成为 T2DM 的可能，并且预防子代 2 型糖尿病的发生。GDM 患者的血糖控制应由糖尿病专业医师及产科医师共同实施。GDM 的基本治疗方案包括糖尿病教育、饮食治疗、运动治疗、药物治疗及糖尿病监测 5 个方面。

因为妊娠期糖代谢发生一定变化，所以妊娠期血糖控制方法及标准与非 GDM 不完全相同。妊娠期血糖控制标准（见表6-5）：控制满意范围是指孕妇在无明显饥饿感的情况下，FPG 控制在 33 ~ 5.6mmol/L（60 ~ 100mg/dL），餐前 30 分钟 3.3 ~ 5.8mmol/L（60 ~ 105mg/dL），餐后 1 小时低于 7.8mmol/L（140mg/d），餐后 2 小时 4.4 ~ 6.7mmol/L（80 ~ 120mg/dL）。尿酮体（－）。在 2005 年 3 月 ACOG 发表的妇产科医师临床管理指南中强调，夜间血糖水平不得低于 3.3mmol/L（60mg/dL），平均毛细血管血糖水平要维持在 56mmol/L（100mg/d），HbA1c 不超过 6%。

表 6-5　妊娠期血糖控制标准

时间	血葡萄糖 /（mmol^{-L}）
空腹	3.3 ~ 5.6
三餐前 30 分钟	3.3 ~ 5.8
餐后 1 小时	5.6 ~ 7.8
餐后 2 小时	4.4 ~ 6.7
睡前	4.4 ~ 6.7
夜间（2：00 ~ 4：00AM）	4.4 ~ 5.6

GDM 患者经饮食治疗 3 ~ 5 天后，测定孕妇 24 小时的末梢血糖（血糖轮廓试验），包括夜间血糖（或者睡前血糖）、三餐前 30 分钟及餐后 2 小时血糖及相应尿酮体。如果夜间血糖不低于 5.6mmol/L，餐前血糖不低于 5.8mmol/L 或者餐后 2 小时血糖不低于 6.7mmol/L，尤其控制饮食后出现饥饿性酮症，增加热量摄入血糖又超标者，应及时加用胰岛素治疗将血糖控制在满意范围。

（2）服降糖药物的应用。

目前，孕期管理血糖的一线用药为胰岛素。但胰岛素存在费用高昂、操作复杂等问题，且部分患者存在胰岛素抵抗，甚至胰岛素相关情绪问题。相比之下，口服降糖药物价格低廉，使用简便，疗效确切，具备优越性。

二甲双胍是妊娠期口服降糖药的研究热点，属于美国 FDAB 类药物，孕前及妊娠早期应用不增加胎儿畸形的发生。近年来，孕期使用二甲双胍的安全性已不断得到证实。2015 年，FIGO 发布的 GDM 诊治指南中已推荐将二甲双胍作为控制孕期血糖的一线用药。二甲双胍作为一种胰岛素增敏剂，可提高组织对胰岛素的敏感性，且不直接刺激胰岛素产生，故用药后低血糖发生率较低。二甲双胍主要作用于肝脏、肌肉、脂肪组织、血管内皮细胞和卵巢组织等。

对 PGDM 孕妇，应通过调整胰岛素或二甲双胍用量，将血糖及 HbAlc 水平控制在正常水平后妊娠。若 2 型糖尿病患者在口服二甲双胍时妊娠，不建议在孕早期（8～12 孕周）停用二甲双胍。现有证据表明，孕期应用二甲双胍对子代 2 年内的预后无不良影响，但仍需继续随访。在制定糖尿病合并妊娠患者的用药方案时，应向患者解释二甲双胍与胰岛素的特点，以及高血糖对胚胎的诸多不良影响，并充分尊重其选择。

（四）妊娠合并糖尿病的孕期和产褥期监护

孕妇合并糖尿病时，胎儿先天畸形发生率增加，自然流产率增高，而且其发生率与孕前和孕早期血糖控制程度密切相关，血糖得到理想控制后，胎儿先天畸形和自然流产发生率均明显降低。如不能将孕妇血糖控制在理想的范围内，母儿并发症发生率会增加，包括巨大胎儿、产伤、妊娠期高血压疾病、羊水过多、早产、围产儿死亡等，新生儿代谢并发症包括低血糖、低血钙、低血镁、高胆红素血症等。因此，应加强母儿监护，尽可能避免由于未能及时发现或未能良好控制的高血糖对母亲和胎儿造成的不良影响，使母胎和母婴顺利经过妊娠期与产褥期。

1. 孕妇监测

（1）孕妇监护：妊娠期监护的重点围绕着控制血糖，防止或减少糖尿病相关的并发症的发生。妊娠合并糖尿病患者的监护涉及多个科室，通过膳食指导、体育锻炼、宣教，必要时通过药物治疗达到控制血糖的目的。由于 1 型糖尿病发病与自身免疫存在一定关系，必要时应进行甲状腺功能的相关检查。

（2）糖尿病病情评估：孕妇患糖尿病严重程度不一，因此有必要对糖尿病进行分级，以便估计妊娠风险和预后。常用分级方式为改良 White 法，能够综合考虑多种因素，如糖尿病病程、发病年龄、是否存在微血管和大血管并发症（见表 6-6）。

表 6-6 妊娠合并糖尿病 White 分级法

A 级：GDM

A₁ 级：单纯膳食治疗即可控制血糖

A₂ 级：需用胰岛素控制血糖

B 级：20 岁以后发病，病程少于 10 年

C 级：10～19 岁发病，或病程长达 10～19 年

D 级：10 岁以前发病，或病程不少于 20 年，或眼底单纯性视网膜病变

F 级：糖尿病性肾病

R 级：眼底有增生性视网膜病变或玻璃体积血

H 级：冠状动脉粥样硬化性心脏病

T 级：有肾移植史

了解病情有助于增强患者控制疾病的信心，因此糖尿病孕妇的宣教问题至关重要。

一般产前监护与一般孕妇相同，包括定期检测体重增长、血压、腹围、子宫底高度，进行骨盆测量，监测胎儿生长发育等。

（3）孕期血糖监测：糖尿病患者在其治疗过程中必须定期进行血糖检测。糖尿病患者大多使用血糖仪行七段血糖监测，测定末梢毛细血管全血血糖代替静脉血糖测定。随机血糖：一天中任意时刻的血糖，怀疑有低血糖和明显的高血糖的时候随时检测。

（4）尿酮体检测：检测尿酮体有助于及时发现孕妇摄取碳水化合物或热量不足，纠正其膳食结构。整个妊娠期都要避免尿酮体的出现。因妊娠时清晨易出现酮症，定期测定空腹尿酮体。

（5）HbA1c：HbA1c 可以反映取血前 2～3 个月的平均血糖水平，可作为糖尿病长期控制的良好指标，在糖尿病远期并发症的预测中也有重要地位。所有糖尿病患者在初次评估时均应测定 HbA1c，妊娠期应每 1～2 个月检查 1 次。正常人的 HbA1c 为 4%～6%。妊娠期理想的血糖控制要求 HbA1c ＜6%，最好达到 HbA1c ＜5.5%。

（6）糖化白蛋白：糖化白蛋白（glycated albu 分钟，GA）是葡萄糖与人血白蛋白发生非酶促反应的产物，反映取血前 2～3 周的平均血糖水平。GA 与 HbA1c 及平均血糖均呈直线相关关系，GA 对血糖控制满意度的判断有较高

的敏感度与特异度，可用于孕期血糖监测。

2. 胎儿评估

妊娠晚期胎儿监护的目的是：避免胎死宫内，识别胎儿窘迫，确认胎儿宫内状况，避免不必要的早产。ACOG 建议，对所有孕前糖尿病、控制不佳的 GDM 孕妇或合并其他并发症的 GDM 孕妇，都应及时进行胎儿的评估。评估方法根据当地的医疗水平而定，如 NST、胎儿生物物理评分等。

（1）胎儿宫内状态监测：对于孕前糖尿病者，应自孕 32 周开始每周 1 次 NST，孕 36 周起每周 2 次，若 NST 无反应，应进一步行 OCT/CST。对于并发高血压、肾脏病变和可疑胎儿生长受限者，开始监护的时间应适当提前。有胎盘血管病变风险的孕妇中，多普勒血流测定已用于胎儿的产前监护。

（2）胎儿肺成熟度的评价：只有需要提前终止妊娠或当血糖控制不佳，或者孕周不确定时才有必要进行肺成熟度的检查。糖尿病孕妇血糖控制理想，妊娠周数准确，孕 38 周以后终止妊娠者，胎儿肺已经发育成熟，不必在终止妊娠前进行羊膜腔穿刺。

为防止新生儿 RDS 的发生，应该在计划终止妊娠前 24 ~ 48 小时行羊膜腔穿刺，测定胎儿肺成熟度并同时在羊膜腔内注入地塞米松 10mg，促进胎儿肺成熟。国外有些学者认为，在严密监测血糖的条件下，可以肌内注射地塞米松，每次 6mg，12 小时 1 次，共 4 次，以促进胎儿肺成熟。

（3）巨大胎儿的预测：糖控制不好的糖尿病或妊娠期未被诊断的糖尿病患者，是发生巨大胎儿的常见危险因素。宫底高度不低于 36cm 或宫底高度与腹围长度之和不低于 140cm，提示发生巨大胎儿可能性大。超声检查胎头双顶径大于 10cm 时，应警惕巨大胎儿的发生，如胸径大于双顶径 1.4cm，胸围大于头围 16cm，肩围大于头围 4.8cm，腹横径大于双顶径 2.6cm 者易发生肩难产。但也应当注意，糖尿病孕妇的胎儿发育常是不匀称的，常出现胎体发育超过胎头的现象，即使胎儿体重不大，也有发生肩难产的可能。

3. 分娩期处理

（1）分娩时机：不需要胰岛素治疗而血糖控制达标的 GDM 孕妇，在无母儿并发症并严密监测的情况下，可等到预产期，仍未自然临产者采取措施终止妊娠。

孕前糖尿病及应用胰岛素治疗的 GDM 者，如果血糖控制良好，无母儿并发症并严密监测的情况下，孕 39 周后终止妊娠；血糖控制不满意者或者出现母儿并发症，应及时收入院密切关注母儿并发症，对于终止妊娠时机应采取个体化处置。

糖尿病伴发微血管病变者，或者以往有不良产史者，在严密监护下，终止妊娠时机需要采取个体化处置。

足月妊娠引产的指征包括血糖控制不满意，对产前检查和治疗依从性差，既往有死胎史，出现糖尿病血管并发症或合并慢性高血压者。对于有血管并发症的孕妇，只有当高血压恶化或存在胎儿生长受限时才需要提前在足月之前分娩。如果胎儿宫内出现危险信号，应立即终止妊娠。如果没有胎儿急性窘迫的证据，应进行羊膜腔穿刺进一步评估胎儿成熟状况。宫颈成熟条件决定是否及何时进行选择性的引产，前列腺素可以安全用于促宫颈成熟。

（2）分娩方式：孕前患有糖尿病的孕妇更易发生巨大胎儿和肩难产，决定分娩方式时应考虑到这一点。糖尿病本身不是剖宫产的指征，决定阴道分娩者，应制订产程中分娩计划，产程中密切监测孕妇血糖、宫缩、胎心变化，避免产程过长。选择性剖宫产手术指征：糖尿病伴严重微血管病变及其他产科指征。孕期血糖控制不好，胎儿偏大尤其估计胎儿体重在 4250g 以上者或既往有死胎、死产史者，应适当放宽剖宫产指征。

一旦决定分娩，医生应注意采取措施使分娩期血糖保持在 4.4～6.7mmol/L（80～120mg/d），可应用胰岛素治疗，产时多选用静脉滴注小剂量胰岛素，可较好地维持血糖水平；应由专人守护产妇，检测血糖和胰岛素用量，根据血糖水平随时调整胰岛素用量，必要时采取其他措施维持血糖水平；同时应当补充充足的液体和热量，防止低血糖和酮症的发生。新生儿最常见并发症是低血糖，应密切监测，避免发生。

（3）产褥期的治疗目标：孕前糖尿病患者继续应用胰岛素控制血糖。无论是孕前糖尿病还是 GDM 产妇，都鼓励母乳喂养，在血糖控制良好的情况下，乳汁的质量不会受到影响。哺乳的产妇进行糖耐量试验时血糖水平较低，GDM 将来发生糖尿病者也较未哺乳者少。

4.GDM 的产后随访

推荐所有 GDM 患者在产后 6～12 周进行随访。产后随访时医生应向产妇讲解产后随访的意义，指导其改变生活方式，进行合理饮食及适当运动，鼓励母乳喂养。

医生随访时建议对产妇进行体质测量，包括身高、体重、BMI、腰围及臀围；同时建议了解产妇产后血糖的恢复情况，建议所有 GDM 产后行 75g OGTT，测空腹及服糖后 2 小时血糖，按照 2014 年美国糖尿病协会（American Diabetes Association, ADA）的标准明确有无糖代谢异常及种类（见表 6-7）。有条件者建议检测血脂及胰岛素水平。建议有条件者至少每 3 年进行 1 次随访。

表 6-7 DM 诊断标准（2014ADA）

	FPG/（mmol·L^{-1}）	服糖后 2 小时血糖 /(mmol/L^{-1})	HbA1c
正常	< 5.6	< 7.8	< 5.7
糖耐量受损	< 5.6	7.8 ~ 11.0	5.7 ~ 6.4
GPG 受损	5.6 ~ 6.9	< 7.8	5.7 ~ 6.4
糖尿病	≥ 7.0	和（或）≥ 11.1	≥ 6.5

建议对糖尿病患者后代进行随访以及健康生活方式指导，可进行身高、体重、头围、腹围的测定，必要时进行血压及血糖的检测。

三、护理措施

（一）妊娠期

（1）入高危门诊。

（2）控制饮食。

（3）适量运动。

（4）正确使用胰岛素。

（5）胎儿监护。

（6）预防感染。

（二）分娩期

除提供常规产科护理外，还有以下几点需要注意。

（1）陪伴分娩，提供心理支持，鼓励进食，保证热量供应，防止低血糖的发生，促进产程进展。

（2）严密监测产程进展和胎儿情况，若胎心异常或是 CST 出现晚期减速，立即报告医师。

（3）做好术前准备，准备助产器械和做好新生儿抢救准备。

（4）糖尿病孕妇妊娠已接近足月，并伴有其他合并症，需终止妊娠，应遵医嘱对孕妇术前注射地塞米松，以促进胎儿肺泡表面活性物质的产生，促进胎肺成熟，减少新生儿呼吸窘迫综合征的发生。

（5）监测血糖、尿糖动态变化，预防低血糖。

（6）预防产后出血，注射宫缩药，如缩宫素或麦角新碱。

（7）产后注意及时遵医嘱调整胰岛素用量。

（三）产褥期

（1）胎盘娩出后，抗胰岛素的激素迅速下降，产后 24h 应遵医嘱调整胰岛素用量并监测血糖变化，以防止低血糖休克的发生。

（2）给予产褥期一般护理，防止念珠菌等感染。指导喂养，重症糖尿病孕妇不宜哺乳，应退乳；轻症患者应早期哺乳。

（3）糖尿病婴儿护理：①无论体重多少，都应按早产儿护理，预防新生儿低血糖的发生；②出生后 1 小时喂 25% 葡萄糖液 10～30mL，以后每 4 小时 1 次，连续 24 小时，必要时静脉给予葡萄糖酸钙。

（4）出院指导：鼓励坚持母乳喂养，加强产褥期保健，合理安排饮食，加强产后随访。

第三节　妊娠合并病毒性肝炎

病毒性肝炎是由多种肝炎病毒引起的、以肝损害为主要表现的世界范围内传播的传染病，根据病原学分型主要分为甲型（hepatitis A virus，HAV）、乙型（hepatitis B vinus，HBV）、丙型（hepatis C vinus，HCV）、丁型（hepats D vinus，HDV）、戊型（hepatitis E virus，HEV）共 5 型，其中乙型肝炎病毒是我国慢性病毒性肝炎最常见的病原体。2014 年，中国疾病预防控制中心（CDC）对全国 1～29 岁人群乙型肝炎血清流行病学调查结果显示，15～29 岁人群

HBsAg 阳性率为 4.38%。病毒性肝炎严重危害人类健康，尤其是合并妊娠者更凶险，是孕产妇死亡的重要原因之一。

一、护理评估

（一）临床表现

各型病毒性肝炎临床表现相似，主要表现为食欲缺乏、厌油、恶心、呕吐、腹胀肝区不适等消化道症状，低热、头晕、乏力、关节肌肉痛等流感样症状，部分症状严重患者可出现黄疸。

（二）实验室检查

1. 转氨酶

血清谷丙转氨酶（ALT）和谷草转氨酶（AST）升高，重度慢性肝炎转氨酶反复或持续升高至正常值 3 倍以上。

2. 胆红素

血清总胆红素和尿胆红素均升高。

3. 凝血相关指标

凝血酶原时间（PT）、凝血酶原活动度（PTA）、国际标准化比率（INR）异常可在一定程度上反映肝损害的严重程度。

（三）血清病原学检查

1.HAV 感染

（1）抗 HAVIgM 阳性，提示新近感染 HAV，感染后数天出现，3～6 个月转阴。

（2）抗 HAVIgG 阳性，提示曾经感染 HAV 或疫苗接种后反应，感染后 2～3 个月达到高峰，持续多年或终身。

2.HBV 感染

（1）HBsAg 阳性，提示现症感染 HBV，感染后 2 周左右出现，阴性不能排除 HBV 感染。

（2）抗 HBs 阳性，为保护性抗体，阳性提示对 HBV 有免疫力，过去曾感染过 HBV 或乙肝疫苗接种有效。

（3）HBeAg 阳性，提示病毒大量复制、增殖，传染性强。

（4）抗 HBe 阳性，提示 HBV 感染恢复期，传染性较低，但仍可能检测到 HBV DNA。

（5）抗 HBc，抗 HBc IgM 阳性提示 HBV 正在复制增殖，多处于感染期。

（6）抗 HBc IgG 低滴度提示可能感染过 HBV 但已恢复，高滴度提示现症感染。

（7）HBV DNA，即病毒水平，可反映病毒复制是否活跃。HBV DNA 水平是影响 HBV 母婴传播的最关键因素，HBV DNA 水平高于 $2 \times 10^5 U/mL$，病毒复制活跃，称"高病毒水平"，也称"高病毒载量"。

3.HCV 感染

抗 HCV 或 HCVRNA 阳性，提示 HCV 现症感染，抗 HCV 是 HCV 感染的标志，不是保护性抗体，HCVRNA 阳性提示病毒感染和复制。

4.HDV 感染

抗 HDV 或 HDV RNA 阳性，提示 HDV 感染。

5.HEV 感染

抗 HEV 或 HEV RNA 阳性，提示 HEV 感染。

（四）诊断

妊娠合并病毒性肝炎可根据肝炎病毒感染史、临床表现和实验室检查综合诊断。妊娠期重型肝炎一般符合消化道症状严重、凝血酶原活动度下降、总胆红素不低于 $171.0 \mu mol/L$ 即可基本确诊。

（五）妊娠合并非重型肝炎的处理

1. 一般处理

注意休息，加强营养，高蛋白低脂饮食，防治感染。可予维生素 C2g、维生素 K140mg 加入 500～1000mL5% 或 10% 葡萄糖静脉滴注，每天 1 次；氨基酸 250～500mL 静脉滴注，每天 1 次；避免使用损害肝脏的药物，如利福平、保泰松、磺胺类药物等。

2. 护肝治疗

孕期筛查肝功能，若转氨酶有轻度升高可密切观察，若肝脏病变较重，可于孕中期、晚期行抗病毒治疗，具体方案见后。同时使用葡醛内酯、谷胱甘肽、腺苷蛋氨酸等护肝药物，丹参注射液等改善肝脏循环，联苯双酯等降酶，根据病情需要及时补充白蛋白、血浆、冷沉淀等血液制品。

3. 抗病毒治疗

孕期常规筛检 HBsAg，HBsAg 阳性者应于孕中期、晚期测乙肝病毒 DNA 载量，若 HBV DNA 载量高于 10^5 U/mL，可在妊娠第 24~28 周开始抗病毒治疗，抗病毒药物首先选择替诺福韦酯（TDF），其次可选择替比夫定（LdT）或拉米夫定（LAM），随着 LdT 和 LAM 的耐药率逐年增加，TDF 安全、高效、价格相对低廉，是慢性乙型肝炎孕妇首选药物。推荐使用 TDF300mg，1 天 1 次，在妊娠第 28~32 周开始治疗，持续到分娩。产后在有效随访和肝功能、HBV DNA 监测的情况下可停药，产后可母乳喂养。

4. 分娩方式选择

病情较轻，宫颈条件好，无剖宫产指征，预期产程进展顺利者，可进行阴道试产；病情较重，宫颈条件不好，胎儿较大，估计产程长，母儿不能耐受分娩的负荷或有其他剖宫产指征，应剖宫产结束分娩。HBsAg 阳性和 HBeAg 阳性不是剖宫产指征，阴道分娩不会增加母婴传播的概率。孕妇 HCV 感染也不是剖宫产指征，分娩方式对母婴传播无明显影响。

5. 新生儿处理

HBsAg 阴性母亲所产的新生儿，在出生后 24 小时需接受乙型肝炎疫苗注射。HBsAg 阳性母亲的所产新生儿，应在出生后 12 小时内注射 HBIG，单次剂量不少于 100U，同时在不同部位接种 10μg 乙型肝炎疫苗，其后在 1 个月和 6 个月时分别接种第 2 针与第 3 针乙型肝炎疫苗。现有研究指出，不论新生儿是否接受乙肝疫苗注射，母乳喂养都不会增加 HBV 感染风险。尽管在 HBsAg 阳性产妇的乳汁中可以检测到 HBV，但相较于人工喂养的新生儿其感染风险并未增加。新生儿在经注射 HBIG 和乙型肝炎疫苗后，不论孕妇 HBeAg 是阴性还是阳性，都可行母乳喂养。HCV 感染的孕妇在排除静脉注射毒品和 HIV 感染，无明显乳头皲裂的情况下可以哺乳。

（六）妊娠合并重型肝炎的处理

1. 预防和治疗肝性脑病

（1）低脂肪、低蛋白（< 0.5g/kg）及高糖饮食，使热量高于 7431.2kJ（1800kcal），同时给予大量维生素。

（2）使用甲硝唑等抗生素抑制肠道菌群，减少游离氨及其他毒素的产生。

（3）乳果糖口服（30g/d）酸化胃肠道环境，减少氨吸收。

（4）用富含支链氨基酸的注射液 250mL 加等量葡萄糖和谷胱甘肽 1.2g 静脉滴注，每天 1 次。

（5）胰高血糖素 1mg、胰岛素 8 ~ 10U 加入 10% 葡萄糖溶液 250mL，缓慢静脉滴注，每天 1 次，疗程 10 ~ 15 天，促进肝细胞再生，此法应同时监测血糖。

2. 预防和治疗肝肾综合征

肝肾综合征在合并妊娠期高血压疾病时更易发生，一旦出现少尿无尿、低血钠、尿毒症酸中毒等情况，应适当限制液体入量，避免使用肾损害药物，扩张肾血管、改善肾血流；合理使用利尿药，可用呋塞米 60 ~ 80mg/d；治疗后如仍无尿并出现高钾血症等情况，应及时考虑透析治疗。

3. 预防和治疗 DIC

DIC 往往是重型肝炎的重要死亡原因之一，应积极处理。高度怀疑 DIC 的患者应及时补充凝血因子，输新鲜血浆、冷沉淀、纤维蛋白原等血液制品，酌情使用低分子量肝素治疗，但临产前 4 小时至产后 12 小时不宜使用肝素，以免加重出血。

二、预防

（一）加强宣教

注意营养，讲究卫生。对于有生育要求的慢性乙型肝炎患者，有治疗指征时，应在孕前应用 α - 干扰素（interferon-α，IFN-α）和口服核苷酸类（NAs）药物治疗，治疗期间应采取可靠避孕措施，肝炎治疗完成后 6 个月，最好 2 年，再考虑怀孕。应用 IFN-α 治疗的男性患者，应在停药至少 6 个月后考虑生育；应用 NAs 药物抗病毒治疗的男性患者，因目前尚无证据表明 NAs 药物治疗对精子有不良影响，所以可在告知患者的前提下考虑生育。

（二）加强围产期保健

我国孕妇应于孕早期至中期常规筛查 HBsAg，必要时查 HBV DNA，达到治疗指征者应积极抗病毒治疗；HBV DNA 载量高于 10U/mL 的患者，应尽可能地减少有创产前诊断措施（羊水穿刺、绒毛取样等），从而降低垂直感染风险；分娩时应严格执行消毒隔离制度，防止产道损伤及新生儿产伤、窒息、羊水吸入，减少垂直传播可能。

（三）免疫预防

目前一致认为，HBIG 联合乙型肝炎疫苗能明显降低乙肝垂直传播概率，新生儿经主动免疫和被动免疫后，可以母乳喂养。但目前丙型肝炎尚无特异的免疫方法。

三、护理措施

（一）妊娠期

（1）开展卫生教育，传授相关的卫生知识，预防肝炎的发生。

（2）加强孕期保健：①讲解肝炎与母婴的相互影响、转归及预后，帮助孕妇消除顾虑，树立信心，积极配合监护措施；②预防交叉感染，按传染病处理，严格执行隔离消毒措施。

（3）落实妊娠期监测，定期产前检查：与传染科共同监护，预防早产，注意休息，避免劳累及情绪波动。轻度患者给予适当休息，要把补充足够营养视为药物治疗的重要组成部分，鼓励孕妇摄入足够热量的食物。

（4）预防妊娠高血压综合征及贫血，以免病情发展，若发现孕妇皮肤、巩膜黄染加深，尿色黄，皮肤瘙痒等，即遵医嘱做进一步检查。若血压升高、贫血等，应及早治疗，以免病情恶化。

（5）加强入院患者的护理：①专人护理，严密监测生命体征；②宜进食低脂肪、低蛋白质、高糖类的食物，保证足够热量并补充大量纤维素。

(6) 预防交叉感染：按传染科处理，严格执行消毒隔离措施。

（二）分娩期

(1) 减轻产妇的心理负担：①在隔离产房内，为产妇提供安全、舒适的环境；②增加与产妇交谈，加强沟通，通过观察，周全服务，满足产妇对生理和心理上的需求，消除其紧张和孤独情绪。

(2) 预防凝血功能障碍：①分娩前遵医嘱肌内注射、口服维生素 K 制剂，配新鲜血备用及监测凝血功能；②分娩过程中，在严密观察产程时注意产妇是否有出血倾向。

(3) 减少产时体力消耗，应缩短第二产程，给予阴道助产。

(4) 预防产后出血及感染：①减少产道损伤；②仔细检查，以防胎盘残留；③严格执行无菌操作规程。

(5) 防止肝衰竭、肾衰竭：密切注意血压、神志和尿量变化。

（三）产褥期

(1) 遵医嘱使用对肝损害小的抗生素。

(2) 继续护肝，保证休息和营养，以防发展为慢性肝炎。

(3) 观察子宫收缩及阴道出血情况。

第七章　分娩

第一节　正常分娩

妊娠满28周（196天）及以后的胎儿及其附属物，从临产发动至从母体排出的过程称分娩。妊娠满28周至不满37足周（196～258天）期间分娩称早产；妊娠满37周至不满42足周（259～293天）期间分娩称足月产；妊娠满42周及其后（294天及294天以上）期间分娩称过期产。

一、子宫及宫颈在分娩过程的适应性改变及分娩动因

妊娠分娩过程中母体和胎儿发生多种结构与功能的适应性变化，最为重要的是母体子宫与宫颈的变化。分娩发动是由母体及胎儿通过多种因素、多种途径、交互作用的过程。多种因素中包含了复杂的内分泌或/及旁分泌因素、机械性因素、免疫因素或/及感染因素等；多途径涉及多种细胞内、外信息传导通路等，最终诱发子宫平滑肌收缩，宫颈扩张，发动分娩。分娩发动的确切原因目前仍不清楚，分娩动因的各种学说互相关联，较有代表性的有激素控制学说、宫颈与子宫下段成熟学说、机械学说和免疫学说等。

（一）子宫及宫颈适应性改变及调节

根据分娩过程中子宫肌层和宫颈的主要生理变化，可人为地将分娩过程分为4个相互重叠的阶段：第一阶段，指从受精卵形成至妊娠晚期，为分娩前奏，也称为子宫静止期；第二阶段，通常为妊娠最后6～8周，为分娩前准备阶段，也称为子宫激活期；第三阶段，指产程过程，也称为子宫兴奋期；第四阶段，指分娩恢复期，也称为子宫复旧期，通常需要4～6周。

1.子宫及宫颈适应性功能变化

（1）第一阶段：在此阶段子宫处于静止状态，特点为子宫平滑肌松

弛，子宫肌层收缩被抑制，并且对于通常的刺激无反应。妊娠期的子宫平滑肌可以出现 Braxton-Hicks 收缩，为正常的生理性的宫缩活动，宫缩不引起宫颈扩张，通常不规律、间断发作，持续时间较短，强度低，其强度在 5~25mmHg 之间，这种生理性宫缩在分娩前 1~2 周时明显增多。

妊娠期间宫颈始终保持解剖结构形态完整性，同时发生宫颈软化、组织顺应性增加等适应性改变。

（2）第二阶段：子宫肌中与收缩相关的蛋白表达改变；缩宫素受体、前列腺素受体和间隙连接蛋白 43 均显著增加；前列腺素受体和缩宫素受体在子宫底部肌细胞的表达较子宫下段增多。至妊娠足月时子宫峡部已经逐渐拉长形成子宫下段。

宫颈从软化到成熟发生于临产前数天至数周，最终在临产开始时宫颈容受和扩张。调节宫颈成熟的因素可能包括胶原结构变化、基质中葡萄糖胺聚糖和蛋白聚糖的总量和组成改变、细胞外基质炎症细胞浸润等。

（3）第三阶段：

①子宫收缩变化：临产后子宫收缩具有节律性、对称性和极性。第一产程开始时，宫缩间歇 3~5 分钟，而到第二产程，逐渐缩短为不足 1 分钟。在活跃期，每次宫缩持续 30~90 秒，平均约 60 秒。宫缩间歇对胎儿宫内安危至关重要，无间歇的宫缩可减少子宫胎盘有效血流而导致胎儿缺氧。

②子宫宫颈形态变化：子宫体部肌纤维不断收缩过后并不会恢复至原来长度，而是相对缩短，称为缩复；宫缩时子宫下段及宫颈较软，不断被拉伸变薄，被动扩张形成胎儿娩出的宽阔通路。已经成熟的宫颈在宫缩的作用下，宫颈管消失并扩张。宫颈内口的肌纤维被牵拉向上成为子宫下段，而宫颈外口暂时没有变化。随着宫缩的作用，宫颈外口不断被牵拉扩张，足月胎儿分娩时宫颈外口完全扩张至约 10cm。

③盆底的变化：盆底由数层组织构成，最重要的是肛提肌及被覆于其上下的肌纤维结缔组织，支撑并功能性关闭产道。在妊娠期间，肛提肌通常变得肥大，承托子宫增大带来的压力。产程中在宫缩及胎先露的作用下，肛提肌受牵拉，会阴体变薄，使得妊娠期约 5cm 厚的盆底组织变为非常薄的膜样结构。

④胎儿胎盘娩出：胎儿娩出以后，子宫腔体积骤然减小而强烈收缩，胎

盘与子宫壁发生剥离。胎盘剥离后，胎膜也随之剥离并娩出。子宫肌层继续强烈收缩得以闭合子宫肌壁血管，同时子宫腔闭合。

（4）第四阶段：产程结束后，子宫肌层仍然持续收缩和缩复。子宫复旧和宫颈修复使子宫和宫颈恢复至非孕状态，同时子宫内膜恢复对激素的反应性，为再次妊娠做准备。

2. 子宫平滑肌细胞功能的调控途径

目前已知的参与调控途径主要包括钙离子、钠钾泵和钾通道、缝隙连接、细胞表面的受体、细胞内环磷酸鸟苷等。这些因素通过调节肌动蛋白和肌球蛋白相互作用、子宫肌层细胞的兴奋性、细胞间相互沟通使肌细胞同步活动等途径来调控子宫收缩与舒张。

3. 妊娠分娩各阶段子宫及宫颈适应性变化的调节

涉及多种因素、多种途径的相互作用，包括多种抑制及激活子宫收缩活动的激素及其受体，如孕酮、松弛素、P-内啡肽和甲状旁腺激素相关蛋白等抑制性激素，前列腺素、缩宫素和内皮素等激活激素，以及具有双重作用的雌激素及其受体，胎盘促肾上腺皮质激素释放激素（corticotropin releasing hormone，CRH）及其受体等；细胞因子如生长因子、一氧化氮等；母体自身状态如交感－副交感神经、氧供、pH 的变化；胎儿羊水逐渐生长的机械性调节等。

（1）第一阶段：子宫肌层静止的调节影响因素可能包括雌孕激素通过子宫肌层细胞内受体发挥作用；子宫肌层细胞膜受体介导的 cAMP 增加；cGMP 的生成；以及包括子宫肌层细胞离子通道的修改等。

①孕激素和雌激素：孕激素可通过抑制细胞间隙连接蛋白 43 和子宫肌层缩宫素受体而维持子宫肌层相对静止和宫颈完整性。雌激素可能通过促进孕激素反应性而增强孕激素的作用，但同时也可以促进缝隙连接形成和增加肌层缩宫素受体表达而刺激分娩。孕酮 / 雌激素（主要是雌二醇）的比值增加可维持妊娠状态，而比值下降可促进分娩。

②G 蛋白耦联受体：β肾上腺素受体，促黄体激素（LH）和绒毛膜促性腺激素（hCG）受体，松弛素，肾上腺皮质激素释放激素（CRH），前列腺素，心房钠尿肽和脑利钠肽及一氧化氮等，通过介导 G 蛋白刺激的腺苷酸环化酶增加，cAMP 水平增加，调节肌层细胞松弛。

③刺激子宫收缩物质降解或灭活加快：刺激子宫收缩物质降解或灭活的酶类活性显著增加，例如前列腺素、缩宫素酶和缩宫素；血管紧张素酶和血管紧张素Ⅱ等。

（2）第二阶段：

①孕激素：孕酮的功能性撤退与人类分娩的发动有关。孕激素的功能性撤退存在多种途径，包括孕激素受体（progesterone receptor，PR）异构体PR-A与PR-B相对比例改变、受体激活水平降低，以及宫颈孕激素分解代谢酶的变化导致局部雌激素水平增加和孕激素水平下降等。

②缩宫素受体：子宫肌层、子宫内膜和蜕膜的缩宫素受体增加，后者通过增加磷脂酶C活性和细胞质内钙浓度以及刺激前列腺素产生等途径加强子宫收缩。

③松弛素：通过基质金属蛋白酶诱导调解糖胺聚糖和蛋白聚糖的合成以及基质蛋白大分子如胶原的降解，使得子宫、宫颈、阴道、耻骨联合的细胞基质发生重塑；松弛素还可以促进细胞外基质细胞增殖和抑制细胞凋亡。

④胎儿因素的调节作用：胎儿可能通过多种途径调节子宫收缩，包括胎儿生长造成子宫肌层受牵拉、胎儿下丘脑-垂体-肾上腺胎盘轴的激活、胎儿肺表面活性物质增加等。

（3）第三阶段：刺激子宫收缩物质的数量是保证产程顺利的重要部分。包括缩宫素、前列腺素、血清素、组胺、血小板活化因子（PAF）、内皮素-1、血管紧张素Ⅱ、肾上腺皮质激素释放激素（CRH）等。

①缩宫素：妊娠末期子宫肌层和蜕膜组织中缩宫素受体的数量明显增加，缩宫素还可以作用于蜕膜组织促进前列腺素释放。

②前列腺素：主要在子宫肌层和蜕膜内产生，胎膜和胎盘也产生前列腺素并释放入羊水。随着妊娠周数的增加，羊水中的前列腺素水平逐渐增加，至临产后达高峰，使得宫颈扩张和蜕膜组织暴露。

（二）分娩动因学说

目前人类个体分娩受多因素作用，确切动因并不清楚，存在多种学说，多种因素可能单独或协同相互作用启动分娩过程。

1. 激素控制学说

目前认为孕酮撤退，孕酮 / 雌激素比例（P/E_2）下降，孕酮受体的减少导致孕酮的生物活性降低等可能在分娩发动中起重要作用。此外，胎儿下丘脑 – 垂体 – 肾上腺胎盘轴的激活，胎儿皮质醇与胎盘 CRH 形成正反馈循环，使子宫收缩增加进而发动分娩。

2. 宫颈与子宫下段成熟学说

宫颈的成熟和子宫下段的形成与发育是分娩发动的必要条件，与分娩的发动有明显的时相关系。

3. 机械学说

随胎儿胎盘羊水的生长以及药物应用、异常疾病状态等引起子宫张力的增加，使缩宫素释放而引起宫缩，是分娩发动的必需条件。

4. 免疫学说

妊娠期间母体免疫排斥反应受到抑制，随妊娠进展母体对胎儿抗原识别的能力改变，可能导致分娩的发动。

二、决定分娩的因素

决定分娩的因素有 4 个方面：产力、产道、胎儿及孕产妇的精神心理因素。子宫收缩力是临产后的主要产力；腹压是第二产程胎儿娩出的重要辅助力量；肛提肌收缩力是协助胎儿内旋转及胎头仰伸必需的力量。骨盆 3 个平面的大小和形状、子宫下段形成、宫颈管消失与宫口扩张、会阴体伸展直接影响胎儿通过产道。胎儿大小和胎方位也是分娩难易的影响因素。精神鼓励和心理安慰有助于产妇顺利分娩。

（一）产力

将胎儿及其附属物从子宫内逼出的力量称产力，产力包括子宫收缩力（简称宫缩）、腹肌及膈肌收缩力（统称腹压）和肛提肌收缩力。

1. 子宫收缩力

子宫收缩力是临产后的主要产力，贯穿整个分娩过程中。临产后的子宫收缩力能使宫颈管消失、宫口扩张、胎先露部下降、胎儿和胎盘娩出。正常子宫收缩力有以下特点：

（1）节律性：宫缩的节律性是临产的标志。每阵宫缩都是由弱至强（进行期），维持一定时间（极期）（一般 30~40 秒），随后从强逐渐减弱（退行期），直至消失进入间歇期，每个周期一般 5~6 分钟。当宫口开全时，间歇期仅 1~2 分钟，宫缩可持续达 60 秒。宫缩如此反复，直至分娩结束。宫缩时，子宫肌壁血管及胎盘受压，子宫血流量减少，胎盘绒毛间隙的血流量减少；宫缩间歇时，子宫血流量恢复到原来水平，胎盘绒毛间歇的血流重新充盈。子宫收缩这种节律性的特点对胎儿血流灌注有利。

（2）对称性和极性：正常宫缩起自两侧子宫角部，迅速向子宫底中线集中，左右对称，再以 2cm/s 速度向子宫下段扩散，约 15 秒均匀协调地遍及整个子宫，此为宫缩的对称性。宫缩以子宫底部最强最持久，向下逐渐减弱，子宫底部的收缩力的强度是子宫下段的 2 倍，此为子宫收缩的极性。

（3）缩复：每次宫缩都会引起子宫体部肌纤维短缩变宽，宫缩间歇期肌纤维虽然松弛变长变窄，但不能恢复到原来的长度，经反复宫缩，子宫体部的肌纤维越来越短，这种现象称为缩复。子宫体肌纤维的缩复作用使宫腔容积逐渐缩小，迫使胎先露部下降，宫颈管消失及宫口扩张。

2. 腹壁肌及膈肌收缩力

腹壁肌及膈肌收缩力（简称腹压）是第二产程时娩出胎儿的重要辅助力量。宫口开全后，每当宫缩时，前羊水囊或胎先露部压迫骨盆底组织和直肠，反射性引起排便的动作，产妇屏气向下用力，腹壁肌及膈肌强有力地收缩使腹压增高。在第二产程末期配以宫缩时运用腹压最有效，能迫使胎儿娩出，过早加腹压易使产妇疲劳和造成宫颈水肿，致使产程延长。腹壁肌及膈肌收缩力在第三产程还能迫使已剥离的胎盘娩出。

3. 肛提肌收缩力

肛提肌收缩力有协助胎先露部在骨盆腔进行内旋转的作用。当胎头枕部位于耻骨弓下时，能协助胎头仰伸及娩出。胎儿娩出后，当胎盘降至阴道时，肛提肌收缩力有助于胎盘娩出。

（二）产道

产道是胎儿娩出的通道，分骨产道与软产道两部分。

1. 骨产道

骨产道指真骨盆，其大小、形态与分娩有密切关系。骨盆腔可分3个假想平面。

（1）骨盆入口平面：呈横椭圆形，其前方为耻骨联合上缘，两侧为髂耻缘，后方为骶岬上缘。该平面有4条径线：

①入口前后径：即真结合径。耻骨联合上缘中点至骶岬前缘正中间的距离，平均长约11cm，其长短与分娩关系密切。

②入口横径：两髂耻缘间的最大距离，平均长约13cm。

③入口斜径：左右各一。左侧骶髂关节至右侧髂耻隆突间的距离为左斜径；右骶髂关节至左髂耻隆突间的距离为右斜径，平均长约12.75cm。

（2）中骨盆平面：为骨盆最小平面，在产科临床有重要意义。此平面呈前后径长的纵椭圆形，其前方为耻骨联合下缘，两侧为坐骨棘，后方为骶骨下端。有两条径线：

①中骨盆前后径；耻骨联合下缘中点通过两侧坐骨棘连线中点至骶骨下端间的距离，平均长约11.5cm。

②中骨盆横径：也称坐骨棘间径。为两坐骨棘间的距离，平均长约10cm，是胎先露部通过中骨盆的重要径线，此径线与分娩有重要关系。

（3）骨盆出口平面：由两个在不同平面的三角形所组成。两个三角形共用的底边为坐骨结节间径：前三角平面顶端为耻骨联合下缘，两侧为耻骨降支，后三角平面顶端为骶尾关节，两侧为骶结节韧带。

有4条径线：

①出口前后径：耻骨联合下缘至骶尾关节间的距离，平均长约11.5cm。

②出口横径：两坐骨结节间的距离，也称坐骨结节间径，平均长约9cm。是胎先露部通过骨盆出口的径线，此径线与分娩关系密切。

③出口前矢状径：耻骨联合下缘中点至坐骨结节间径中点间的距离，平均长约6cm。

④出口后矢状径：骶尾关节至坐骨结节间径中点间的距离，平均长约8.5cm。当出口横径稍短，而出口横径与后矢状径之和≥15cm时，一般正常大小胎儿可以通过后三角区经阴道娩出。

（4）骨盆轴与骨盆倾斜度：

①骨盆轴：为连接骨盆各假想平面中点的曲线。此轴上段向下向后，中段向下，下段向下向前。分娩时，胎儿沿此轴娩出。

②骨盆倾斜度：妇女直立时，骨盆入口平面与地平面所形成的角度，一般为60°。若骨盆倾斜度过大，常影响胎头衔接和娩出。

2. 软产道

软产道是由子宫下段、宫颈、阴道、外阴及骨盆底组织构成的弯曲管道。

（1）子宫下段形成：子宫下段由非孕时长约1cm的子宫峡部形成。子宫峡部于妊娠12周后逐渐扩展成为宫腔一部分，至妊娠末期逐渐被拉长形成子宫下段。临产后的规律宫缩进一步拉长子宫下段达7～10cm，肌壁变薄成为软产道的一部分。临产后，由于子宫肌纤维的缩复作用，子宫上段肌壁越来越厚，子宫下段肌壁被牵拉越来越薄。由于子宫上下段的肌壁厚薄不同，在两者间的子宫内面有一环状隆起，称生理性缩复环。正常情况下，此环不易在腹部见到。

（2）宫颈的变化：

①宫颈管消失：临产前的宫颈管长2～3cm，初产妇较经产妇稍长。临产后的规律宫缩牵拉宫颈内口的子宫肌纤维及周围韧带，以及胎先露部前羊水囊呈楔状，致使宫颈内口向上向外扩张，宫颈管形成漏斗状。随后宫颈管逐渐变短直至消失。初产妇多是宫颈管先消失，宫口后扩张；经产妇多是颈管消失与宫口扩张同时进行。

②宫口扩张：临产后，宫口扩张主要是子宫收缩及缩复向上牵拉的结果。胎先露部衔接使前羊水于宫缩时不能回流，由于子宫下段的蜕膜发育不良，胎膜容易与该处蜕膜分离而向宫颈管突出形成前羊水囊，协助扩张宫口。胎膜多在宫口近开全时自然破裂。破膜后，胎先露部直接压迫宫颈，扩张宫口的作用更明显。产程继续进展，当宫口开全（10cm）时，妊娠足月胎头才能通过。

（3）骨盆底组织、阴道及会阴的变化：前羊水囊及胎先露部先扩张阴道上部，破膜后胎先露部下降直接压迫骨盆底组织，使软产道下段形成一个向前弯的长筒形，前壁短、后壁长，阴道外口开向前上方，阴道黏膜皱襞展平，阴道扩张。肛提肌向下及向两侧扩展，肌纤维拉长，使约5cm厚的会阴体变成2~4mm，以利于胎儿通过，分娩时若保护会阴不当，易造成裂伤。阴道及骨盆底的结缔组织和肌纤维于妊娠期肥大、血管增粗，血运丰富，产后容易发生会阴血肿。

（三）胎儿

胎儿能否顺利通过产道，还取决于胎儿大小、胎位及有无畸形。

1. 胎儿大小

分娩过程中，胎儿大小是决定分娩的一个重要因素。分娩时，虽然骨盆大小正常，但由于胎儿过大致胎头径线过大，可造成相对性头盆不称导致难产。

（1）胎头颅骨：由顶骨、额骨、颞骨各两块及枕骨一块构成。颅骨间缝隙称颅缝，两顶骨间为矢状缝，顶骨与额骨间为冠状缝，枕骨与顶骨间为人字缝，颞骨与顶骨间为颞缝，两额骨间为额缝。两颅缝交界空隙较大处称囟门：位于胎头前方菱形称前囟（大囟门），位于胎头后方三角形称后囟（小囟门）。颅缝与囟门之间均有软组织遮盖使骨板有一定的活动余地，使胎头具有一定的可塑性。在分娩过程中，通过颅骨轻度重叠使头颅变形，缩小头颅径线，利胎头娩出。过熟儿胎头较大，颅骨较硬，胎头不易变形，有时可导致难产。

（2）胎头径线，主要有四条：

①双顶径（biparietal diameter，BPD）：为两顶骨隆突间的距离，妊娠足月时平均值约9.3cm。临床以B型超声测此值判断胎儿大小。

②枕额径：为鼻根至枕骨隆突的距离。胎头以此径线衔接，妊娠足月时平均值约为11.3cm。

③枕下前囟径：又称小斜径，为前囟中央至枕骨隆突下方的距离。胎头俯屈后以此径线通过产道，妊娠足月时平均值约9.5cm。

④枕颏径：又称大斜径，为颏骨下方中央至后囟顶部间的距离。妊娠足月时平均值约13.3cm。

2. 胎位

产道为一纵行管道。纵产式时，胎体纵轴与骨盆轴相一致，容易通过产道。头先露是胎头先通过产道，较臀先露易娩出。但需触清矢状缝及前后囟，以便确定胎位。矢状缝是确定胎位的重要标志，囟门对判断胎位也很重要。头先露在分娩过程中颅骨重叠，使胎头变形，周径变小，有利于胎头娩出。臀先露时，胎臀先娩出，胎臀较胎头周径小且软，产道不能充分扩张；当后出胎头时又无变形机会，使胎头娩出困难。肩先露时，胎体纵轴与骨盆轴垂直，妊娠足月活胎不能通过产道，对母儿威胁极大。

3.胎儿畸形

胎儿发育异常，如脑积水及连体儿等，由于胎头或胎体过大，通过产道困难。

（四）产妇的精神心理因素

产妇的精神心理因素可以影响产力。对分娩有顾虑的产妇，往往在分娩的早期就出现子宫收缩乏力。产妇的疼痛、惧怕、劳累等，直接影响产程的进展。应该对产妇进行分娩前的健康教育，让产妇了解各种分娩方式及其特点，了解分娩过程及其影响，让产妇树立信心。开展家庭式产房，导乐（Doula）分娩，以精神上的鼓励、心理上的安慰、体力上的支持有助于帮助产妇度过分娩全过程。

三、枕先露的分娩机转

胎儿通过衔接、下降、俯屈、内旋转、仰伸、复位及外旋转、肩娩出等一连串适应性转动，以其最小径线通过产道。下降贯穿分娩全过程，是胎儿娩出的首要条件。

分娩机转是指胎儿先露部随骨盆各平面的不同形态，被动地进行一连串适应性转动，以其最小径线通过产道的全过程。临床枕左前位最多见，故以枕左前位的分娩机转为例说明。

（一）衔接

胎头双顶径进入骨盆入口平面，胎头颅骨最低点接近或达到坐骨棘水平，称为衔接。胎头以半俯屈状态以枕额径进入骨盆入口，由于枕额径大于骨盆入口前后径，胎头矢状缝坐落在骨盆入口右斜径上，胎头枕骨在骨盆左前方。经产妇多在分娩开始后胎头衔接，部分初产妇在预产期前 1~2 周内胎头衔接。

（二）下降

胎头下降是胎儿娩出的首要条件。胎头沿骨盆轴前进的动作称为下降（descent）。下降动作贯穿于分娩全过程。促使胎头下降的因素有：

(1) 宫缩时通过羊水传导，压力经胎轴传至胎头。

(2) 宫缩时宫底直接压迫胎臀。

(3) 胎体伸直伸长。

(4) 腹肌收缩使腹压增加。

（三）俯屈

当胎头以枕额径进入骨盆腔降至骨盆底时，原处于半俯屈的胎头枕部遇肛提肌阻力，借杠杆作用进一步俯屈（flexion），使下颌接近胸部，变胎头衔接时的枕额径为枕下前囟径，以适应产道，有利于胎头继续下降。

（四）内旋转

胎头围绕骨盆纵轴向前旋转，使其矢状缝与中骨盆及骨盆出口前后径相一致的动作称为内旋转。内旋转从中骨盆平面开始至骨盆出口平面完成，以适应中骨盆及骨盆出口平面前后径大于横径的特点，有利于胎头下降。枕先露时，胎头枕部到达骨盆底最低位置，肛提肌收缩力将胎头枕部推向阻力小、部位宽的前方，枕左前位的胎头向前旋转 45°。胎头向前向中线旋转 45° 时，后囟转至耻骨弓下。胎头于第一产程末完成内旋转动作。

（五）仰伸

完成内旋转后，当完全俯屈的胎头下降达阴道外口时，宫缩和腹压继续迫使胎头下降，而肛提肌收缩力又将胎头向前推进。两者的共同作用使胎头沿骨盆轴下段向下向前的方向转到向前，胎头枕骨下部达耻骨联合下缘时，以耻骨弓为支点，使胎头逐渐仰伸，胎头的顶、额、鼻、口、颏由会阴前缘相继娩出。当胎头仰伸时，胎儿双肩径沿左斜径进入骨盆入口。

（六）复位及外旋转

胎头娩出后，为使胎头与胎肩恢复正常关系，胎头枕部向左旋转45°称为复位。胎肩在盆腔入口继续下降，前（右）肩向前向中线旋转45°时，胎儿双肩径转成骨盆出口前后径相一致的方向，胎头枕部需在外继续向左旋转45°以保持胎头与胎肩的垂直关系，称为外旋转。

（七）胎肩及胎儿娩出

胎头完成外旋转后，胎儿前（右）肩在耻骨弓下先娩出，随即后（左）肩从会阴前缘娩出。胎儿双肩娩出后，胎体及胎儿下肢随之顺利娩出。至此，胎儿娩出过程全部完成。

分娩机转的各个动作虽然是分别介绍，但却是连续进行的，下降动作始终贯穿分娩全过程。

四、先兆临产、临产和产程

规律且逐渐增强的子宫收缩为临产开始的标志，同时伴有进行性宫颈管消失、宫口扩张和胎先露下降。分娩过程分为3个产程，初产妇第一产程一般需11～12小时，第二产程一般不超过2小时，均较经产妇长。

（一）先兆临产

出现预示不久将临产的症状，称为先兆临产。

1. 假临产

孕妇在分娩发动前，常出现假临产。其特点是：宫缩持续时间短（＜30秒）且不恒定，间歇时间长且不规律，宫缩强度不增加；宫缩时宫颈管不缩短，宫口不扩张；常在夜间出现，清晨消失；给予强镇静药物能够抑制宫缩。

2. 胎儿下降感

又称轻松感。多数孕妇自觉上腹部较前舒适，进食量较前增加，呼吸较前轻快，系胎先露部进入骨盆入口，使宫底位置下降而致。

3. 见红（show）

大多数孕妇在临产前24～48小时内（少数1周内），因宫颈内口附近的胎膜与该处的子宫壁剥离、毛细血管破裂，有少量出血并与宫颈管内黏液栓相混，经阴道排出，称为见红，是分娩即将开始的比较可靠的征象。若阴道流血量较多，超过平时月经量，不应视为见红，应考虑妊娠晚期产前出血，如前置胎盘、胎盘早剥等。

(二) 临产的诊断

临产开始的标志是规律且逐渐增强的子宫收缩，持续约30秒，间歇5～6分钟，同时伴随进行性宫颈管消失，宫口扩张和胎先露部下降。临产的宫缩用强镇静药物不能抑制。

(三) 总产程及产程分期

总产程即分娩全过程，指从开始出现规律宫缩直到胎儿胎盘娩出的全过程。分为3个产程。

1. 第一产程

又称宫颈扩张期。指临产开始直至宫口完全扩张即宫口开全 (10cm) 为止。初产妇的宫颈较紧，宫口扩张缓慢，一般需11～12小时；经产妇宫口较松，宫口扩张较快，需6～8小时。

2. 第二产程

又称胎儿娩出期。从宫口开全到胎儿娩出的全过程。初产妇需1～2小时，一般不超过2小时，经产妇通常数分钟完成，一般不超过1小时。

3. 第三产程

又称胎盘娩出期。从胎儿娩出到胎盘胎膜娩出的全过程，需5～15分钟，一般不超过30分钟。

五、不同产程的临床经过和处理

(一) 第一产程的临床经过和处理

1. 临床表现

产程开始时子宫收缩力可能会比较弱，间歇5～6分钟，持续25～30秒；随产程进展，间歇期逐渐缩短为2～3分钟，持续50～60秒，强度增加；

宫口开全时，宫缩间歇仅1分钟或稍长，持续时间可达1分钟以上。在此期间宫颈口展平和扩大，胎头随之入盆衔接，直至宫口开全。宫颈边缘和阴道壁穹隆的界限消失，胎膜多在宫口开全时破裂，流出羊水。将宫口扩张度、胎头下降位置、胎心率及宫缩间隔时间与持续时间绘制成产程图，可以一目了然地观察分娩各产程经过及变化。根据宫颈口扩张曲线将第一产程分为潜伏期和活跃期。

(1) 潜伏期：指从临产后规律宫缩开始，至宫口扩张至3cm的时间。此期宫颈扩张速度缓慢，平均2~3小时开大1cm，约需8小时，最大时限为16小时，超过16小时为潜伏期延长，胎头在潜伏期下降不明显。

(2) 活跃期：指从宫颈口扩张3cm至宫口开全。此期宫颈扩张速度显著加快，约需4小时，最大时限为8小时，超过8小时为活跃期延长。活跃期分为3个时期：加速期，指宫颈口扩张3~4cm，需1.5~2小时；最大加速期，指宫颈口扩张4~9cm，约需2小时，在产程图上宫颈口扩张曲线呈直线倾斜上升；减速期，指宫颈口扩张9~10cm，约需30分钟，胎头于活跃期下降加快，平均每小时下降0.86cm。

2. 处理

第一产程在宫缩间歇期可自由体位，适量活动，鼓励少量多次进食高热量易消化的食物，注意摄入足够的水分。2~4小时排尿1次。严密观察血压、胎心、宫颈口开大程度、胎先露部下降情况、宫缩强弱及持续时间，绘制产程图，产程图出现异常，应及时寻找原因，及时处理。

(二) 第二产程的临床经过和处理

1. 临床表现

第二产程是指宫口开全至胎儿娩出，胎膜多已自然破裂，此时宫缩间歇期1~2分钟，每次可持续1分钟以上。先露部降至骨盆出口压迫盆底组织时，产妇有排便感，并不自主地产生向下用力屏气动作。随着胎先露下降压迫会阴及盆底，会阴体逐渐膨隆变薄，肛门松弛。胎头于宫缩时露出阴道口，宫缩间歇期又回缩到阴道内，称为胎头拨露。当胎头双顶径越过骨盆出口，宫缩间歇期胎头也不再回缩，称为胎头着冠。胎头娩出，然后胎肩、胎体娩出。

2. 处理

第二产程要严密观察胎心和宫缩变化，指导产妇排空膀胱及屏气用力。第二产程超过 2 小时为第二产程延长，应寻找原因是，如是否为持续性枕横位或枕后位，及时处理，避免胎头在盆底受压缺氧，长时间压迫盆底组织，会阴、膀胱、直肠有可能发生损伤。

3. 接产

保证胎儿安全娩出，减少产道损伤。接产要领是：协助胎头俯屈，让胎头以最小径线（枕下前囟径）在宫缩间歇期缓慢通过阴道口，协助胎肩胎体娩出。在会阴延展不足有严重撕裂风险时，要注意保护，必要时做会阴侧切。

接生时产妇取膀胱截石位有利于操作，也可根据医院实际情况及产妇意愿采取其他体位。助产者站在产妇右侧。胎头拨露而胎膜未破者应在宫缩间歇期人工破膜。保护会阴的方法是：会阴部覆盖消毒巾，接生者的右手拇指与其余四指分开，利用手掌大鱼际肌在宫缩时向上向内轻轻托压，同时左手应轻轻下压胎头枕部，协助胎头俯屈和缓慢下降。注意避免过度压迫会阴，引起局部水肿及阻碍胎先露下降。当胎头枕骨在耻骨弓下露出时，左手协助胎头仰伸。胎头即将娩出时让产妇在宫缩间歇期稍向下屏气，使胎头缓慢娩出；若宫缩过强可嘱产妇张口哈气解除腹压作用，避免胎头娩出过快。胎头娩出后，以左手自鼻根向下颏挤压，挤出口鼻内的黏液和羊水，然后协助胎头复位及外旋转，使胎儿双肩径与骨盆出口前后径相一致。右手仍应注意保护会阴，左手将胎儿颈部向下轻压，使前肩自耻骨弓下先娩出，继之再向上托胎颈，使后肩从会阴前缘缓慢娩出。双肩娩出后，双手协助胎体及下肢相继娩出。

4. 新生儿处理

（1）清理呼吸道：胎儿娩出断脐后，用洗耳球或新生儿吸痰管继续清理呼吸道黏液及羊水。当确定呼吸道通畅仍未啼哭时，可轻拍足底或轻抚背部。待新生儿大声啼哭，表示呼吸道已通畅。

（2）处理脐带：络合碘消毒断脐处脐带，在距脐轮处 0.5cm 用气门芯扎紧或用粗丝线结扎，如用丝线结扎脐带可在结扎线外 0.5cm 处结扎第二道。脐带断端用络合碘消毒，3% 碘酊烧灼。

（3）Apgar 评分及其意义：根据新生儿出生后的心率、呼吸、肌张力、喉反射及皮肤颜色 5 项体征对新生儿进行评分，满分为 10 分，属正常新生儿；7 分以上只需进行一般处理；4~7 分缺氧较严重，需采用清理呼吸道、人工呼吸、吸氧、用药等措施才能恢复；3 分以下缺氧严重，需紧急抢救，行喉镜在直视下气管内插管并给氧。应在出生后 5 分钟、10 分钟时再次评分。1 分钟评分反映在宫内的情况，而 5 分钟及以后评分则反映复苏效果，与预后关系密切（表 7-1）。

表 7-1　新生儿 Apgar 评分标准表

体征	生后 1 分钟内应得分数		
	0 分	1 分	2 分
每分钟心率	0	< 100	≥ 100
呼吸	0	浅表，哭声弱	佳，哭声响
肌张力	松弛	四肢稍屈曲	四肢活动好
对刺激反应	无反射	有些动作，如皱眉	反应好，如咳嗽、呕吐、打喷嚏
皮肤颜色	全身苍白	躯干红，四肢青紫	全身红润

Apgar 评分敏感性高、特异性低、主观性较强，在诊断新生儿窒息时存在局限性：评分异常会导致窒息诊断扩大化，单独采用 Apgar 评分新生儿窒息误诊率达 50%~80%；虽能识别新生儿有无抑制表现，但不能识别其病理生理；评分中没有突出呼吸抑制；评估早产儿的准确性受到胎龄的影响等。反映缺氧酸中毒最简便、准确、可靠的指标是脐动脉血气分析，出生时脐动脉血气是反映胎儿出生前瞬间血气和酸碱情况的金指标。

建议在有条件的医院使用 Apgar 评分与脐动脉血气 pH 结合诊断新生儿窒息与否。新生儿生后除做 Apgar 评分外，同时即刻做脐动脉血气分析：

①轻度窒息，Apgar 评分 1 分钟 ≤ 7 分，或 5 分钟 ≤ 7 分，伴脐动脉血 pH < 7.2。

②重度窒息，Apgar 评分 1 分钟 ≤ 3 分或 5 分钟 ≤ 5 分，伴脐动脉血 pH < 7.0。未取得脐动脉血气分析结果的，Apgar 评分异常，可称之为"低 Apgar 评分"。考虑到目前国际、国内的疾病诊断编码的现状，对于"低 Apgar 评分"的病例，Apgar 评分 ≤ 3 分列入严重新生儿窒息（severe）；Apgar 评分 ≤ 7 分列入轻度新生儿窒息（mild or moderate）的诊断。

(三) 第三产程的临床经过和处理

1. 临床表现

胎儿娩出后子宫容积显著缩小，胎盘与子宫壁发生错位而剥离，最终胎盘完全剥离而排出。表现为子宫底降至脐水平，宫缩暂时停止，几分钟后再次出现。

胎盘剥离征象：

(1) 子宫体变硬呈球形，胎盘剥离后降至子宫下段，子宫下段被扩张，子宫体呈狭长形被推向上，子宫底升高达脐上。

(2) 剥离的胎盘降至子宫下段，阴道口外露的一段脐带自行延长。

(3) 阴道少量流血。

(4) 用手掌尺侧在产妇耻骨联合上方轻压子宫下段时，子宫体上升而外露的脐带不再回缩。

胎盘剥离及排出有两种方式：

(1) 子面式，较多见，胎盘从中央开始剥离，而后向周围剥离，其特点是胎盘面先排出，后见少量阴道流血。

(2) 邓氏 (Duncan) 式，较少见，从胎盘边缘开始剥离，血液沿剥离面流出，其特点是先有较多的阴道流血，胎盘后排出。

2. 处理

正确协助胎盘娩出，减少产后出血的发生。在胎盘尚未完全剥离之前，切忌用手按揉、下压子宫底或猛烈牵拉脐带，避免引起胎盘部分剥离而出血或拉断脐带，甚至造成子宫内翻。当确定胎盘已完全剥离时，宫缩时将左手握住子宫底，拇指放于子宫前壁，其余四指放于子宫后壁按压子宫底部，同时右手轻拉脐带，协助胎盘娩出。当胎盘娩出至阴道口时，接生者用双手捧住胎盘，向一个方向旋转并缓慢向外牵拉，协助胎膜完整剥离排出。若在胎膜排出过程中，发现胎膜部分断裂，可用血管钳夹住断端，再继续向原方向旋转，直至胎膜完全排出。胎盘胎膜娩出后，按摩子宫刺激其收缩，减少出血。

检查胎盘胎膜是否完整：将胎盘铺平，母体面向上，注意各叶能否对合，有无缺损，然后将胎膜提起，检查是否完整，同时注意有无异常血管通过胎膜，如有血管断端者，说明可能有"副胎盘"残留在宫内。如胎盘不完整或大部分胎膜残留，须在严密消毒下徒手或用器械进入宫腔取出，以防产后出血或感染。如有小部分胎膜残留，可于产后使用宫缩剂促其自然排出。

检查宫颈，阴道壁软产道有无裂伤，若有裂伤，应立即缝合。注意阴道出血量、会阴及阴道壁是否有血肿，注意子宫收缩、子宫底高度、膀胱充盈否，发现异常情况及时处理。

第二节　臀位及横位

一、臀位

臀位即臀先露是最常见的一种异常胎位。发生率为 3% ~ 4%。分娩时易致脐带脱垂、后出头困难、围产儿窒息或损伤，围产儿死亡率显著高于头位分娩。由于臀位分娩对胎儿有诸多不利，近年来臀位剖宫产率逐年增加。

(一) 原因

妊娠 30 周以前臀位较多见，30 周后多数能自然转为头位。孕期持续呈臀位可能与下列因素有关：

1. 胎儿在宫腔内活动范围过大或活动受限

经产妇、羊水过多者，胎儿在宫腔内活动自如；羊水过少、双胎或子宫畸形 (双角子宫、单角子宫、不完全纵隔子宫) 者，胎儿在宫腔内活动受限。

2. 胎头衔接受阻

骨盆狭窄、相对性头盆不称、前置胎盘或肿瘤阻塞骨盆腔，影响胎头衔接入盆。

3. 胎盘附着于子宫角或子宫底部

可能为臀位原因之一，据报道，臀位胎盘附着于子宫角部或宫底者占72.6%，而头位仅占 4.8%。

4. 胎儿畸形

如脑积水、无脑儿等。

（二）临床类型

根据胎儿双下肢的姿势分为3类。

1. 单臀位（腿直臀先露）

胎儿仅以臀部为先露，双腿髋关节屈曲，双膝关节伸直。此类临床最多见，占臀位分娩的半数以上。

单臀位以臀部加双大腿首先通过宫颈口。其周径与胎头周径相近，故分娩时一般不致发生后出头困难，也不易发生脐带脱垂。

2. 完全臀位（混合臀位）

胎儿双腿髋关节及膝关节均屈曲（屈髋屈膝），如盘膝坐，以臀部及双足为先露。此类临床较多见，仅次于单臀位。

完全臀位在分娩过程中因下肢受到的阻力比臀部受到的阻力小，往往下肢先下降，其位置低于臀部，但双下肢在阴道内仍保持屈曲姿势。胎先露部抵达盆底后受到更大阻力，使下肢盘曲于胎儿腹部前，恢复完全臀位在宫腔内的姿势。

3. 不完全臀位

胎儿先露部为足或膝。不完全臀位包括以下几种情况：

（1）双足先露：双侧髋关节和膝关节均伸直。

（2）双膝先露：双侧髋关节伸直而膝关节屈曲。

（3）双侧先露不同：一足一膝为先露；一侧足先露或一侧膝先露。

不完全臀位最易发生脐带脱垂，尤其双侧先露部不相同时脐带脱垂机会更大。

（三）诊断

1. 腹部检查

四步触诊可在子宫底部触及圆而硬的胎头，按压有浮球感。耻骨联合上方可触及软而宽、不规则的胎臀，胎心听诊在脐上或脐周最清楚。衔接后，胎臀位于耻骨联合之下，胎心听诊以脐下最明显。

2. 肛门检查及阴道检查

肛门检查及阴道检查可触及软而不规则的胎臀、外生殖器或胎足。单臀先露时肛门检查可触及胎儿骶骨，可能误诊为胎头先露。检查时注意与无脑儿、面位、额位、复合先露相鉴别。阴道检查时，胎儿足趾短，足跟突出，需与胎手区别，胎儿手指长，检查者可将握成拳头的胎手轻轻掰开、伸展。阴道检查还可及时发现脐带先露或脱垂。

3. B超检查

B超检查方便、安全、准确，对胎儿无损伤。可以判断臀先露类型及胎儿大小、胎头姿势、胎儿畸形等。

（四）分娩机转

臀先露以骶骨为指示点，有骶左（右）前、骶左（右）横、骶左（右）后6种胎位。臀位以较小而软的胎臀为先露，与头先露分娩机转不同。现以骶右前位为例，其分娩机转如下：

1. 胎臀娩出

临产后，大多数情况下，胎臀的粗隆间径（10cm）衔接于骨盆入口横径上，骶骨位于前方。胎臀在骨盆腔内下降，遇盆底组织的阻力而发生内旋转，使粗隆间径与母体骨盆出口前后径相一致。胎儿躯干为适应产道轴向而侧屈，前臀首先露出于阴道口。单臀位通常下降顺利。当胎臀及下肢娩出后，胎体自行外旋转，胎背转向母体前方。

2. 胎肩娩出

随着胎臀及下肢娩出，胎体及上肢继续下降，前肩先在耻骨弓下娩出，很快后肩也娩出。此时胎头俯屈衔接于骨盆入口横径上。

3. 胎头娩出

由于胎背转向前方，胎头在骨盆腔内下降过程中发生内旋转，枕部达耻骨联合后方，胎颈靠着耻骨弓，以此为支点，胎头继续俯屈，使颏、面、额相继娩出，最后枕部自耻骨弓下娩出。

（五）对母儿的影响

不管是初产妇还是经产妇，即使除外骨盆狭窄、前置胎盘、胎儿异常或早产等因素，臀位阴道分娩时，围产儿死亡率均较高，在15%~30%。其中，主要原因为新生儿颅脑损伤和窒息。臀位分娩对母儿均可能有不良影响：

1. 对产妇的影响

（1）由于先露部不规则，不能紧贴子宫下段及宫颈，容易引起宫缩乏力，致产程延长。

（2）因先露部不规则，使前羊膜囊受到压力不均匀，易发生胎膜早破。

（3）臀先露扩张宫颈及刺激宫旁神经丛的张力不如头先露，易导致继发性宫缩乏力和产后出血。

（4）宫颈尚未开全过早行臀牵引术，或臀位助产技术掌握不当，或动作粗暴可致宫颈裂伤，会阴Ⅲ度撕裂，甚至子宫破裂。

2. 对胎儿的影响

（1）臀位胎膜早破发生脐带脱垂的风险是头先露的10倍，脐带受压可致胎儿窘迫甚至死亡。尤其多见于不完全臀位，如足先露。胎膜早破，使早产儿及低体重儿增多。

（2）臀位后出头困难，常发生新生儿颅内出血、骨折、臂丛神经损伤、胸锁乳突肌损伤导致的斜颈等。颅内出血的发病率是头先露的10倍，臀先露导致围产儿的发病率、死亡率均增高。

（六）处理

如何在妊娠期安全有效地将臀位矫正为头位，减少臀位发生，有效降低剖宫产率，从根本上改善母婴结局，是值得探究的。

妊娠期臀位发生率随着孕周而逐渐减少，臀位多见于妊娠28周前，30～32周以后多能自行转成头位。臀位自然回转可在分娩前任何时候发生，但自然回转成功率随孕周增加而逐渐下降。妊娠30周前后臀位的自然回转成功率较高，32周后开始明显降低，有研究指出，妊娠32周时仅57%的臀位能自然回转成头位。因此，进入围产期后臀位的处理除观察自然回转外，还可以采用臀位矫正措施，以便不失时机、最大限度地降低臀位发生。

1. 膝胸卧位

借助胎儿重心，促使胎臀退出盆腔，自然转成头先露。孕妇排空膀胱后，松解裤带，俯跪于床上，胸部贴床，大腿与床成直角。每天2～3次，每次15分钟，7天为1疗程。国内有相关报道胸膝卧位胎位矫正后阴道分娩成功率在 70% ~ 80%。而国外学者对此进行的随机对照试验研究结果却表明实验组和对照组间臀位回转率并没有显著差异。由此看来，体位管理矫正臀位目前尚未得到循证医学的肯定。

2. 激光照射或艾灸至阴穴

用激光照射或艾灸条刺激两侧至阴穴 [足小趾外侧，距趾甲角 0.1 寸（1 寸 ≈ 3.33cm）]，每天 1 次，每次 15 ~ 20 分钟，5 次 1 疗程。艾灸转胎位的机制尚未完全明确，一种解释是艾灸至阴穴，促使肾上腺皮质激素分泌增多，从而致使胎盘雌激素增多、改变前列腺素水平，增加 PGF/PGE 比例，促使子宫肌层敏感性增加，子宫收缩增强，促使胎儿活动加剧，使臀位更容易转成头位。其有效性还需要更深入地随机对照试验来证实。

3. 外转胎位术（external cephalic version，ECV）

经上述方法失败后可采用此术。

ECV 是临床用于矫正胎位不正的一种手术操作，是经孕妇腹壁用手转动胎儿，使其臀位变成头位。ECV 通常在胸膝卧位或是艾灸等实施无效后进行。ECV 的成功率在 35% ~ 86% 之间，平均成功率在 58%。因其有可能发生早产、胎膜早破、脐带脱垂、脐带缠绕、胎盘早剥、胎儿窘迫或死亡，甚至有子宫破裂的危险性，应用时要谨慎施行。

（1）ECV 的绝对禁忌证：有剖宫产指征者、近 7 天内有产前出血者、胎心监护异常、严重的子宫畸形、胎膜早破、多胎妊娠（除了在第 2 个胎儿的分娩过程中）等。相对禁忌证：异常多普勒参数的小于胎龄儿、蛋白尿、子痫前期、羊水过少、严重胎儿异常、瘢痕子宫、胎位易变等。

（2）施行外倒转术的时机：英国皇家妇产科医师学会（Royal College of Obstetricians and Gyneco-logists，RCOG）的 ECV 指南中建议初产妇在 36 周以后行 ECV，经产妇则在 37 周以后。因为，足月前进行 ECV 虽一开始具有较高的成功率，但其逆转率也较高，而足月后进行 ECV 术后发生自发性逆转的风险要比足月前小得多。同时，如果在进行 ECV 时发生并发症，那么足月妊娠可以采取紧急分娩措施。因此，国内外大多数进行 ECV 的病例都是取自接近足月妊娠的病例。ECV 也没有妊娠时间上限，曾有报道在妊娠 42 周后进行 ECV 的成功案例，只要胎膜完整，ECV 可以在分娩前进行。

（3）影响外倒转术成功的因素：外倒转术成功与否不仅与手术者的技术

相关，同时更大程度上与孕妇本身的自身条件有关，如腹壁肥胖、孕妇精神紧张、子宫易激惹、臀先露已衔接入盆、胎腿伸展等。

（4）方法：孕妇排空膀胱后仰卧于床上，双下肢屈曲稍外展，露出腹壁。查清胎位并听诊胎心正常。术前30分钟口服利托君（β_2-肾上腺素受体激动剂）10mg，使子宫松弛。在B超及胎儿电子监测下进行。外倒转术方法：

①松动胎先露部：施术者两手置于胎臀两侧逐渐向内上方托起胎臀，并用一手支撑胎臀，防止再次滑落入母体骨盆腔内。

②转胎：术者另一手食、中两指轻按胎头枕部，使其俯屈，并向子宫体的侧方推移，以缓慢下移达脐平为度。然后注意用手固定胎头，不可松开；扶住胎臀的手掌面朝上，托胎臀由子宫侧面向上移动，至脐平与胎头相对。此时，胎儿已转成横位；术者双手继续保持扶住胎臀向上并促使胎头俯屈向下的姿势，胎儿躯干自行伸直以解除强迫横位，胎头转至下方成为头先露。

进行以上操作时，动作应轻柔，间断进行。随时听胎心，若有异常或孕妇不适，应立即停止操作。建议术中进行超声实时监护，随时严密监测胎心、胎盘、脐带等情况，指导手术方向，降低盲目性，并且提高安全性和成功率，避免发生脐带缠绕、胎盘早剥等并发症。若术中或术后发现胎动频繁而剧烈或胎心率异常，应停止转动并退回原胎位观察30分钟。完成以上操作后，再次听胎心正常者，腹部用1尺（1尺≈0.33m）宽包布缠裹，并用卷曲的小毛巾放置在胎儿颈部两侧固定胎头，防止复转为臀位。3天后复查仍为头先露者可解除固定包布，或将包布固定直至先露入盆或临产。以后每周复查1次，直至分娩。

矫正胎位需谨慎，要严格掌握其适应证，掌握好矫正的时机及正确的操作方法，提高成功率。30周前自然回转率高，不必过早干预。30～34周是臀位矫正的最佳时期，应采取体位调整、艾灸针灸等促进自然回转，若近足月时仍未纠正，则可考虑ECV。若最终仍未能成功矫正，则要注意预防早产、脐带脱垂和胎膜早破，提前做好分娩准备，制订分娩方案。

（七）分娩期

由于臀位阴道分娩围产儿病率和死亡率都较高，故近20～40年来大城市的臀位剖宫产率逐渐上升，达到70%～90%。随着剖宫产增多，围产儿病率和死亡率有所下降。但掌握臀位阴道助产技术仍十分重要。

1. 分娩方式选择

臀位分娩对胎儿危险性较大，易发生脐带脱垂、胎臀上举、后出头困难等。故臀位处理不当易造成新生儿窒息、颅内出血、产伤、死产等。因此临床中选择合理的臀位分娩方式对新生儿预后有着很重要的意义。臀位分娩病例回顾性研究文献报道，对于臀位产妇而言应尽量选择剖宫产术来进行分娩，因剖宫产不仅能降低新生儿死亡率，还可以降低新生儿并发症，同时在一定程度上增加 Apgar 评分。

ACOG 对足月单胎臀先露分娩作出了如下声明：臀先露阴道分娩时必须非常谨慎。持续性臀先露的单胎足月妊娠产妇应该计划性剖宫产。如果产妇拒绝计划性剖宫产，必须签署知情同意书。

臀先露产妇已经进入活跃期即将分娩时，产前检查为单臀位，无胎头仰伸，骨盆大小正常，估计胎儿体重＜3500g，可经阴道试产。

2. 阴道分娩的处理

（1）第一产程：宜卧床休息，不宜站立走动，给予适当的水分及营养以保持良好体力，尽量少做肛门检查或阴道检查，不宜灌肠，尽量避免胎膜早破。严密监护胎心及产程进展。若胎心好，胎膜未破，应耐心等待；若胎膜自然破裂，应立即听胎心，做阴道检查，了解有无脐带脱垂。若有脐带脱垂，胎心尚好，宫口未开全，为抢救胎儿，需立即行剖宫产。宫口开大4~5cm而破水后，胎足从宫颈口脱出，并露出阴道口外。为促使宫颈口开全，软产道充分扩张，应消毒外阴后，铺上无菌巾，使用堵外阴方法。于每次宫缩时用手掌堵住阴道口，避免胎足下降，并促使胎臀下蹲，起到充分扩张宫颈口及阴道的作用。同时还有利于后出胎头的顺利娩出。在"堵"的过程中，应每10~15分钟听一次胎心或用监护仪持续胎心监护。若胎心音正常，必须一直堵到胎臀已下降，宫口开全。每当宫缩时，产妇向下不自主用力屏气，有无法阻挡的趋势，应立即做好消毒接产和抢救新生儿窒息的准备。

若产程中出现以下情况应及时行剖宫产：

①宫缩乏力，产程进展缓慢。

②胎儿窘迫。

③脐带脱垂。

④宫口开全后，先露位置仍高，估计阴道分娩困难。

(2) 第二产程：应掌握正确的臀位助产方法。

接产前，应导尿排空膀胱。初产妇应行会阴后侧切开术。接产时应耐心，待胎臀自然娩出后，重点在助肩和头娩出。助产时需顺应臀位分娩机转，特别注意胎臀娩出至胎头娩出时间应控制在 2 ~ 3 分钟，不能超过 8 分钟。胎儿臀部及双下肢自然娩出后，助产者双手保持胎背向上，胎儿脐部露出后，用消毒巾包住胎体，双手握住胎儿髋部，待再次宫缩时，旋转胎体，使双肩径处于骨盆出口前后径上。此时胎头以枕横径入盆，前肩已露出阴道口，上肢即可娩出，然后将胎儿向上托起，助后肩及后上肢娩出。随即胎背转至正前方，此时胎头已入盆完成内旋转，助产者以一手伸入阴道，示、中两指按压鼻两侧颌骨，另一手食、中指按压胎头枕部，拇指及无名指分别置于胎儿颈部两侧，协助胎头俯屈，随宫缩向下向外牵引。待枕部达耻骨弓，再将胎头向上提，则下颌、口、鼻、额相继娩出。此为"压迫法"臀位助娩术。

另外，"扶持法"臀位助娩术仅用于单臀位。原则是始终保持胎儿下肢伸直，屈髋折叠于胎体上，并压在胎儿胸前，防止两臂上举。当胎臀娩出后，助产者用手扶住胎体两侧，拇指压在胎儿腿部，其余四指扶持胎儿骶部，随宫缩助胎体及腿部自然娩出。再将胎体及双腿向耻骨联合上方提举，使胎头顺利娩出。助产时应由有经验的医师在产妇腹部轻轻加压保持胎头俯屈，并协助胎头以枕横径或枕斜径入盆。

臀位助产时必须按臀先露分娩机转及助产手法进行，避免后出头嵌顿，致娩出困难。有人主张，臀位助产时，为保护胎头，均应使用后出头产钳术，尤其是早产儿。胎儿较大时也有后出头困难可能，更应行后出头产钳术保护胎头，以免发生新生儿颅内出血。施行后出头产钳术必须是胎头已入盆，若臀位助产不当，已造成后出胎头嵌顿于骨盆入口处，施行产钳术将会对母儿造成极大创伤。

个别臀位尚有经阴道自然分娩者，但极少见。仅见于经产妇产道正常、胎儿小且宫缩强，往往发生于来不及到医院而在家中自产者。

若臀位分娩的胎儿胎龄较小，或双胎妊娠第一胎儿娩出后，第二胎儿为臀位出现急性窘迫需迅速结束分娩，但无条件及时剖宫产时，可施行臀位牵引术。由于胎儿全部从宫腔内牵拉娩出，操作常较困难，容易造成胎儿严重并发症，如肱骨或股骨骨折、内脏损伤、臂丛神经损伤、颅内出血，甚至窒息死亡。因此，此种手术对胎儿损伤极大，一般情况禁止使用。

（3）第三产程：产程延长易并发子宫收缩乏力性出血。胎盘娩出后，应肌内注射缩宫素加强子宫收缩，预防产后出血。凡行阴道手术助产者，术后均应仔细检查有无软产道损伤，尤其有宫颈撕裂伤者应及时缝合止血，并用抗生素预防感染。

（八）臀位助产术护理配合

1. 目的
（1）使用规范操作协助臀位胎儿完成部分机转。
（2）预防产妇、新生儿产伤的发生。
（3）帮助产妇顺利完成阴道分娩。

2. 评估
（1）产妇情况：现病史、有无臀位助产相关禁忌证，精神状态、配合情况、骨盆情况、是否破膜。
（2）胎儿情况：胎儿大小、胎产式种类、有无脐带脱垂。
（3）评估产程中存在的风险，备齐抢救物品及药品。

3. 计划
（1）用物准备：
①灭菌产包：手术衣2件、治疗巾5条、大单1条、腿套1副，纱布5块，大浴巾1条。
②接产器械一套：血管钳3把、侧切剪1把、组织剪1把、持针器1把、有齿镊1把、无齿镊1把、弯盘2个、不锈钢药杯1个、阴道纱布卷1条，脐带包1个。
③产钳1副。
④5mL、20mL注射器数支，常规消毒剂，2%利多卡因注射液1支，手套2副，聚血器1个。
⑤新生儿正压呼吸气囊1套，新生儿吸痰管1根。
⑥新生儿抢救所需其他物品及药品。

（2）环境准备：

①环境清洁，符合无菌操作要求，光线充足。

②开启新生儿辐射台。

（3）人员准备：

①外科洗手法，穿手术衣，戴无菌手套。

②增加援助人员，包括：产科高年资医师、麻醉师、新生儿科医师等。

③与患者沟通，告知目的、方法及注意事项。

（4）产妇准备：

取得知情同意。排空膀胱，取膀胱截石位，外阴消毒、铺巾。

4. 实施

（1）核对信息：核对产妇床号、姓名、腕带等。

（2）解释目的：告知产妇及家属臀位助产术的目的、作用、方法。

（3）术前准备：

①外阴消毒、导尿，孕妇取膀胱截石位。

②建立静脉通道，观察宫缩情况，必要时静滴催产素。

③备后出胎头产钳。

④做好新生儿抢救准备。

⑤实施胎心监护。

⑥阴道检查：了解宫颈口扩张情况、臀位类型、胎方位、坐骨结节高度、有无脐带脱垂，检查骨产道是否存在异常，适时助产。

（4）使用堵臀法进行助娩：

①当胎臀在阴道口拨露时，用一无菌巾堵住外阴口。目的是阻止胎儿过早脱出，以便在产力作用下迫使胎臀逐渐下降，软产道充分扩张。

②当宫颈完全扩张，可以在孕妇会阴部看到胎儿臀部及肛门且不回缩时，在双侧神经阻滞麻醉下行会阴切开术，继续鼓励产妇用力到露出胎儿脐部水平。

③在保持胎背向前的前提下，牵拉、伸直新生儿髋关节并屈曲膝盖帮助娩出胎足。

④娩出上肢的两种方法：

A. 滑脱法：右手握住胎足，向前上方提，使后肩显露于会阴；左手食指、中指由胎后肩沿上臂至肘关节处，协助后肩及肘关节沿胸前滑出阴道，将胎体放低，娩出前肩。B.旋转胎体法：以消毒巾包裹胎儿臀部，双手紧握胎儿臀部，拇指在背侧，另4指在腹侧，将胎体按逆时针方向旋转，同时稍向下牵拉，娩出右肩及右臂；再沿顺时针方向旋转，娩出左肩及左臂。

（5）使用扶持法进行助娩：

①只应用于单臀位。

②助产过程中始终保持胎儿的小腿伸直折叠于胎体上，压住交叉在胸前的双臂使之不致上举，压住胎儿颏部使胎头不致仰伸。

③当胎臀及双侧大腿显露后，助产者用手紧握胎臀的两侧，拇指压在胎儿腿部，其余四指在骶部。向上向外牵引胎体。

④宫缩间歇期助产者拇指及其他4指顺着胎腿及胎体下滑至阴道口，使双腿紧贴胎体不致脱出阴道口外。

⑤由于胎儿双上肢被压在大腿下交叉于胸前，提拔肢体与双腿时，将上肢同时拔出，由于双肩保持于骨盆出口斜径上，故出肩一般无困难。

⑥继续将胎体及双腿向耻骨联合方向提举，胎体可保持俯屈经阴道顺利娩出。

（6）胎头助产：

①助产者一只手的食指和无名指放在胎儿的颧骨上，不要伸入口中，防止引起上颌骨骨折，屈曲胎头，将胎儿身体放在同侧手掌和前臂上，双腿骑跨在前臂上。

②助产者另一只手的两根手指钩住胎儿颈部中指压低胎头枕部使其俯屈，食指及无名指置于胎儿两侧锁骨上，先向下牵拉，当胎头枕部低于耻骨弓时，逐渐将胎体上举，以枕部为支点，娩出胎头。

③娩头困难时，可配合医生在耻骨联合上向下、向前推胎头，或用后出头产钳助产。

（7）清理新生儿口、鼻及咽部的分泌物，仔细检查有无产伤，有新生儿窒息实施复苏抢救术。

（8）产后检查：预防产后出血，胎儿娩出后立即给予宫缩剂；仔细检查软产道，及时修补产道裂伤或给予会阴切开缝合术。

（9）记录：完成分娩记录及新生儿病历记录。

（10）清理用物：医疗垃圾分类进行无害化处理。

（11）新生儿护理：

①做好新生儿复苏准备，有条件的医院联系儿科抢救。

②观察有无产伤。

③产程中监测胎心，新生儿监测生命体征。

5.评价

（1）产妇知晓操作目的、注意事项，主动配合。

（2）新生儿有无股骨、肱骨骨折及颅内出血、臂丛神经损伤等产伤发生。

（3）用物准备齐全，分类处置正确。

（4）以产妇为中心，人文关怀贯穿全程，沟通有效，做到爱母爱婴。

6.注意事项

（1）臀先露阴道分娩时必须非常谨慎。持续性臀先露的单胎足月妊娠孕妇应该计划性剖宫产。如果产妇拒绝计划性剖宫产，必须签署知情同意书。

（2）产程中尽量保持胎膜完整，不做人工破膜。出现胎膜破裂时应及时听胎心，并做阴道检查了解有无脐带脱垂。

（3）堵臀充分，使阴道充分扩张，直至冲力甚大，估计胎臀即将娩出才准备接产，子宫口未开全禁止行阴道助产牵引或行后出头产钳术。

（4）助产前做好麻醉及新生儿复苏急救准备。

（5）脐带娩出后 2~3min 娩出胎头，最长不超过 8min。

（6）胎儿胎盘娩出后，常规检查宫颈。

（7）有脐带脱垂，但胎心尚好，而无立即行阴道助产的条件时，应立即行剖宫产术。

（8）胎儿娩出后注意有无颅脑、肩及臂丛神经损伤和有无产妇软产道损伤。

二、横位

横位大约占妊娠足月分娩总数的 0.25%，是最不利于分娩的胎位。除了死胎已浸软或胎儿很小可折叠娩出外，足月活胎不能经阴道娩出。若临产后不及时处理，容易发生子宫破裂，威胁母儿生命。

（一）定义

胎儿横卧于骨盆入口面以上，胎体纵轴与母体纵轴相垂直，先露部为肩，称为肩先露，即横位。临床极少见。

（二）原因

与臀先露原因相同。凡影响胎头衔接的因素，如骨盆狭窄、前置胎盘、子宫畸形、双胎、羊水过多、经产妇腹壁松弛使胎儿在宫腔内活动范围过大等均可导致横位。

（三）临床表现

（1）因先露部不能紧贴宫颈，容易发生宫缩乏力。

（2）胎肩使宫颈口胎膜受到的压力不均匀而胎膜早破。

（3）胎膜破裂后，羊水迅速流出，容易发生胎儿上肢或脐带脱垂，导致胎儿窘迫，甚至死亡。

（4）临产后若未及时发现和处理，随着宫缩加强，迫使胎肩下降，胎体折叠弯曲，颈部被拉长，上肢脱出于阴道口外，但胎头及臀部仍被阻于骨盆入口以上，形成"忽略性（嵌顿性）肩先露"，为对母体最不利的胎位。随着子宫收缩继续增强，子宫上段越来越厚，子宫下段被动扩张越来越薄，由于子宫上下段肌壁厚薄相差悬殊，形成环形凹陷，并随宫缩逐渐升高，甚至可以高达脐上，形成病理性缩复环，为子宫破裂的先兆，若不及时处理将发生子宫破裂。忽略性肩先露时，妊娠足月无论活胎还是死胎均无法经阴道娩出，增加产妇手术产及术中术后出血、感染等概率。

（四）诊断

1.腹部检查

子宫轮廓呈横椭圆形，两侧较宽，宫底低于相应孕周。腹部一侧可触及胎头，另一侧触及胎臀，宫底、耻骨联合上方即骨盆入口处较空虚。肩前位时，下腹正中则扪及宽大平坦的胎背；肩后位，则可触及不规则的胎儿肢体。胎心音在孕妇脐周两侧听诊最清楚。

2. 肛门或阴道检查

临产初期，胎膜未破者，先露部高浮，阴道检查也不能触及。若宫口扩张、胎膜已破者，阴道检查可触及胎儿肩峰或肩胛骨、腋窝及肋骨，有时也可触及脱垂的脐带。腋窝尖指向胎儿头端，据此可推断胎头在母体左或右侧。根据肩胛骨朝向母体前或后方，可判断肩前位或肩后位。若胎手已脱出阴道口外，可用握手法鉴别胎儿左手或右手，因检查者只能与胎儿同侧手相握。肩左前位或肩右后位时，胎儿右手脱出；肩右前位或肩左后位，胎儿左手脱出。

3. B超检查

B超能准确探清肩先露，并确定具体胎方位，如肩前位、肩后位。

（五）处理

预防为主。加强孕期保健和产前检查，发现胎位异常及时处理。

1. 妊娠期

孕30周后仍为横位或斜位者，可采用膝胸卧位、激光照射或艾灸至阴穴，促使自行转为头先露。如未成功，可试行腹部外倒转术转成头先露，并包裹腹部固定胎儿为纵产式。若外倒转术失败，妊娠近足月应提前住院行选择性剖宫产。

2. 分娩期

（1）初产妇或经产妇，足月活胎，无论有无其他产科指征，临产前或临产初期仍为横位者，均应剖宫产终止妊娠。

（2）经产妇若宫口已开全，破膜时间不长，羊水未流尽，胎心正常，无先兆子宫破裂征象，估计有条件能自阴道分娩者，应征得家属同意，可在深度麻醉下行内倒转术，转成臀位后，立即行臀牵引术。

（3）双胎妊娠足月活胎，第二胎儿为肩先露，可行内转胎位术。

（4）出现先兆子宫破裂或已有子宫破裂征象，无论胎儿是否存活，均应立即行剖宫产。术中若发现严重宫腔感染，应行子宫切除术。

（5）宫口开全确认胎儿已死亡，无先兆子宫破裂征象的忽略性横位者，可在全麻下行断头术，若羊水量不少时也可行内倒转术。术后应常规检查软产道，尤其子宫下段和宫颈有无裂伤，宫颈撕裂伤者应及时仔细缝合，子宫下段裂伤者可行修补术。注意产后出血，并用抗生素预防感染。

（六）护理

横位产的护理配合主要包括以下几个方面。

1. 饮食护理

在手术前，患者需要按照麻醉的要求禁食水。产后，患者的饮食原则应多食用含水分较多的食物，如多喝汤、牛奶、粥等，喝一些清淡的汤，如蛋汤、鱼汤等，避免食物过咸。同时，应避免食用过于生冷、辛辣温燥的食物，如冷饮、冷菜、凉拌菜及从冰箱里拿出的水果和菜应温热后再食用，以及避免食用大蒜、辣椒、胡椒、茴香、酒、韭菜等辛辣温燥食物和调味香料。

2. 采取膝胸卧位

从妊娠30周（7个半月）后，患者可采取膝胸卧位，具体做法为排空膀胱，两腿分开与肩同宽跪床，膝关节成90°角与床相接，将前胸尽量下压贴近床面，尽量抬高臀部。这种姿势有助于胎臀退出盆腔，通过改变胎儿重心，使胎头与胎背所形成的弧形顺着宫底弧面滑动完成臀头位的转换。这一姿势应在晨起与睡前空腹时进行，时间以患者能承受为准。

3. 定期检查胎心

胎儿在转位时，有可能将脐带绕在胎体某部，甚至勒住颈部，导致胎儿缺氧，出现胎动异常。因此，必须在医生指导下进行每周复查监测胎心，并记录比较胎动异常等。

4. 加强产前检查

为了避免发生横位或及时纠正横位，应加强产前检查。对于腹壁松弛者，可通过包扎腹带支持腹壁。如果妊娠中发现横位，应查明原因，如有无骨盆狭窄等，根据情况可做外倒转术或指导胸膝卧位纠正胎位。

通过上述护理配合措施，可以有效帮助横位产的患者顺利度过孕期和分娩期，保障母婴健康。

第三节　肩难产

一、概述

(一)定义

胎头娩出后，胎儿前肩嵌顿于耻骨联合后上方，用常规助产手法不能娩出胎儿双肩的急性难产称为肩难产。肩难产可致产妇会阴Ⅲ度裂伤，产后出血发生率可高达13%。

(二)高危因素

肩难产病史、巨大儿、糖尿病、产妇体重指数＞30kg/m² 和诱导分娩等都是发生肩难产的病因。产前评估胎儿大小，产时加强产程管理，是预防肩难产的有效措施。

(三)临床表现及诊断

(1)肩难产是产科急症，临床表现为胎头娩出后呈"乌龟征"，即胎头经阴道娩出后，不能顺利完成复位、外旋转，出现胎颈回缩，胎儿下颌紧贴产妇会阴部。孕妇分娩产程延长、停滞、胎先露下降缓慢，尤其伴第二产程延长、胎头原地拨露等。

(2)肩难产在产前难以预测。胎头经阴道娩出后，胎儿前肩嵌顿于耻骨联合上方，用常规手法不能辅助娩出即可诊断。胎头娩出后出现"乌龟征"亦可诊断。

二、对母儿的影响

(一)对母体的影响

肩难产可导致产后出血、软产道裂伤、膀胱麻痹、生殖道瘘和产褥感染等严重并发症。

（二）对胎儿及新生儿的影响

肩难产可造成胎儿窘迫，新生儿臂丛神经损伤、锁骨骨折、窒息等。其中臂丛神经损伤最常见。阴道助产时过度牵拉是引起新生儿臂丛神经损伤的重要原因。

但是有学者认为个别患儿在宫内可能已发生臂丛神经损伤。宫内压力、分娩时母亲用力屏气等原因可能是发生臂丛神经损伤的因素。当胎儿下降经过母体骨盆，后肩在母体骶岬上的碰撞可导致胎儿后肩臂丛神经损伤。产后应在出生后 24 小时对新生儿进行首次神经电生理检查，如果当时未发现纤颤波，而在出生 48 小时后第二次检查中发现，则可证明神经损伤发生于分娩过程。新生儿的异常肌电活动常发生在损伤后 2~3 天。

三、肩难产的处理

主要有以下几种方法：

（一）McRoberts 法

又称屈大腿法，简称 Mc 法。将孕妇大腿向上向外弯曲并尽量贴近腹部，此法并不能增加骨盆的尺寸，但可以减小骨盆倾斜度，可以使嵌顿的胎儿前肩松解。因 Mc 法操作简单、无并发症且有效性高，所以是处理肩难产的首选方法。部分肩难产患者经此方法可顺利娩出胎儿。

（二）耻骨上加压法

孕妇屈大腿后，助手在产妇耻骨联合上方触到胎儿前肩后，在胎肩处加压 30~60 秒，此法可使胎儿双肩周径缩小。同时接产者向下、向后缓慢牵引抬头，协助嵌顿的前肩入盆并娩出。

（三）旋肩法

Rubin 法：助产者以示指、中指进入阴道内，紧贴胎儿前肩后部，向前胸方向旋转，使肩膀内收并旋转至骨盆斜径上，使坎顿的前肩松解。Woods 法：术者手沿着骶凹进入阴道，食指和中指放在胎儿后肩的前方，向胎背侧用力，旋转 180° 后后肩变为前肩。反向 Woods 法：术者两指放在胎后肩后面，向胎腹侧用力，旋转 180° 。Rubin 法多在 Mc 法失败后使用，帮助双肩径转到骨盆斜径上后进一步采取 Woods 手法。此法需较大的会阴切口。有研究显示 Rubin 手法和 Woods 旋转手法的使用与新生儿的高产伤率显著相关。

（四）Gasbin 法

产妇双手掌和双膝支撑身体俯跪于产床上，臀部面向接产者，若胎背在母体左侧，则接产者右手进入阴道，顺着母体骶骨方向进入骨盆，牵出胎儿左手后娩出胎儿后臂，可顺利娩出胎儿；若胎背在母体右侧，则接产者左手进入阴道操作。

（五）锁骨切断术

用剪刀或其他器材切断锁骨后娩出胎儿。锁骨离断术用于胎儿已死或者胎儿濒临死亡的产妇，必须经过家属同意。

处理肩难产时，切不可在宫底加压或强行牵拉胎头，否则会使胎肩嵌顿更紧。采用各种手法娩出胎儿时，注意切勿旋转胎颈及胎头，以免损伤臂丛神经。

四、肩难产的护理配合

（一）目的

（1）使用规范操作处理肩难产。
（2）预防产妇、新生儿产伤的发生。
（3）帮助产妇顺利完成阴道分娩。

（二）评估

1.评估产前高危因素
（1）巨大儿。
（2）彩超提示胎儿胸围 / 头围比值增加。
（3）既往肩难产病史。

（4）妊娠期糖尿病。

（5）过期妊娠。

（6）孕妇骨盆解剖结构异常。

（7）孕妇肥胖。

2. 评估产时高危因素

（1）第一产程活跃期延长。

（2）第二产程延长伴"乌龟颈征"（胎头娩出后未发生外旋转而又回缩至阴道）。

（3）使用胎头吸引器或产钳助产。

（4）产妇体力衰竭。

（5）胎位异常：如持续性枕后位或枕横位。

（三）计划

1. 物品准备

（1）灭菌产包：手术衣 2 件、治疗巾 5 条、大单 1 条、腿套 1 副、纱布 5 块、大浴巾 1 条。

（2）接产器械一套：血管钳 3 把、侧切剪 1 把、组织剪 1 把、持针器 1 把、有齿镊 1 把、无齿镊 1 把、弯盘 2 个、不锈钢药杯 1 个、阴道纱布卷 1 条、脐带包 1 个。

（3）5mL、20mL 注射器数支，常规消毒剂，2%利多卡因注射液 1 支，手套 2 副、聚血器 1 个。

（4）新生儿正压呼吸气囊 1 套、新生儿吸痰管 1 根。

（5）新生儿抢救所需其他物品及药品。

2. 环境准备

（1）环境清洁，符合无菌操作要求，光线充足。

（2）开启新生儿辐射台。

3. 人员准备

（1）外科洗手法，穿手术衣，戴无菌手套。

（2）启动产科急救预案，增加援助人员，包括：产科高年资医师、助产士、麻醉师、新生儿科医师等。

（3）与患者沟通，告知目的、方法及注意事项。

（四）实施

（1）孕妇取合适体位。

（2）按正常分娩原则消毒铺巾。

（3）观察：出现胎头娩出后胎头回缩，预计有可能娩肩困难时，不能再过度牵拉胎头，应按肩难产处理口诀"HELPERR"迅速处理。

① Help：请求帮助，请产科高年资医师、助产士、麻醉师、新生儿科医师迅速到位，导尿排空膀胱。

② Episiotomy：做会阴侧切，必要时双侧切开，以利手术操作及减少软组织阻力。

③ Leg：屈大腿法，孕妇去枕平卧，孕妇大腿极度屈曲、并压向其腹部，当操作有效时，正常牵引力量可娩出胎儿。因其简单、有效，被公认是处理肩难产的首选方法。

④ Pressure：压前肩法，嘱孕妇停用腹压，在孕妇耻骨联合上方触及胎儿前肩，按压胎肩使其内收或向前压下使胎肩通过耻骨联合。可与屈大腿法同时应用。

⑤ Enter：旋肩法，包括 Rubin 法和 Woods 法。Rubin 法是接产者一只手的两个手指伸入阴道内，放在胎儿前肩或后肩背侧将胎肩向胎胸侧推动试图解除胎肩嵌顿。Woods 法是接产者一只手从孕妇阴道胎儿一侧进入胎儿后肩处，向胎儿后肩前表面施压外展后肩，试图解除胎肩嵌顿。如果以上方法单独应用无效，可尝试采用 Rubin 法和 woods 法联用。术者一只手放在胎儿前肩背侧向胸侧压前肩，另一只手从胎儿前方进入胎儿后肩处向背侧压后肩。两手协同使胎肩在耻骨联合下转动，像转动螺丝钉一样旋转胎肩以解除嵌顿。

⑥ Remove：牵后臂法，即 Barnum 手法。助产者将手顺着骶骨进入阴道，握住胎儿后臂，保持胎儿肘部屈曲的同时，上抬肘关节，沿胎儿胸前滑出，然后抓住胎儿的手，沿面部侧面滑过，伸展后臂，娩出胎儿的后肩及后上肢，再将胎肩旋至斜径上，牵引胎头，使前肩入盆后娩出胎儿。

⑦ Roll：如以上方法失败，采用 Gasbin 法，即手－膝位，又称"四肢着

床"，是处理肩难产安全快速而有效的操作方法，可以在肩难产步骤前两步，即"孕妇屈大腿耻骨联合上加压"无效后立即实施。实施手－膝位时需迅速放低产床，将孕妇由膀胱截石位转为双手掌＋双膝着床，呈趴在产床姿势，重力使胎肩移出，解除嵌顿，先娩后肩，再娩前肩。

⑧每项操作所用时间应为30~60s。要注意，虽然口诀有先后顺序，但操作不一定按照口诀先后顺序完成，可以同时应用多项操作，有效且合理规范使用每项操作比按部就班地完成口诀更重要。

⑨如果经过上述各种处理，肩难产仍未解除，可谨慎配合医生采用以下方法：耻骨联合切开术、锁骨切断法等。

（4）肩难产胎儿娩出后护理：

①清理新生儿口、鼻及咽部的分泌物，对新生儿窒息实施复苏抢救。

②常规采脐动脉血行血气分析。

③行臂丛神经功能检查，观察新生儿双上肢肌张力活动度、是否有锁骨骨折等，并详细记录，必要时请儿科骨科医生会诊并及时将结果告知产妇及家属，充分知情同意。

（5）检查：娩出胎盘、检查胎盘、检查软产道、缝合会阴同正常分娩。

（6）记录：完成分娩记录及新生儿病历记录。

（7）清理用物：医疗垃圾分类进行无害化处理。

（8）肩难产产后观察处理：

①严密观察生命体征与子宫收缩情况，如有宫缩乏力，阴道出血量多需及时处理，如使用缩宫素、按摩宫底等，防止产后大出血。

②观察患者临床表现，如有寒战、呼吸困难、血压下降等表现时，应警惕产后羊水栓塞。

③鼓励产妇多喝水，尽早排尿，以免产后尿潴留。

④产后30min内进行早接触、早吸吮。

（五）评价

（1）产妇知晓操作目的、注意事项，情绪稳定，主动配合。

（2）"HELPERR"步骤清晰、操作规范、沟通流畅、团队协作、有条不紊。

（3）达到预期目标，产妇及新生儿无产伤。

（4）用物准备齐全，分类处置正确。

五、注意事项

（1）产科助产士应该注意肩难产发生的危险因素并在任何一次分娩时均需要警惕其发生。

（2）了解肩难产高危因素并制定针对性预防措施，做好助产人员肩难产模拟培训和团队演练，熟练掌握正确的处理技术以有效降低严重并发症的发生率。

（3）产程中密切注意异常情况，避免胎头娩出后不必要的干预，及早识别肩难产。

（4）助产过程中一旦发生肩难产，应给予孕妇充分供氧、建立静脉通道，密切监测生命体征。

（5）在实施处理肩难产操作过程中禁止对孕妇加腹压，同时嘱孕妇停用腹压。

（6）在肩难产分娩过程中，胎头娩出，发生胎肩嵌顿，发现任何脐带绕颈，禁止切断或钳夹脐带，因为此时伴有脐带绕颈，仍有此脐带血液循环会继续，而一旦剪断脐带，仅有胎头娩出，胎儿无法迅速建立正常有效的呼吸，将加重胎儿缺氧和低血压。

（7）关注产妇常见产后并发症，特别是软产道撕伤缝合，术后严密观察，防止产后出血及感染。

（8）护理病例中及时并详细记载尝试解决肩难产的方法及时间、胎头娩出时间、胎儿娩出时间、胎儿方位，参与的工作人员及到达时间，以及新生儿出生时状况（Apgar 评分、描述新生儿身上可能出现的瘀斑或损伤情况、脐带血的 pH）等。

（9）充分告知产妇及其家属肩难产的并发症，包括短期以及远期，使产妇及家属在充分了解病情的情况下，选择进一步的处理方案。

（10）预防新生儿受损的护理：

①做好新生儿抢救复苏的准备。

②详细检查新生儿身体情况，是否有颅内出血、臂丛神经损伤、锁骨

骨折等。

③脐血血气分析。

④加强受伤患儿的喂养，出院时做好健康教育，按时复查。

第四节　分娩期妇女的护理

一、入院后护理常规

（一）测生命体征

每4～6小时测量1次并记录，在宫缩间歇时测血压。

（二）沐浴

可进行擦浴或淋浴，更换清洁衣服，然后送产妇至待产室。

（三）外阴清洁及备皮

剃净阴毛，勿划破皮肤，清洁外阴勿使肥皂水流入阴道。

（四）灌肠

用温热肥皂水灌肠。灌肠时间初产妇宫口开大4cm以内、经产妇宫口开大2cm以内，均在子宫收缩不强时进行。灌肠可清除肠道下段的粪便，避免临产时粪便排出造成污染；同时可刺激宫缩，加速产程进展。若阴道出血、胎膜已破、胎位异常、剖宫产史、先兆早产、胎儿窘迫、重症妊娠高血压综合征、妊娠合并心脏病等产妇禁忌灌肠。

二、护理评估

（一）健康史

了解产妇本次妊娠的情况、临床情况、孕产史、月经史、既往史。

（二）身心状况

1.产科情况

（1）宫缩持续与间歇的时间、宫缩强度。

（2）宫口扩张的大小。

（3）胎先露下降的程度。

（4）胎膜破裂时间、羊水颜色、性状。

（5）胎心音的频率、节律、强度。

2.心理状况

了解产妇对分娩知识的认识，思想顾虑，情绪、心理活动。

3.辅助检查资料

围生保健卡、产前检查记录、相关化验检查，如胎儿监护仪描记的宫缩曲线、胎心曲线、血和尿常规等。

三、护理诊断／问题

（一）疼痛

与子宫收缩有关。

（二）焦虑

与缺乏分娩知识，担心分娩能否顺利进行有关。

（三）潜在并发症

胎儿窘迫。

四、护理措施

（一）减轻疼痛

允许产妇以适当方式表达疼痛的感受；指导与帮助产妇采用减轻疼痛的措施，如深呼吸、按摩下腹部、压迫腰骶部、交谈或回忆美好事物等分散产妇注意力。

（二）心理调适

热情接待产妇，介绍医院环境及用物；让产妇说出内心感受，宣传分娩知识，树立分娩信心；告知产程进展情况；做好生活护理，满足产妇需求。

（三）第一产程护理

1. 休息与活动

告知产妇在宫缩不强且未破膜时，可在待产室内适当走动。初产妇宫口近开全或经产妇宫口扩张4cm时，应卧床取左侧卧位。

2. 饮食

鼓励产妇少量多餐，注意补充热量和水，保持体力。

3. 大小便

临产初期如无禁忌证，应予灌肠。鼓励产妇每隔2～4小时排尿一次，防止膀胱充盈影响胎先露下降和宫缩。

4. 观察产程进展

（1）观宫缩、听胎心：临产后在宫缩间歇时，每1～2小时听胎心音1次；宫缩频繁时，15～30分钟听一次。肛门检查了解宫口扩张及胎先露下降情况。

（2）注意破膜时间：破膜后，立即听胎心音、观察羊水性状，若头先露者羊水混有胎粪，提示胎儿窘迫；若破膜后胎头尚未入盆或臀位者，嘱产妇绝对卧床休息，并抬高臀部，以防脐带脱垂；破膜超过12小时者，遵医嘱给予抗生素。

（3）定时绘制产程图：产程图主要项目是连续记录宫口扩张曲线和胎先露下降曲线，可判断产程进展是否正常，并能指导产程处理。

（4）接生准备：初产妇宫口开全、经产妇宫口开大3～4cm，即准备接生。

五、接产的护理配合

（一）巡回护士

1. 保持合适体位

产妇入分娩室后仰卧于产床，准备接生。

2. 消毒外阴

产妇仰卧，双腿屈曲分开，臀下置清洁便盆。先用无菌肥皂水棉球按顺序擦洗小阴唇、大阴唇、阴阜、阴蒂、大腿内上 1/3、会阴和肛门周围。然后用消毒纱布球堵于阴道口，以防冲洗液进入阴道，用温开水冲洗干净，之后用消毒纱布球擦干，最后用碘伏溶液消毒，顺序同前；取出臀下便盆，臀下铺无菌巾。

3. 物品准备

开启产包，准备会阴切开包、局部麻醉用物、新生儿用物、氧气、吸痰管、急救车等。开启红外线辐射台。

4. 指导产妇屏气用力

指导产妇在宫缩开始时，双手拉住床旁的把手，深吸一口气，并随宫缩加强向下屏气用力；宫缩间歇时，全身放松休息。

5. 观察

观察产妇的表现及产程、产妇神态、宫缩持续时间、间歇时间，勤听胎心音，每隔 10 分钟听一次；密切注意阴道口胎头娩出的情况。当胎儿娩出后，立即记录分娩时间，新生儿性别及测量产妇血压。遵医嘱注射子宫平滑肌兴奋药。

（1）接产要领：协助胎头俯屈，让胎头以最小径线在宫缩间歇时缓慢地通过阴道口，是预防会阴撕裂的关键，还必须正确娩出胎肩，胎肩娩出时也要注意保护好会阴。

（2）接产步骤：接产者站在产妇右侧。当胎头拨露使阴唇后联合紧张时，开始保护会阴。

（3）会阴切开：会阴过紧或胎儿过大，估计分娩时会阴撕裂不可避免者，或母儿有病理情况急需结束分娩者，应行会阴切开术。常用会阴后－侧切开术、会阴正中切开术。

6. 新生儿护理

（1）保暖：分娩室保持适当的温度与湿度，新生儿娩出后，剪断脐带后即擦干身上的羊水和血迹，放在已开启的红外线辐射台上处理。

（2）呼吸道清理：新生儿娩出后，立即吸除口、鼻腔内的黏液、羊水，以保持其呼吸道通畅。

（3）新生儿 Apgar 评分：出生后 1 分钟对心率、呼吸、肌张力、喉反射及皮肤颜色五项标准进行评分，每项 2 分，共 10 分。7 分以上只需进行一般处理；4~7 分缺氧较严重，需清理呼吸道、人工呼吸、吸氧、用药等措施才能恢复；4 分以下缺氧严重，需紧急抢救，行喉镜在直视下气管内插管并给氧。应在出生后 5 分钟、10 分钟时再次评分。1 分钟评分反映在宫内的情况，而 5 分钟及以后评分则反映复苏效果，与预后关系密切。

（4）新生儿体检：脐带结扎后，测量身长、体重、听诊心肺，检查有无畸形、产伤。用抗生素眼药水滴眼。记录单上打上新生儿左足印及产妇右手拇指印，给新生儿系上标明姓名、性别、体重、出生时间、母亲姓名和床号的腕带，并将有同样记录的挂牌挂在包被上。

（5）早吸吮：在新生儿出生后 30 分钟内，首次吸吮乳头，增进母婴情感，促进乳汁分泌。

7. 第三产程、产后 2 小时巡回护士的配合

（1）预防产后出血：胎肩娩出后立即给予缩宫素 10U 加于 25% 葡萄糖注射液 20mL 内静注，以加强子宫收缩，减少出血。也可常规肌注缩宫素 10U。

（2）产后观察：第三产程结束后，产妇在产房内观察 2 小时，注意其子宫收缩情况、阴道出血量，外阴、阴道有无血肿，膀胱是否充盈，测量血压、脉搏等。

（二）协助接生护士

1. 接生准备

按手术要求，洗手、穿手术衣、戴消毒手套。铺接生的消毒巾。需会阴切开者，备好会阴切开物品。必要时给予产妇导尿。

2. 协助保护会阴、娩出胎儿

站在产床右侧，指导产妇把握屏气用力的时机，在胎头拨露、阴唇后联合膨胀时，开始保护会阴。保护方法：右手垫消毒巾，肘关节支于产床上，大拇指与其他四指分开，利用大鱼际肌托起会阴部，宫缩时向内上方托起，左手持纱布轻压胎头，帮助胎头俯屈及缓慢下降，宫缩间歇时放松。胎头即将仰伸时，右手保护会阴并嘱咐产妇宫缩时张口哈气，宫缩间歇时略向下用力，以左手协助胎头仰伸，缓慢娩出胎头。之后，右手继续保护会阴，左手从鼻根向下挤抹胎儿口鼻内的黏液和羊水，然后协助胎头复位和外旋转，继而左手轻轻下压胎头，使前肩娩出，再上托胎头，助后肩娩出后，此时方可松开保护会阴的右手。用双手扶持胎体，使其取侧位娩出胎体及下肢，再清理呼吸道。将弯盘置会阴处接血，然后在距脐轮 15cm 处，用两把止血钳夹住脐带并在两钳间剪断。

3. 脐带处理

75% 乙醇消毒脐根周围，在距脐根约 0.5cm 处用粗棉线结扎第一道，于第一道结扎线外约 0.5cm 处再结扎第二道。于第二道结扎线外 0.5cm 处剪断脐带；用棉签蘸 2.5% 碘酊或 20% 高锰酸钾液消毒断端。然后用无菌纱布覆盖包扎。

4. 协助胎盘、胎膜娩出及检查胎盘、胎膜是否完整

胎盘剥离及排出方式有胎儿面娩出式和母体面娩出式两种。在确定胎盘已剥离后，接生者左手轻压宫底，右手轻轻牵拉脐带，让产妇稍向下用力，当胎盘娩出至阴道口时，双手托住胎盘向一个方向旋转，并向下外牵引，使胎盘、胎膜完整娩出。将胎盘铺平，检查母体面胎盘小叶有无缺损，再查胎儿面边缘有无断裂血管，及时发现副胎盘，之后提起胎盘检查胎膜是否完整，若发现异常情况及时报告医师。

5. 协助检查软产道

检查外阴、阴道和宫颈有无裂伤，如有裂伤，立即协助缝合。

第八章　妇产科护理技术

第一节　妇科护理基本技术

一、会阴擦洗

（一）目的

会阴擦洗是妇产科常用的会阴局部清洁的护理操作技术，保持患者会阴清洁，预防逆行性感染，促进舒适和伤口愈合。

（二）适应证

(1) 产科或妇科腹部手术后留置导尿者。

(2) 会阴、阴道手术术后患者。

(3) 会阴部有伤口者。

(4) 长期卧床患者。

（三）物品准备

治疗车，方盘，消毒罐（内放无菌持物钳），小药杯，会阴擦洗包（内放弯盘2个、卵圆钳2把、消毒小药杯），纱球罐（内放消毒干纱球），棉球罐（内放消毒干棉球），温开水，碘伏原液，无菌治疗巾，大毛巾，污物桶。

（四）操作方法

(1) 核对患者床号、姓名，解释操作目的，取得患者配合，嘱男家属回避。

(2) 推车至患者床旁，关闭门窗，嘱患者排空膀胱，协助患者脱下一侧裤腿，取膀胱截石位，充分暴露外阴部。

(3) 若为产后患者，则解开会阴垫，按摩子宫，了解宫底高度、子宫软硬度，按压宫底，观察恶露色、质、量、气味，弃去会阴垫。

(4) 用一把镊子或消毒止血钳夹取干净的药液棉球，再用另一把镊子或止血钳夹住棉球进行擦洗。一般擦洗3遍，擦洗的顺序如下。第1遍时自耻骨联合一直向下擦至臀部，先擦净一侧后换一棉球同样擦净对侧，再用另一棉球自阴阜向下擦净中间。自上而下、自外向内，初步擦净会阴部的污垢、分泌物和血迹等。第2遍时从内向外，或以伤口为中心向外擦洗，其目的为防止伤口、尿道口、阴道口被污染。擦洗时均应注意最后擦洗肛门，并将擦洗后的棉球丢弃。第3遍顺序同第2遍。必要时，可根据患者情况增加擦洗的次数，直至擦净，最后用干纱布擦干。

(5) 取第2把卵圆钳，夹取1只棉球消毒会阴伤口。

(6) 保留导尿管者需更换集尿袋。

(7) 弃去用物，撤去治疗巾，更换干净的会阴垫，穿上裤子，恢复体位，整理好床单位。

(8) 做好宣教（产后会阴伤口者的宣教包括保持会阴清洁，勤更换会阴垫，大小便后清洗会阴部，向伤口对侧卧位等）。

(9) 整理用物，洗手。

（五）护理要点

(1) 护理人员在擦洗时应注意观察会阴部及伤口有无红肿、分泌物性质，若有异常则应及时处理。水肿者可用50%硫酸镁湿热敷或95%乙醇湿敷。

(2) 天冷时注意保暖，纱球需要加温。

(3) 擦洗动作应轻柔，凡有血迹的地方均应擦洗干净。

(4) 护理人员在擦洗时应掌握由上而下的原则，凡是擦过肛门的纱球和卵圆钳均不可再用。

(5) 对留置导尿管者，尿道口周围应擦洗干净，注意观察导尿管是否通畅，避免脱落或打结。

二、阴道冲洗与灌洗

（一）目的

阴道灌洗可使阴道和宫颈保持清洁，避免子宫切除过程中阴道与盆腔相通时，细菌或病原体进入盆腔引起感染，以减少术后阴道残端炎症等并发症。

（二）适应证

(1) 各种阴道炎、宫颈炎的治疗。

(2) 子宫切除术前或阴道手术前的常规阴道准备。

（三）禁忌证

月经期、阴道流血者、妊娠晚期、产后10天内、人工流产术后宫口未闭合、宫颈癌患者有活动性出血者。

（四）物品准备

1. 物品

消毒灌洗筒1个，橡皮管1根，灌洗头1个（头上有控制冲洗压力和流量的调节开关），输液架1个，弯盘1只，橡皮垫1块，一次性塑料垫1块，便盆1个，一次性手套1副，窥阴器1只，卵圆钳1把，消毒大棉球1~2个。

2. 灌洗溶液

常用的阴道灌洗溶液有0.025%碘伏溶液、0.2%苯扎溴铵溶液、生理盐水、2%~4%碳酸氢钠溶液、2.5%乳酸溶液、4%硼酸溶液、0.5%醋酸溶液、1:5000高锰酸钾溶液。注意滴虫阴道炎的患者，应用酸性溶液灌洗；假丝酵母菌病患者，则用碱性溶液灌洗；而非特异性阴道炎者，用一般消毒液或生理盐水灌洗；妇科术前常规阴道准备选择碘伏溶液、高锰酸钾溶液或苯扎溴铵溶液。

（五）操作方法

（1）核对患者床号、姓名，向其解释操作目的，取得患者配合，关闭治疗室门窗，调节适宜的温度。

（2）嘱患者排空膀胱后至治疗室。协助患者上检查床，取膀胱截石位，脱去一侧裤脚，冬天用小毛毯保暖，臀下垫一次性塑料布，放置便盆。

（3）根据患者的病情配制灌洗液 500～1000mL，将灌洗筒挂在输液架上，其高度距离检查床 60～70cm，排去管内空气，水温（41～43℃）适宜后备用。

（4）操作者右手持冲洗头，先灌洗外阴部，然后用左手将小阴唇分开，将灌洗头沿阴道总侧壁的方向缓缓插入至阴道，达阴道后穹窿部，边灌洗边将灌洗头围绕子宫颈轻轻地上下左右移动；灌洗宫颈、阴道穹窿及阴道壁，使用窥阴器者，边灌洗边转动窥阴器，确保阴道各侧壁均冲洗干净。灌洗完毕，轻轻下压窥阴器，使阴道内残留液体完全流出。

（5）当灌洗液约剩 100mL 时，夹住皮管，拔出灌洗头和窥阴器，再冲洗一次外阴部，然后扶患者坐于便盆上，使阴道内残留的液体流出。

（6）用干纱球擦干外阴部，弃去患者臀下一次性塑料布，铺治疗巾，协助患者穿好裤子，恢复体位。

（7）整理用物，洗手。

（六）护理要点

（1）灌洗液温度以 41～43℃为宜，温度过低容易造成患者不舒服，温度过高容易导致患者阴道黏膜烫伤。

（2）灌洗筒与检查床的距离不应超过 70cm，以免压力过大，水流过速，使液体或污物进入子宫腔，或者冲洗液与局部作用时间不足。

（3）灌洗溶液应根据不同的目的选择，滴虫性阴道炎应选择酸性溶液，VVC 应选择碱性溶液，非特异性阴道炎应选择一般消毒液或生理盐水。妇科术前常规阴道准备选择碘伏溶液、高锰酸钾溶液或苯扎溴铵溶液。

（4）产后 10 天或妇科手术 2 周后的患者，若出现阴道分泌物混浊、有臭味、阴道伤口愈合不良时，可行低位阴道灌洗，灌洗筒的高度一般不超过检查床 30cm，以免污物进入宫腔或损伤阴道残端伤口。

（5）未婚妇女一般不做阴道灌洗，必要时可用导尿管进行灌洗，不能使用窥阴器。

三、会阴湿热敷

（一）目的

会阴湿热敷是应用热原理和药物化学反应直接接触皮肤患区，促进局部血液循环，增强局部白细胞吞噬作用和组织活力，加强组织再生、消炎、止痛，以促进伤口愈合。

（二）适应证

（1）会阴部水肿及会阴血肿的吸收期。
（2）会阴伤口硬结及早期感染等患者。

（三）物品准备

治疗车，方盘，无菌包（内放消毒弯盘2个、卵圆钳2把），纱布罐（内放无菌纱布若干），棉签，医用凡士林，沸水，热源袋（如热水袋、电热宝），红外线灯，无菌治疗巾，棉垫。热敷药物：煮沸的50%硫酸镁或95%乙醇。

（四）操作方法

（1）核对患者床号、姓名、住院号，向其解释操作目的，取得患者配合，关闭门窗，男家属回避。
（2）嘱患者排空膀胱，协助其松解衣裤，暴露会阴部，臀下铺治疗巾。
（3）热敷部位先涂一层凡士林，盖上纱布，再敷上浸有热敷溶液的温纱布，外面盖上棉布垫保温。
（4）一般每隔3~5分钟更换热敷垫1次，热敷时间为15~30分钟，也可将热源袋放在棉垫外或用红外线灯照射。
（5）热敷完毕，移去敷料，观察热敷部位皮肤，用纱布擦净皮肤上凡士林。
（6）协助患者穿好衣裤，整理好床单位。

(7) 处理用物，洗手，记录。

（五）护理要点

(1) 湿热敷时，应在会阴擦洗、局部伤口清洁后进行。

(2) 湿热敷的温度一般在 41～48℃。

(3) 湿热敷的面积应为病损范围的 2 倍。

(4) 湿热敷过程中，护士应定时检查热源袋是否完好，防止烫伤，对休克、虚脱、昏迷及术后感觉不敏感的患者应特别注意。

(5) 湿热敷治疗中，护士应随时评价热敷效果，为患者提供必要的生活护理。

四、坐浴

（一）目的

坐浴是通过水温和药液的作用，清洁外阴，改善局部血液循环，减轻局部炎症及疼痛，利于组织修复。

（二）适应证

(1) 外阴、阴道手术或经阴道行子宫切除术的术前准备。

(2) 治疗或辅助治疗外阴炎、阴道炎症、子宫脱垂患者。

(3) 会阴切口愈合不良患者。

（三）禁忌证

月经期妇女、阴道流血者、孕妇、产后 7 天内。

（四）物品准备

坐浴盆，30cm 高的坐浴盆架，消毒小毛巾、温度计。溶液准备与配制如下。

(1) 滴虫性阴道炎常用 0.5%醋酸溶液、1%乳酸溶液或 1∶5000 高锰酸钾溶液。

（2）VVC 常用 2%～4% 碳酸氢钠溶液。

（3）萎缩性阴道炎常用 0.5%～1% 乳酸溶液。

（4）外阴炎、非特异性阴道炎、外阴阴道手术术前准备常用 1∶5000 高锰酸钾溶液、1∶1000 苯扎溴铵溶液、0.02% 碘伏溶液等。

（五）操作方法

（1）核对患者姓名、床号、住院号，向其解释坐浴的目的、方法及注意事项，取得患者配合。

（2）根据病情及治疗目的，配制好坐浴溶液 2000mL，根据不同治疗目的调节好温度，将坐浴盆置于坐浴架上。

（3）嘱患者排空膀胱后全臀及外阴部浸泡于溶液中，坐浴时间为 15～20 分钟，坐浴结束后用无菌小毛巾擦干臀部及外阴。

（4）根据目的不同，坐浴分为以下 3 种。

热浴：水温在 41～43℃，适用于渗出性病变及急性炎性病变，可先熏洗后坐浴。

温浴：水温在 35～37℃，适用于慢性盆腔炎、术前准备等。

冷浴：水温在 14～15℃，适用于膀胱阴道松弛、性无能及功能性无月经者；主要是利用低温刺激肌肉神经，使其张力增加；坐浴时间为 2～5 分钟。

（六）护理要点

（1）坐浴前擦干净外阴及肛门周围。

（2）坐浴溶液应严格按比例配制。浓度过低，起不到治疗效果；浓度过高，容易导致黏膜烧伤。

（3）坐浴溶液温度根据坐浴的不同目的调节，并按照坐浴时间进行坐浴。

（4）坐浴时，患者需将臀部及外阴部全部浸入药液中。

五、阴道或宫颈上药

（一）目的

阴道或宫颈上药是治疗性药物经过阴道涂抹到阴道壁或宫颈黏膜上，达到局部治疗各种阴道或宫颈炎症的目的。

（二）适应证

各种阴道炎、宫颈炎、术后阴道残端炎。

（三）物品准备

治疗车，方盘，一次性塑料布，一次性手套，阴道冲洗包（内含弯盘2个、卵圆钳2把、窥阴器、药杯），润滑油，消毒干棉球，消毒长棉签，带尾线的大棉球/纱球。

（四）操作方法

（1）核对患者姓名、床号、住院号，向其解释，取得患者配合，关闭门窗，置屏风。

（2）嘱患者排空膀胱，协助患者上检查床，取膀胱截石位，脱去一侧裤子，臀下垫一次性塑料布。

（3）上药前先行阴道冲洗或擦洗，依据病情及治疗目的不同，选择不同方法上药。

阴道后穹窿上药：常用于滴虫性阴道炎、VVC、老年性阴道炎及慢性宫颈炎等患者。常用药物有甲硝唑、制霉菌素等药片、丸剂或栓剂。护士可指导患者自行放置，临睡前洗净双手，戴一次性手套，用食指将药片或栓剂沿阴道后壁推行至阴道后穹窿处。

局部用药：常用于宫颈炎或阴道炎患者。A.非腐蚀性药物，如1%甲紫或大蒜液可用于治疗VVC，新霉素、氯霉素可用于治疗急性或亚急性宫颈炎或阴道炎，用长棉签蘸药液涂擦于阴道壁或子宫颈。B.腐蚀性药物，如20%～50%硝酸银可用于治疗慢性宫颈炎颗粒增生型患者，用长棉签蘸药液涂于宫颈糜烂面，并插入宫颈管内 0.5cm，片刻后用生理盐水棉球擦去表面残余药液，最后用干棉球吸干。

宫颈棉球上药：适用于子宫颈亚急性或急性炎症伴有出血者。常用药物有止血药、消炎止血粉和抗生素等。先用窥阴器充分暴露宫颈，再用卵圆钳将带有尾线的棉球蘸药后塞于宫颈处，同时将窥阴器轻轻退出，然后取出卵圆钳，以防退出窥阴器时将棉球带出，将线尾端露于阴道口外，并用胶布固定于阴阜侧上方。护士要叮嘱患者于上药后 12～24 小时轻拉尾线将棉球取出。

喷雾器上药：常用于非特异性阴道炎及老年性阴道炎，常用药物有土霉素、呋喃西林、己烯雌酚等。先用窥阴器暴露阴道壁，再用喷雾器将药物粉末喷于炎性组织表面。

（4）弃去一次性塑料布，铺治疗巾于患者臀下，协助患者穿好裤子，恢复体位。

（5）整理用物，洗手。

（五）护理要点

（1）使用非腐蚀性药物时，护士应转动窥阴器，使阴道各侧壁均涂上药物。

（2）应用腐蚀性药物时，护士要注意保护正常阴道壁及组织，上药前将纱布或干棉球垫于阴道后壁或阴道后穹隆处，以免药液灼伤正常组织。药液涂好后，用干棉球吸干，随即取出棉球或所垫纱布。

（3）棉签上的棉花必须捻紧，涂药时朝同一方向转动，避免棉花落入阴道内。

（4）阴道栓剂宜于晚上临睡前使用，以免站起脱落，影响治疗效果。

（5）未婚妇女上药时，不能使用窥阴器，可用长棉签上药。

（6）用药期间，禁止性生活。

（7）经期或子宫出血者不宜阴道上药。

六、女性导尿术

女性导尿术是指将尿管经尿道插入膀胱引出尿液，目的是解除尿潴留，留取不污染的尿液标本做检查，测定残余尿，测定膀胱冷热感、容量、压力，注入造影剂或药物帮助诊断或治疗等。

（一）操作前评估

（1）评估患者年龄、病情、自理程度及配合程度。

（2）评估患者是否有泌尿系手术史、阴道手术史及有无先天性畸形。

（3）评估患者膀胱充盈度。

（二）操作前准备

1. 护士准备

着装符合要求，洗手、戴口罩。

2. 物品准备

一次性导尿包（根据患者年龄、病情，备不同型号尿管，临床常用的型号有 14#、16#、18#、20#）、一次性尿垫、弯盘、手消毒液、生活垃圾桶、医疗垃圾桶、利器盒、尿管和尿袋标识、导管固定贴、医嘱本、笔。

3. 患者准备

护士应协助患者取仰卧位，双腿屈膝，协助其脱去对侧裤腿盖于近侧腿部，对侧腿用被子遮盖，臀下垫一次性尿垫，双腿略外展，暴露外阴。

4. 环境

环境符合操作要求（关闭门窗、屏风遮挡，保护患者隐私，注意保暖），护士应了解患者病情，掌握操作注意事项。

（三）操作过程

（1）严格执行双人查对，检查医嘱本及物品有效期（双人查对后，医嘱正确，所有物品均在有效期内，方可操作）。

（2）携用物至床旁，询问患者姓名（两种方式进行核对），向患者及家属解释此次操作的目的，取得患者及家属同意；关闭门窗、屏风遮挡，协助患者取屈膝仰卧位，双腿略外展，暴露外阴，臀部垫一次性尿垫。注意保护患者隐私、保暖。

（3）洗手、戴口罩。

（4）清洗外阴，备好弯盘置于会阴部远端，在治疗车上打开导尿包，取出清洗包，放在患者两腿之间，左手戴手套，撕开棉球包（10个消毒棉球）放于清洗盘内，右手持镊子。①第一个棉球消毒阴阜三下。②第二个棉球消毒对侧大阴唇。③第三个棉球消毒近侧大阴唇，左手持纱布块，拇指、食指分开大阴唇。④第四个棉球消毒尿道口。⑤第五个棉球消毒对侧小阴唇。⑥第六个棉球消毒近侧小阴唇。⑦第七个棉球消毒尿道口。⑧第八个棉球消毒对侧小阴唇。⑨第九个棉球消毒近侧小阴唇。⑩第十个棉球消毒尿道口到肛门。消毒后棉球置于会阴部远端弯盘内，清洗完毕后脱手套放于清洗盘内，将弯盘放置治疗车下，清洗盘扔到医疗垃圾桶。

（5）再次洗手：护士在患者两腿之间打开导尿包，戴手套，打开洞巾，将大、小弯盘放在两腿之间，小弯盘靠近尿道口（会阴部），取出消毒棉球（4个消毒棉球）、纱布、镊子放于小弯盘一侧；在大弯盘中检查尿管气囊是否漏气，取出尿袋与尿管连接好，置于大弯盘内备用；撕开石蜡油棉球袋，用石蜡油棉球润滑导尿管备用。左手持纱布分开固定小阴唇，暴露尿道口；右手持镊子，用消毒棉球由内向外消毒尿道口。①第一个棉球消毒尿道口。②第二个棉球消毒对侧小阴唇。③第三个棉球消毒近侧小阴唇。④第四个棉球消毒尿道口，左手不动。消毒后棉球置于小弯盘另一侧。右手更换无菌持物钳持导尿管，轻轻插入尿道，女性4～6cm，见尿后将尿管尽可能地全部插入，普通尿管向气囊内注入10～20mL 0.9%氯化钠注射液（特殊尿管见说明书），轻拉尿管有阻力感证明已固定好。撕开洞巾，将尿袋通过大腿上进行固定，可在大腿内侧用导管固定贴进行固定，尿袋挂于床架子上。⑤收拾用物：包裹用物撒入治疗车下医疗垃圾桶，取出一次性尿垫扔入医疗垃圾桶；脱手套，粘贴尿管、尿袋上标识（日期、时间、操作者）；协助患者穿裤子，整理患者床单位；观察尿色、尿量情况及患者主观反应，向患者交代注意事项，整理操作用物；洗手，拉开隔帘，查对并签名。

（四）注意事项

（1）严格无菌操作，预防尿路感染。

（2）插入尿管动作轻柔，以免损伤尿道黏膜，若插入时有阻挡感（切忌蛮插）可更换方向（也可稍退2～3cm，向导尿管中灌注石蜡油，润滑尿道再插），见有尿液流出时再插入2~3cm，勿过深或过浅，忌反复抽动尿管（有导丝的尿管虽插入时能够很快有力，但最容易损伤尿道黏膜，故可提前抽出；石蜡油一定反复涂满导尿管两次）。

（3）选择导尿管的粗细要适宜，对小儿或疑有尿道狭窄者，尿管宜细。

（4）对膀胱过度充盈患者，排尿宜缓慢以免骤然减压引起出血或晕厥。对膀胱高度膨胀且又极度虚弱的患者，第一次导尿量不可超过500mL，以防大量放尿导致腹腔内压突然降低，大量血液滞留于腹腔血管内，造成血压下降，产生虚脱，也可因膀胱突然减压，导致膀胱黏膜急剧充血，引起尿血。

（5）测定残余尿时，嘱患者先自行排尿，然后导尿。残余尿量一般为5~10mL，如超过100mL，则应留置导尿管。

（6）留置导尿时，应常检查尿管固定情况，是否脱出，必要时以无菌药液每日冲洗膀胱一次；按尿管失效期要求更换尿管，再次插入前应让尿道松弛数小时，再重新插入。

（7）膀胱过度充盈患者导尿时速度不能过快，否则可以产生休克或膀胱出血，此时应缓慢分次地放出尿液，每次150~200mL，反复多次，逐渐将膀胱放空。

七、生殖道细胞学检查

女性生殖道细胞通常是指阴道、宫颈管、子宫及输卵管的上皮细胞。临床上常通过检查生殖道脱落上皮细胞反映其生理及病理变化。生殖道脱落上皮细胞包括阴道上段、宫颈阴道部、子宫、输卵管及腹腔的上皮细胞，其中以阴道上段、宫颈阴道部的上皮细胞为主。生殖道上皮细胞受卵巢激素的影响出现周期性变化，妊娠期也有变化，因此，检查生殖道脱落上皮细胞既可反映体内性激素水平，又可协助诊断生殖道不同部位的恶性肿瘤及观察其治疗效果，是一种简便、经济、实用的辅助诊断方法。但生殖道细胞学检查找到恶性细胞也只能作为初步筛选，不能定位，需要进一步检查才能确诊；而未找到恶性细胞，也不能完全排除恶性肿瘤可能，需结合其他检查综合考虑。

（一）适应证

（1）不明原因闭经。

（2）功能失调性子宫出血。

（3）流产。

（4）生殖道感染性疾病。

（5）妇科肿瘤的筛查。宫颈细胞学检查是宫颈上皮内瘤样病变（CIN）及早期宫颈癌筛查的基本方法，建议应在性生活开始3年后，或有性生活21～29岁以后开始行宫颈细胞学检查，并结合HPV、DNA检测。

（二）禁忌证

（1）生殖器急性炎症。

（2）月经期。

（三）检查前评估

（1）评估护理对象心理状况，与其沟通，告知检查的目的、方法、注意事项及检查过程中可能出现的不适，取得配合。

（2）评估护理对象的检查时间，检查前24小时禁止性生活、阴道检查、阴道灌洗上药。

（四）检查前准备

（1）留取标本的用具必须无菌、干燥。

（2）用物准备：阴道窥器1个、宫颈刮匙（木制小刮板）2个或细胞刷1个、载玻片若干张、不同型号塑料管、0.9%氯化钠注射液、无菌干燥棉签及棉球、装有固定液（95%乙醇）标本瓶1个或新柏氏液（细胞保存液）1瓶。

（五）检查中配合

1.体位

协助护理对象取膀胱截石位。

2. 涂片种类及采集方法

（1）阴道涂片：主要目的是了解卵巢或胎盘功能，检测下生殖道感染的病原体。

已婚者一般用木制小刮板在阴道侧壁 1/3 处轻轻刮取；无性生活妇女应签署知情同意书后，用浸湿的棉签伸入阴道，紧贴阴道壁卷取，薄而均匀地涂于载玻片上，将其置于 95% 乙醇中固定。

（2）宫颈刮片：是筛查早期子宫颈癌的重要方法。

应在宫颈外口鳞—柱状上皮交界处，用木制刮板以宫颈外口为圆心，轻刮一周，均匀涂于载玻片上，避免损伤组织引起出血而影响检查结果。若受检者白带过多，应先用无菌干棉球轻轻擦净黏液，再刮取标本。

（3）宫颈管涂片：用于筛查宫颈管病变。

先将宫颈表面分泌物拭净，用小型木制刮板进入宫颈管内轻轻刮取一周做涂片。目前，临床多采用"细胞刷"刮取宫颈管上皮，将"细胞刷"置于宫颈管内，达宫颈外口上方 10mm 左右，在宫颈管内旋转 360° 后取出，旋转"细胞刷"，将附着于小刷上的标本均匀地涂于载玻片上或迅速置于细胞保存液中。

（4）取脱落细胞标本时动作应轻、稳、准，避免损伤组织引起出血。若阴道分泌物过多，应先用无菌干棉球轻轻擦拭后再取标本。

（5）涂片必须均匀地向一个方向涂抹，禁忌来回涂抹，以免破坏细胞。

（六）检查后护理要点

（1）评估检查后阴道流血情况，询问有无其他不适，发现异常及时通知医生。

（2）做好载玻片标记，标本应立即放入装有 95% 乙醇固定液标本瓶中固定并及时送检。

（3）向护理对象说明生殖道脱落细胞检查结果的临床意义，嘱其及时将病理报告结果反馈给医生，以免延误诊治。

八、宫颈活体组织检查

（一）局部活组织检查

宫颈活体组织检查简称"宫颈活检"，常用检查方法有局部活组织检查和诊断性宫颈锥形切除术。取材方法是自宫颈病变部位或可疑部位取小部分组织进行病理检查，绝大多数活检可作为诊断依据；而阴道镜下宫颈活检术是对女性患者宫颈疾病的一种检查方法。

1. 适应证

（1）宫颈脱落细胞学图片检查巴氏Ⅲ级或Ⅲ级以上者，宫颈脱落细胞学涂片检查巴氏Ⅱ级经反复治疗无效者。

（2）TBS分类鳞状上皮细胞异常，低度鳞状上皮病变及以上者。

（3）阴道镜检查反复出现可疑阳性或阳性者。

（4）可疑为宫颈恶性病变或宫颈特异性感染，需进一步明确诊断者。

2. 禁忌证

（1）生殖道患有急性或亚急性炎症者。

（2）妊娠期、月经期或有不规则子宫出血者。

（3）患血液病有出血倾向者。

3. 检查前评估

（1）评估患者心理状况，与患者沟通，告知检查的目的、方法、注意事项及检查过程中可能出现的不适，取得患者配合。

（2）评估患者生命体征并询问病史，患有阴道炎者应治愈后再取活检。

4. 检查前准备

阴道窥器1个、宫颈钳1把、宫颈活检钳1把、长镊子2把、纱布卷1个、洞巾1块、棉球及棉签若干、手套1副、复方碘溶液、装有固定液的标本瓶及消毒液。

5. 检查中护理配合

（1）在检查过程中，护理人员应对待患者态度亲和，嘱患者排空膀胱，协助其上检查床并在臀部下方垫好一次性检查垫，帮助患者取膀胱截石位，嘱其双腿尽可能向两侧分开，常规消毒外阴，铺无菌洞巾。

(2) 患者处于陌生环境及对检查部位的特殊性和对检查结果的担心，会导致生理上的不适及心理上的压力，患者容易产生焦虑和恐惧等不良情绪，护理人员应采取针对性的心理护理。

(3) 检查时，护理人员应站在患者身旁，嘱患者通过深呼吸放松，给予一定的安慰及关怀，主动与患者沟通交流，转移患者注意力，或可通过握着患者手部，抚触患者肩部，给予其足够的心理支持，使患者身体足够放松，从而提高患者的依从性，更好地完成检查。

(4) 检查过程中，护理人员应给予患者足够的尊重，保护其隐私，做好保温措施。

(5) 患者担心检查时会疼痛，护理人员可告知由于宫颈缺乏敏感度低，对切割等不敏感，在宫颈上取组织过程中痛感不明显，在可忍受范围内。

(6) 放置护理人员窥器时，护理人员的动作要轻柔，切忌动作粗暴。

(7) 护理人员对阴道镜检查的步骤要做到熟练掌握，准确无误地传递每一步所需的器械及物品，确保检查过程的顺利，密切观察患者的反应，对异常情况做到早发现、早处理。

(8) 当医生放置阴道窥器，充分暴露宫颈后，护理人员应协助医生用干棉球擦净宫颈表面黏液，局部消毒。

(9) 护理人员应协助医生在宫颈外口鳞—柱交界处或特殊病变处，持宫颈活检钳取适当大小的组织。临床明确为宫颈癌，只为确定病理类型或浸润程度者可进行单点取材；可疑宫颈癌者，应按时钟位置于3点、6点、9点、12点4处钳取组织，为提高取材准确性，在阴道镜引导下取材，或在宫颈、阴道周围涂复方碘溶液，选择不着色区域取材。

当手术结束时，护理人员应协助医生以棉球或纱布卷，给予局部压迫止血。

护理人员应将取出的组织分别放在标本瓶内，并做好取材部位标记及患者姓名登记，及时送检。

在手术过程中，护理人员应及时为医生传递所需物品，观察患者反应，给予心理上的支持。

检查结束后为防止出血护理人员应给予填塞吸收性明胶海绵和带线大棉球一个，棉球于24小时内取出，擦净患者外阴部。

6. 检查后护理配合

(1) 检查结束后询问患者有无不适，如有不适主诉及时予以解决。

(2) 协助患者穿衣、下检查床，告知患者检查结果，将患者安置在观察室，观察腹痛及阴道流血情况。

(3) 阴道的填塞物 (棉球或纱布卷)12 小时后可自行取出，若出现大量阴道流血，应及时就诊，回家后注意适当休息，饮食忌辛辣刺激食物，避免剧烈运动，保持会阴部清洁、干燥，以防感染。

(4) 检查后一个月内禁止性生活、盆浴、游泳及阴道冲洗等，防止阴道感染。护理人员应提醒患者按要求取病理报告单并及时复诊。

舒适的护理可使患者在心理、生理、社会交往等方面更加愉快，降低其不愉快的目的是使患者身心均处于最佳状态，可以更好地配合检查。

(二) 诊断性宫颈锥形切除术

诊断性宫颈锥形切除术是对子宫颈活检诊断不足或有怀疑时实施的补充诊断手段，不是子宫颈癌及其癌前病变诊断的必需步骤。

1. 适应证

（1）子宫颈活检为低度鳞状上皮内病变（LSIL）及以下，为排除 HSIL，如细胞学检查为高度鳞状上皮内病变（HSIL）及以上、HPV16 和（或）HPV18 阳性等。

(2) 子宫颈活检为 HSIL，而临床为可疑浸润癌，为明确病变累及程度及决定手术范围者。

(3) 子宫颈活检诊断为原位腺癌。

2. 禁忌证

(1) 急性或亚急性生殖器炎症或盆腔炎疾病者。

(2) 妊娠期、月经期或有不规则子宫出血者。

(3) 患血液病有出血倾向者。

3. 物品准备

无菌导尿包 1 个、阴道窥器 1 个、宫颈钳 1 把、宫颈扩张器 4 号和 7 号各 1 个、子宫探针 1 个、长镊子 2 把、尖手术刀 1 把 (或高频电切仪 1 台、环形电刀 1 把、等离子凝切刀 1 把、电切球 1 个)、刮匙 1 把、肠线、持针器 1

把、圆针1枚、洞巾1块、棉球及棉签若干、无菌手套1副、复方碘溶液、标本瓶1个及消毒液。

4.宫颈锥形切除术术前评估

（1）评估患者心理状况，与患者沟通，告知手术的目的、方法、注意事项及手术过程中可能出现的不适，取得患者的配合。

（2）评估患者手术时间，治疗者应在月经干净后3～7天进行。

5.宫颈锥形切除术方法

（1）受检者麻醉下，取膀胱截石位，外阴、阴道消毒，铺无菌巾。

（2）导尿后，用阴道窥器暴露子宫颈并消毒阴道、子宫颈及子宫颈外口。

（3）以宫颈钳夹子宫颈前唇向外牵引，子宫颈涂复方碘溶液，行冷刀锥切术，在碘不着色区外0.5cm处，以尖刀在子宫颈表面做深约0.2cm锥形切口，包括子宫颈上皮及皮下组织，按30°～50°向内做子宫颈锥形切除，根据病变深度和组织学类型，切除子宫颈管深度可达1～2.5cm。

（4）于切除标本的12点处做一标志，以4%甲醛溶液固定，送病理检查。

（5）创面止血用无菌纱布压迫多可奏效。若有动脉出血，可用可吸收线缝扎止血，也可加用局部止血法，或加用吸收性明胶海绵或止血粉止血。

（6）将要行子宫切除（子宫切除手术最好在锥切术后48小时内进行）的冷刀锥切者，可行宫颈前后唇相对缝合封闭创面止血；若不能在短期内行子宫切除或无须做进一步手术者，则应行宫颈成形缝合术或荷包缝合术，术毕探查宫颈管。

6.宫颈锥形切除术中护理配合

（1）在检查过程中，护理人员在对待患者态度亲和，协助患者上检查床并在臀部下方垫好一次性检查垫，帮助患者取截石位。

（2）由于患者身处陌生环境，加上对检查部位的特殊认识和对检查结果的忧虑，可能会引发身体上的不适和心理上的压力，从而容易产生焦虑和恐惧等负面情绪。为此，护理人员应当实施具有针对性的心理护理干预。

（3）检查时，护理人员应站在患者身旁，嘱患者通过深呼吸放松，给予一定的安慰及关怀，主动与患者沟通交流，转移患者注意力，或可通过握着患者手部，抚触患者肩部，给予其足够的心理支持，使患者身体足够放松，从而提高患者的依从性，更好地完成检查。

（4）在检查流程中，护理人员应充分尊重患者，确保患者的隐私得到妥善保护，并采取有效措施维持患者的体温。

（5）患者担心检查时会疼痛，护理人员可告知由于宫颈缺乏敏感度低，对切割等不敏感，在宫颈上取组织过程中痛感不明显，在可忍受范围内。

（6）放置阴道窥器时，护理人员的动作要轻柔，切忌动作粗暴。

（7）护理的人员对宫颈锥形切除术的步骤要做到熟练掌握，准确无误地传递每一步所需的器械及物品，确保检查过程的顺利，密切观察患者的反应，对异常情况做到早发现、早处理。

（8）若检查过程中出血较多，护理人员可以用无菌纱布填塞阴道，标本采集完后用甲醛液固定好，并做好取材部位标记及患者姓名登记，及时送检。

（9）检查结束后为防止出血护理人员应给予填塞吸收性明胶海绵和带线大棉球一个，棉球于 24 小时内取出，擦净患者外阴部。

7. 宫颈锥形切除术术后护理要点

（1）评估患者阴道出血情况、有无头晕及血压下降等出血反应；嘱患者注意观察阴道流血情况，若出血多及时就诊。

（2）术后保持会阴部清洁，抗生素预防感染。

（3）告知患者术后休息 3 天，2 个月内禁止性生活及盆浴。

（4）提醒患者 6 周后门诊复查，探查宫颈管有无狭窄。

（三）宫颈 LEEP 术

高频电刀（LEEP）是利用电极尖端产生的高频电磁波在接触身体后，人体组织自身产生阻抗，产生高热效应，使得糜烂面发生凝固、变性、坏死、溶解和脱落，也是利用高热使得细胞内的水分形成蒸汽波，达到切割、止血的目的。治疗后宫颈上皮愈合快，并能复原宫颈的解剖外形，尤其适合宫颈赘生物及病变部位较深的患者，还可以连续切除病灶，如宫颈鳞柱交界处，有效预防宫颈癌。它还可提供连续完整的标本送病理，减少早期宫颈癌的漏诊率。

1. 适应证

（1）通过宫颈涂片检查，发现患者可能是 CIN，特别是上皮内瘤样病变二期或者三期的患者。

(2) 长期久治不愈的慢性宫颈炎患者。

(3) 症状比较明显的宫颈外翻患者。

(4) 宫颈管内出现大量赘生物的患者，所谓的赘生物是指多个宫颈息肉。

(5) 宫颈 CA、子宫肌瘤及其宫颈癌的患者。

2. 禁忌证

(1) 宫颈、急性生殖道炎症。

(2) STD。

(3) 宫颈浸润癌。

(4) 生殖道畸形。

(5) 血液系统疾病并有出血倾向者。

3. 手术方法

在患者月经干净后 3~7 天，取膀胱截石位，在一大腿内侧肌肉丰厚处敷负极板贴，接着进行常规消毒并铺无菌巾，进而使用窥阴器将宫颈暴露出来，再次对宫颈进行消毒，并将其分泌物用干棉球擦拭干净。

在选用合适电极的 LEEP 后，以宫颈外口为中心由内向外将病变组织切除。注意切除的深度应根据宫颈肥大或糜烂的程度而定，向内只需要将移行带区切除，但向外切除时应超过病变边缘的 2~3mm。在病变组织切除后，应将切割线边缘用电凝棒熨平并进行止血。在宫颈低分级癌前病变手术结束后，应将切除的病变组织全部送病理检查。

4. 术前护理

在术前，护理人员应对患者进行针对性治疗以及手术操作的各项健康细节教育，因为疾病会对患者心理造成一定影响，恐惧、抑郁、紧张在所难免。这时，护理人员应积极向患者讲解 LEEP 治疗宫颈低分级癌前病变的效果、手术过程及注意事项等，并及时解答患者及其家属的各种疑虑，同时进行针对性的心理疏导，以有效消除患者对于手术治疗的恐惧与焦虑感，促使患者能够积极配合治疗。此外，在手术前，护理人员应协助患者做好手术所需的血常规、白带常规及出、凝血时间等相关检查，并在患者月经干净后，告知患者及时冲洗阴道，以预防术后发生感染或出血症状。

5. 术中配合

在患者进入手术室后，往往会表现出恐惧感，且精神处于高度紧张的状态，在此时，护理人员应通过语言沟通安抚患者，给予足够的关心与安慰，充分减轻患者的紧张、不良情绪，或对其进行消除等。常规消毒，铺巾，行屏风遮挡后，使患者呈膀胱截石位，将患者头偏向一侧，在患者一侧臀下将LEEP负极板贴安置好，按顺序将仪器连接好。按照患者病情及病变位置、性质、范围等选取电极，将凝结、切割功率调好。在术中，护理人员应做好排烟工作，以免电切产生的烟雾使手术医生吸入过多废气及刺鼻气味，阻碍医生术野，导致周围组织受损。手术期间，护理人员应密切监测患者生命体征，包括心率、脉搏及不良反应等，主动关心患者的心理感受，一旦发现患者出现异常，应立即通知医生采取对症治疗。其间，护理人员应尽量转移患者注意力，叮嘱患者保持深呼吸并使其放松全身肌肉等。若手术时间为冬天，护理人员还应做好保暖工作，及时调整好手术室温度，避免患者着凉。

6. 术后护理

（1）在术后，护理人员应取出塞于切口的纱布，并叮嘱患者每周复诊1次，持续4周。

（2）患者应注意术后3~4周禁止剧烈运动，1周内禁房事及盆浴，至宫颈彻底恢复为止。由于继发性的宫颈出血是宫颈手术当中的一种主要、易发的并发症状，护理人员应将患者阴道分泌物、出血等情况做好详细记录，并告知患者确保外阴洁净。

（3）术后12周，若患者未有任何异常出现，护理人员应告知患者进行详细的妇科检查，以及时掌握宫颈修复情况。

（4）护理人员应叮嘱患者禁食辛辣、刺激性食物，多食用富含维生素及蛋白质的食物，以免便秘。

7. 并发症护理

术后护理人员应密切监测患者各项生命体征，并叮嘱患者术后擦洗外阴部，2次/天，共擦洗7天。若患者出血，则可行压迫止血，填塞用纱布包好的棉球，并1天内取出。其间应密切监测出血量，一旦发生大出血应立即告知医生。患者出院前，护理人应叮嘱患者回家后密切关注自身情况，一旦出现下腹疼痛、发热等情况，应立即回院复查，并叮嘱患者每日清洗外阴部，每晚于阴道放置1粒鱼腥草素钠栓，以加快宫颈再生。若患者出现宫颈管狭窄，应查明原因并对症处理。

九、子宫输卵管造影术

子宫输卵管造影是通过导管向宫腔及输卵管注入造影剂，经 X 线透视及摄片，根据造影剂在输卵管及盆腔内的显影情况了解输卵管是否通畅、阻塞部位及宫腔形态。该检查损伤小，能对输卵管阻塞做出较正确判断，准确率可达80%，且具有一定的治疗功效。

根据 WTO 的统计发现，已婚的育龄妇女中不孕症发生率逐渐增加，严重降低患者的生活质量。在不孕症的患者中使用子宫输卵管造影术，不会对患者产生较大的损伤，并且安全性比较高。

(一) 适应证

(1) 了解输卵管是否通畅及其形态、阻塞部位。

(2) 了解宫腔形态，确定有无子宫畸形及类型，有无宫腔粘连、子宫黏膜下肌瘤、子宫内膜息肉及异物等。

(3) 内生殖器结核非活动期。

(4) 不明原因的习惯性流产，了解宫颈内口是否松弛，宫颈及子宫有无畸形等。

(二) 禁忌证

(1) 内、外生殖器急性或亚急性炎症。

(2) 严重的全身性疾病，不能耐受手术。

(3) 妊娠期、月经期。

(4) 产后、流产、刮宫术后 6 周内。

(5) 碘过敏者。

(三) 术前准备

(1) 造影时间以月经干净后 3 ~ 7 天为宜，术前 3 天禁性生活。

(2) 做碘过敏试验，试验阴性者方可造影。

(3) 术前 0.5 小时肌内注射阿托品 0.5mg 解痉。

（4）术前排空膀胱，便秘者术前行清洁灌肠，以便子宫保持正常位置，避免出现外压现象。

（四）操作方法

1. 设备及器械

X线放射诊断仪、子宫导管、阴道窥器、宫颈钳、卵圆钳、20mL注射器等。

2. 造影剂

目前，国内外均使用碘造影剂，分油溶性与水溶性两种。油剂（40%碘化油）密度大，显影效果好，刺激小，过敏少，但检查时间长，吸收慢，易引起异物反应，形成肉芽肿或油栓；水剂（76%泛影葡胺液）吸收快，检查时间短，但子宫输卵管边缘部分显影欠佳，细微病变不易观察，有的患者在注药时有刺激性疼痛。

3. 操作步骤

（1）患者取膀胱截石位，常规消毒外阴及阴道，铺无菌巾，双合诊检查子宫位置及大小。

（2）以阴道窥器扩张阴道，充分暴露宫颈，再次消毒阴道穹窿及宫颈，用宫颈钳夹宫颈前唇，探查宫腔。

（3）将造影剂充满宫颈导管，排出空气，沿宫腔方向将其置入宫颈管内，徐徐注入碘化油，在X线透视下观察碘化油流经输卵管及宫腔情况并摄片。24小时后再摄盆腔平片，以观察腹腔内有无游离碘化油。若用泛影葡胺造影剂，应在注射后立即摄片，10~20分钟后第二次摄片，观察泛影葡胺流入盆腔情况。

（4）注入造影剂后若子宫角圆钝而输卵管不显影，则考虑输卵管痉挛，可保持原位，肌内注射阿托品0.5mg，20分钟后再透视、摄片；或停止操作，下次摄片前先使用解痉药物。

（五）护理要点

1. 基础护理

护理人员应叮嘱患者造影日中午清淡饮食，不可过于油腻。家属陪同，做造影术前，嘱患者将膀胱排空，需要垫上清洁护垫，禁止性生活、盆浴。

2. 心理护理

护理人员应对患者相关状况做出详细了解，包含婚姻情况、妊娠情况、夫妻关系、家庭关系等，据此评估患者心理状况。通常，受到自身、家庭、社会等多方面因素的影响，患者会承受较大的心理压力，加之不了解子宫输卵管造影，导致患者不良心理比较严重，不利于造影术的操作。患者入院后，护理人员应积极地评估患者的心理状况，了解患者相关知识的掌握程度，针对性地给予患者心理疏导，宣传与此相关的知识，提升患者对不孕症及造影术的知晓程度，减轻患者的心理负担；同时，在进行各项护理操作时，做好解释与告知工作，和蔼、亲切地对待患者，耐心回答患者问题，与患者间建立和谐的关系，并促使患者改善不良心理状况。

3. 造影前护理

护理人员通过电视宣教，让患者观看动态手术过程，向患者讲解手术的步骤，以及注意事项，提高患者对检查手术的认知。在手术前，护理人员应向患者讲解注意事项以及操作步骤，可能出现疼痛的情况。保证造影室环境卫生的干净、整洁，保证室内适宜的温湿度，并做好患者相关的隐私保护措施。

4. 造影中护理

护理人员需要告诉患者一些疼痛是正常的，缓解患者的焦虑心态。患者会出现与月经期相似的疼痛，一般来说患者可以忍受。护理人员指导患者进行深呼吸，放松神经以及肌肉，从而缓解疼痛。护理人员全程陪同，耐心回答患者的问题，并安抚患者，缓解患者的不良情绪。造影过程中，护理人员应嘱咐患者不可随意移动，避免造影成像质量受到影响，同时根据造影进展指导患者正确地配合，缩短造影时间。

5. 造影后护理

完成检查后，需进行观察，其间让患者平卧，如患者未出现不适症状，则可离开；要加强对患者术后并发症和不良反应进行预防与处理，当患者出现下腹疼痛的并发症时，让患者以平卧体位卧床休息，并对患者的下腹部进行热敷，从而缓解患者下腹部的疼痛；对于下腹部疼痛严重的患者，可以在遵医嘱的情况下给予适量的止痛药。对于术后1周出现阴道流血的患者，让患者及时到医院进行就诊治疗。

第二节 产科护理基本技术

一、骨盆外测量

（一）概述

骨盆测量能了解骨产道情况，以判断胎儿是否经阴道分娩，分为骨盆外测量和骨盆内测量。中华医学会妇产科分会产科学组制定的《孕前和孕期保健指南》认为，骨盆外测量并不能预测产时头盆不称，因此孕期不需要常规进行骨盆外测量。阴道分娩者，妊娠晚期可测量骨盆出口径线。

（二）适应证

（1）适合做腹部检查者。
（2）需要初步了解骨产道情况。

（三）禁忌证

无绝对禁忌证。

（四）操作流程

1. 目的
（1）间接了解骨盆大小、形态。
（2）间接判断胎儿能否经阴道分娩。

2. 评估
（1）评估本次妊娠诊断、既往史、现病史、宫高、腹围、胎动情况。
（2）如果临产，还要评估产程进展情况。
（3）孕妇和家属对此次妊娠的心理反应与社会支持系统。
（4）用药情况，尤其是镇静药物、子宫收缩药物等。

3. 计划
（1）护士准备。仪表大方、举止端庄，服装、鞋帽整洁，佩戴胸卡，修剪指甲、洗手。

（2）用物准备。①治疗车上层：骨盆测量仪、无菌手套、消毒洗手液。②治疗车下层：医用垃圾桶、生活垃圾桶。③检查床（更换清洁一次性床垫）。

（3）患者准备。嘱孕妇排空膀胱，围帘遮挡，暴露腹部。

4. 实施

（1）核对信息：接诊，自我介绍，核对患者姓名、床号、腕带等。

（2）告知：①告知骨盆外测量的目的、作用、方法、注意事项；②取得患者配合。

（3）摆体位：取仰卧屈膝位。

（4）洗手：七步洗手法。

（5）测量。①髂棘间径：孕妇取伸腿仰卧位，测量两髂前上棘外缘的距离，正常值为 23~26cm。②髂嵴间径：孕妇取伸腿仰卧位，测量两髂嵴外缘最宽的距离，正常值为 25~28cm。以上两径线可间接推测骨盆入口横径长度。③骶耻外径：孕妇取左侧卧位，右腿伸直，左腿屈曲，测量第 5 腰椎棘突下至耻骨联合上缘中点的距离，正常值为 18~20cm。此径线间接推测骨盆入口前后径的长度。④坐骨结节间径（出口横径）：孕妇取仰卧位，两腿弯曲，双手紧抱双膝，测量两侧坐骨结节内侧缘的距离，正常值为 8.5~9.5cm，此乃直接测出骨盆出口横径的长度。若此径不大于 8cm，则应测量出口后矢状径。⑤出口后矢状径：检查者将戴有指套的右手食指伸入孕妇肛门后向骶骨方向，拇指置于孕妇体外骶尾部，两指共同找到骶尾尖端，将尺放于坐骨结节径线上，用汤姆斯出口测量器一端放于坐骨结节间径的中点，另一端放于骶骨尖端处，测量器刻度标出的数字即为出口后矢状径长度，正常值为 8~9cm。当出口后矢状径与坐骨结节间径的和大于 15cm 时，表明骨盆出口无明显狭窄。⑥耻骨弓角度：将检查者双手的拇指指尖斜着对拢，置于耻骨联合下缘，左、右拇指平放在耻骨降支上，测量两拇指间的角度即为耻骨弓角度。正常值为 90°，小于 80° 为不正常。此角度可反映骨盆出口横径宽度。

（6）整理：①舒适体位、整理床单位；②测量血压、脉搏、询问患者感觉；③垃圾分类处理。

（7）操作后核对：核对患者姓名、床号、住院号、治疗方式等。

（8）洗手：七步洗手法。

（9）宣教：①致谢孕产妇及家属；②向患者宣教测量中注意事项，如有不适及时告知医护人员。

（10）记录：记录骨盆测量值。

5. 评价

（1）以患者为中心，人文关怀贯穿全程，沟通有效，能做到关心患者。

（2）测量尺探头位置正确。

（3）每次能指出骨标志指示点，并能说出正常值和代表的意义。

（五）注意事项

（1）掌握骨盆各径线正常值及代表意义，严格按照骨标志测量，同时结合胎儿大小判断是否头盆相称。

（2）正确使用骨盆测量仪，操作流畅、准确。

（3）操作中注意保护孕妇隐私，体现对孕妇的体贴和关心。

（4）可能引起仰卧位低血压的并发症，及时发现，并指导立即左侧卧位；上、下检查床时防止跌倒发生。

二、四步触诊检查法

（一）概述

四步触诊是产科检查中腹部检查的一项内容，医护人员检查前应先告知孕妇检查的目的，检查时动作尽可能轻柔，注意保护孕妇的隐私，男性医护人员检查时应有女性医护人员陪同。

（二）适应证

（1）适合做腹部检查者。

（2）了解孕妇子宫大小、子宫形状、胎产式、胎先露、胎方位及胎先露是否衔接的情况。

（三）禁忌证

无绝对禁忌证。

（四）操作流程

1. 目的

（1）了解孕妇子宫大小、子宫形状。

（2）了解孕妇胎产式、胎先露、胎方位及胎先露是否衔接。

2. 评估

（1）评估本次妊娠诊断、既往史、现病史、宫高、腹围、胎动情况。

（2）如果临产，还要评估产程进展情况。

（3）孕妇和家属对此次妊娠的心理反应与社会支持系统。

（4）用药情况，尤其是镇静药物、子宫收缩药物等。

3. 计划

（1）护士准备。仪表大方、举止端庄，服装、鞋帽整洁，佩戴胸卡，修剪指甲、洗手。

（2）用物准备。①治疗车上层：消毒洗手液。②幕帘或屏风。③检查床（更换清洁一次性床垫）

（3）患者准备。嘱孕妇排空膀胱，围帘遮挡。

4. 实施

（1）核对信息：自我介绍，核对患者姓名、床号、腕带等。

（2）告知：①告知四步触诊的目的、作用、方法、注意事项；②取得患者配合。

（3）洗手：七步洗手法。

（4）摆体位：取仰卧屈膝位，头部稍垫高，双腿略屈曲稍分开，腹肌放松。

（5）检查者站位：检查者站在孕妇右侧，前三步面向孕妇头部。

（6）第1步手法：检查者两手置于子宫底部，手摸宫底高度，了解子宫外形，估计胎儿大小与孕周是否相符，然后以两手指腹相对交替轻推，判断宫底部的胎儿部分，胎头（圆而硬，有浮球感）、胎臀（宽且软，形状不规则），若子宫较宽，宫底未触及大的部分，应注意是否为横产式。

第2步手法：检查者将左右手分别置于腹部两侧，以一手固定另一手轻轻按压，两手交替，分辨胎背及胎儿肢体的位置。胎背平坦且宽，而肢体侧则高低不平且可活动或变形。

第3步手法：检查者将右手拇指与其余4指分开，于耻骨联合上方握住胎先露部，左右推动，进一步检查是胎头还是胎臀，确定是否衔接。若先露部浮动表示尚未入盆，若已衔接，则先露部较为固定，不能被推动。

第4步手法：检查者面向孕妇足端，左右手分别置于胎先露部的两侧，向骨盆入口方向深入下按，再次核实胎先露部，并确定胎先露部入盆程度。

(7)整理：①协助孕妇起床或取舒适体位；②整理孕妇衣裤及床单位。

(8)操作后核对：核对患者姓名、床号、住院号等。

(9)洗手：七步洗手法。

(10)宣教：①致谢孕产妇及家属；②向患者宣教测量后注意事项，如有不适及时告知医护人员。

(11)记录：做检查记录。

5.评价

(1)以患者为中心，人文关怀贯穿全程，沟通有效，能做到关心患者。

(2)触诊步骤流畅，力度适宜。

(3)操作过程中能够及时观察孕妇自觉症状。

(五)注意事项

(1)触诊前，医护人员应视诊孕妇的腹形及大小，腹部有无妊娠纹、手术瘢痕及水肿。

(2)触诊过程中，医护人员应注意腹肌紧张度、有无腹直肌分离、羊水量及子宫敏感度。

(3)每步手法触诊时间不宜过长，避免刺激宫缩及引起仰卧位低血压。医护人员应注意动作轻柔，保护孕妇隐私，体现对孕妇的体贴和关心，冬季注意保暖。

(4)在触诊时，医护人员应注意腹部过大者，应考虑双胎、羊水过多、巨大儿的可能；腹部过小、子宫过低者，要考虑胎儿生长发育受限、孕周推算错误等可能；若腹部向前突出或向下悬垂，要考虑有骨盆狭窄的可能；若腹部宽，子宫横轴直径较纵轴长，多为肩先露（横位）。

（5）触诊过程中若孕妇出现不适，医护人员应积极处理，协助孕妇缓解不适，完成相关检查并及时记录。

三、胎儿电子监护

（一）概述

胎儿电子监护是评估宫内胎儿健康与安危的一种技术方法，它是通过应用胎儿电子监护仪连续观察并记录胎儿胎心率的动态变化，了解胎心与胎动、宫缩之间关系，并预测胎儿宫内储备能力和安危的方法。孕产妇是否需要胎心监护应由有资质的产科专科医师决定。

（二）适应证

（1）经腹部可以监测到胎心者。
（2）需要观察宫腔压力变化的孕产妇。
（3）需要观察胎心和胎动、宫缩关系的孕产妇。

（三）禁忌证

无绝对禁忌证。

（四）操作流程

1. 目的
（1）监测胎儿在母体中的安危。
（2）观察胎儿宫内储备能力。
（3）了解胎心与胎动、宫缩之间关系。
2. 评估
（1）评估本次妊娠诊断、既往史、现病史、宫高、腹围、胎动情况。
（2）如果临产，还要评估产程进展情况。
（3）孕妇和家属对此次妊娠的心理反应与社会支持系统。

（4）用药情况，尤其是镇静药物、收缩子宫药物等。

3. 计划

（1）护士准备。仪表大方、举止端庄，服装、鞋帽整洁，佩戴胸卡，修剪指甲、洗手。

（2）用物准备。①治疗车上层：多普勒、胎儿电子监护仪、耦合剂、卫生纸。②治疗车下层：医用垃圾袋、生活垃圾袋。

（3）患者准备。嘱咐孕妇排空膀胱，围帘遮挡，暴露腹部。

4. 实施

（1）核对信息：自我介绍，核对患者姓名、床号、腕带等。

（2）告知：①告知胎儿电子监护的目的、作用、方法、注意事项；②取得患者配合。

（3）摆体位：取舒适体位。

（4）洗手：七步洗手法。

（5）接通电源，设置治疗参数：具体方法见胎儿电子监护操作流程。

（6）确认胎儿位置：运用四步触诊法确定胎产式、胎先露、胎方位。

（7）固定探头：①打开胎儿监护仪的电源；②涂耦合剂于胎心探头上；③用胎心探头确定胎心最响亮处，用弹性腹带固定；④用宫压探头放于宫底，用弹力腹带固定。

（8）描记：如有宫缩，在宫缩间歇期调节宫压按钮归零，打开描记按钮，连续监测20分钟。

（9）整理：①舒适体位、整理床单位；②测量血压、脉搏、询问患者感觉；③垃圾分类处理。

（10）操作后核对：核对患者姓名、床号、住院号、治疗方式等。

（11）洗手：七步洗手法。

（12）宣教：①向患者宣教胎儿电子监护中注意事项，如有不适及时告知医护人员；②孕妇使用胎动计数器的方法和配合内容。

（13）记录：记录胎心监测时间、结果。

（14）检测中监护：①询问患者自我感觉，必要时测血压、脉搏；②观察患者病情变化等情况，如有异常情况及时处理。

5. 评价

(1) 胎产式、胎先露、胎方位及胎心音最响亮处判断正确。

(2) 孕妇在监测时正确使用胎动计数器,确保安全。

(3) 以患者为中心,人文关怀贯穿全程,沟通有效,能做到关心患者。

(4) 监测探头位置正确,胎心率、宫腔压力曲线显示清楚。

(5) 每次用后探头清洁消毒,腹带定期清洁消毒。

(五) 注意事项

(1) 监测前,护士应检查监护仪运行是否正常,时间是否准确。

(2) 注意围帘遮挡,保护患者隐私,环境温度适宜,体现人文关怀。

(3) 监护过程中,护士应注意观察胎心率变化,仪器走纸是否正常,图纸描记是否清楚连续。

(4) 监护过程中,护士应注意观察胎心、宫腔压力及是否有异常,有异常及时通知医生。

(5) 对于肥胖、双胎、巨大儿等孕妇,应避免平卧位,以免导致仰卧位低血压综合征的发生。

(6) 护士应注意观察孕妇有无不适主诉、探头是否脱落及腹带是否松紧适度。

(7) 监护探头每次用后清洁消毒,腹带每周清洁消毒,如有污染随时清洁消毒。

四、自由体位分娩

(一) 概述

自由体位分娩即在分娩过程中,产妇身体姿势的自由状态。通俗地说,就是在产程中产妇自由选择各种舒适的体位。从人文关怀角度,不仅满足了产妇身心需求,调动其分娩主观能动性,减少医疗干预,而且通过体位的改变,会对产程带来积极影响,使产妇能够在轻松的环境中实现正性分娩体验。

（二）适应证

（1）产程中的低危产妇。

（2）产妇自愿选择。

（三）禁忌证

（1）高危孕产妇。

（2）有急产倾向的产妇。

（四）操作流程

1. 目的

（1）促进胎轴与骨盆轴一致，有利于胎儿下降、旋转与娩出。

（2）增进产妇舒适感。

（3）矫正潜在或已经存在的胎头位置异常。

2. 评估

（1）产妇评估：宫颈扩张、产程进展及生命体征、是否破膜、胎先露下降情况、用药情况等。

（2）环境评估：环境是否安全、温湿度是否合适、地板是否防滑。

（3）支持工具评估：寻找分娩室内可以使用的工具并保证完好安全、合适的人力及陪伴者。

3. 计划

（1）助产人员准备：仪表大方、举止端庄，服装、鞋帽整洁，修剪指甲、双手洁净。

（2）用物准备：根据体位需要备分娩球、枕头、椅子、床栏杆或其他专用工具，并将用物放置合适的位置。

（3）向产妇和陪伴者解释操作目的及步骤，取得合作。

4. 实施

自由体位，种类繁多，结合临床应用，选择介绍如下。

（1）侧卧位：产妇侧卧于床上，髋和膝关节屈曲，双腿自然放松，在两腿之间、背部各放一个枕头。产妇休息、药物镇痛后、缓解脐带受压引起的胎心改变、协助胎头旋转至枕前位，第二产程可用侧卧位用力或分娩时使用。

（2）侧俯卧位：产妇面向一边侧躺，下面的上肢放在体后，下腿尽可能地伸直，上面的腿屈曲90°以上，并用枕头支撑，身体就像一个转轴，不完全地转向前方。第一或第二产程较快时、药物镇痛后使用。

（3）侧卧位弓箭步：产妇侧俯卧位时，上面的脚用力蹬在支架或陪伴者的髋部，使产妇髋部和膝盖保持在更弯曲的位置。在第二产程进展缓慢时使用；可改变骨盆形状，增加枕后位或倾势不均胎儿旋转的机会。

（4）仰卧位：产妇仰面平躺，上身稍抬起（＜45°），双腿屈曲呈自然放松。若双脚平放在床面，或朝产妇肩部方向拉起双膝即为仰卧位膀胱截石位。需要医疗干预，不能应用其他体位时可采用此体位。

（5）半坐位：产妇坐着，上身与地面夹角大于45°，产妇产程进展良好且喜欢采取这种体位时可采用。

（6）坐位：产妇上身垂直或上身前倾坐稳于床上、椅子、分娩球上，两腿分开。有利于借助重力优势，促进胎先露下降、枕后位旋转及易于进行腰骶部按摩。若采取该体位0.5小时后产程仍无进展，则考虑更换体位。

（7）前倾站位：产妇站立时，身体向前趴在陪伴者、墙壁等支持物上，也可同时摇摆骨盆。可增大骨盆入口，加速产程；减缓产妇骶部疼痛。

（8）蹲位：产妇双脚站在地板或床上，双手扶住床栏或陪伴者协助采取低蹲位或半蹲位。第二产程时，可增大骨盆出口径线，增加产妇用力欲望，促进胎儿下降。若产妇踝关节有严重损伤或腿部无力时，不可采取该体位。

（9）手膝位：产妇跪下（戴上护膝或置地垫）身体向前倾，双手掌或双拳支撑自己。检查胎儿枕后位、宫颈前唇消失缓慢且产妇感觉该体位舒服时使用。

（10）膝胸卧位：产妇双膝和双臂分开跪在垫子上，胸部向下紧贴垫子，臀高于胸部，前臂支撑起身体重量。可预防脐带脱垂或发生脐带脱垂后减轻先露对脐带的压力。潜伏期或胎头未固定时，保持该体位30～45分钟有助于使胎头重新以有利的位置入盆。

（11）不对称体位：产妇采取坐、站、跪时，一侧膝盖和臀部放松，一只脚抬高，与另一只脚不在同一水平面上。该体位可改变骨盆形态，有助于胎头旋转，纠正胎方位，若产妇感觉该体位加重不适时则不采取。

（12）慢舞：产妇依靠在陪伴者身上，与陪伴者面对面站立，从一边到另一边慢慢摇摆身体；同时选择合适音乐。摇摆时骨盆关节会发生细微变化，促使胎儿旋转和下降；增进感情，愉悦心情。

5. 评价

（1）操作前充分告知目的及做法。

（2）产妇舒适、安全。

(3)20～30分钟变换体位。

（4）及时记录胎心、胎方位、宫缩及产程进展情况。

（五）注意事项

（1）遵循产妇的感觉或意愿给予体位支持促进舒适，保证平衡与安全。当产妇取某一体位不变时，一定要区别是喜欢还是无力改变。

（2）监测听胎心，确保胎儿安全。

（3）有急产倾向及产程进展较快的产妇不宜采取站立式。

（4）支持物要安全、舒适、整洁。

（5）密切观察产妇的非语言行为，及时调整或挪动支持物。

五、镇痛分娩

（一）概述

镇痛分娩是指通过药物和非药物方法减轻分娩时疼痛的措施。镇痛分娩的目的是有效缓解疼痛，同时有利于增加子宫血流，减少产妇因过度换气而引起的不良影响，产妇自临产至第二产程均可使用药物镇痛分娩，非药物镇痛分娩可在所有产程使用。

（二）适应证（主要是指药物镇痛）

（1）无明确的剖宫产指征。

（2）无硬膜外麻醉禁忌证。

（3）产妇及家属自愿选择。

(4) 临产至第二产程。

(三) 禁忌证 (非药物镇痛无绝对禁忌证，以下主要是指药物镇痛)

(1) 产妇拒绝。

(2) 凝血功能障碍、接受抗凝治疗期间。

(3) 局部皮肤感染和全身感染未控制。

(4) 产妇难治性低血压及低血容量、显性或隐性大出血。

(5) 原发性或继发性宫缩乏力和产程进展缓慢。

(6) 对使用药物过敏。

(7) 已经过度镇静。

(8) 伴严重的基础疾病，包括神经系统严重病变引起的颅内压增高、严重主动脉瓣狭窄和肺动脉高压、上呼吸道水肿等。

(四) 操作流程

1. 目的

(1) 改善产妇对自然分娩的参与度，增强产妇分娩的自信心和促进产妇心理健康。

(2) 保证分娩期母婴安全，提高舒适度。

(3) 缩短产程、降低剖宫产率、减少产后出血，降低胎儿缺氧及新生儿窒息的发生。

2. 评估

(1) 产妇的生命体征。

(2) 产程进展情况。

(3) 产妇对疼痛的感受。

(4) 产妇对镇痛方式的选择意愿。

根据评估结果选择合适的镇痛方式。

3. 计划

(1) 助产人员准备。仪表大方、举止端庄，服装、鞋帽整洁，佩戴胸卡，修剪指甲、双手洁净。

(2) 用物准备。①非药物镇痛：根据体位需要备分娩球、枕头、椅子、床栏杆或其他专用工具，并将用物放置合适的位置；音乐、精油等。②药物镇痛：A.遵医嘱建立静脉通路；B.严密的母儿监测；C.防止毒副作用的设备、技术和应急预案。

（3）环境准备。安静、安全、光线不宜太亮，产妇房间内工作人员尽可能减少到最少人数。

（4）产妇准备。向产妇和陪伴者解释操作目的及步骤，征求意愿，取得合作。

4. 实施

（1）非药物镇痛。

自由体位（见本节四、自由体位分娩）。

拉玛泽呼吸法：又称"精神预备法"。通过孕期针对性训练，分娩期产妇将注意力转移到呼吸上，运用廓清式呼吸、胸式呼吸、浅而慢的加速呼吸、浅的呼吸、闭气用力等方法减轻疼痛。

按摩法：A.穴位按摩，以中医理论为基础的保健按摩。协助产妇取合适的体位，按摩交感穴、子宫穴、内分泌穴及神门穴，如产妇过度紧张焦虑可增加身心穴。B.局部按摩，双肩、颈部、脊柱两侧，或产妇侧卧时按摩腰骶部，可与呼吸相配合，宫缩间歇时停止。C.导乐仪，低频神经和肌肉刺激仪。

压迫法：用于第一产程活跃期，让产妇双手拇指按压髂前上棘、髂嵴或耻骨联合，或吸气时两手握拳压迫两侧腰部或骶部，可与按摩交替进行。

水疗：水中分娩现应用广泛，产妇于第一、第二产程的前期坐于热水浴盆中，靠水温和水的浮力缓解产痛。

冷、热疗法：用热水袋、热湿毛巾热敷孕妇的腰背部、下腹、腹股沟和会阴部，可改善盆底的血液循环，缓解疼痛，消除寒战，缓解肌肉痉挛；用冰袋、冷毛巾等放在孕妇的胸部、面部和背部，以舒适和不感觉寒战为度，可消除炎症和水肿。必要时可冷热交替，刺激局部的血液循环和内源性镇痛物质生成。

音乐镇痛：基于疼痛中枢的抑制理论、内啡肽理论、闸门理论，让产妇欣赏自己喜欢的音乐，促进人体放松，减少紧张、焦虑，进而缓解疼痛感。

催眠：第一步，进行分娩前预备教育与相关培训，运用心理学技术改变产妇和家属对分娩过程及分娩疼痛的认知，利用松弛治疗渐进放松、体验催眠与自我催眠；第二步，在分娩过程中，协助产妇取舒适体位，在催眠音乐与语言引导中，通过呼吸调节实现自我放松和催眠。

导乐陪伴分娩：有经过专业培训的人员在分娩时赞扬或安抚产妇，给予积极心理支持，引导产妇通过想象或暗示增加信心。

（2）药物镇痛。

分娩镇痛时机：产妇进入临产至第二产程均可用药。目前认为，没有分娩镇痛禁忌的产妇，当开始规律宫缩，疼痛 VAS 评分高于 3 分时，只要产妇提出要求就可开始分娩镇痛。

椎管内阻滞镇痛（目前应用最广泛）：经椎管内连续输注低浓度的麻醉药物和小剂量麻醉镇痛药，仅阻断腰骶段平面痛觉，而不影响运动功能。在第一产程中应用，疼痛明显减轻，镇痛效果确定。但为产妇实施分娩镇痛后，大多数产妇出现宫缩减弱的情况，需要使用催产素使宫缩的概率增加。由于对产妇更多的监测、开放静脉通路等使产妇活动受限。宫缩减弱可能造成胎儿枕位不正等，产妇易发生尿潴留、体温升高。应注意观察宫缩情况、督促排尿、定时阴道检查、监测生命体征、明确宫口扩张和胎儿下降情况。麻醉师也要在场监测 30 分钟，预防不良反应发生。

吸入麻醉：氧化亚氮，罐装，罐为压力管，吸入时，经减压和流量发挥器给予面罩吸入，浓度为 40% ~ 50%，应用时需要防止产妇缺氧或过度通气，操作简便，但镇痛效果不全，环境污染较大。

分析：在分娩中，非药物镇痛方法可以极大降低产妇对药物的需求，来自亲人以及分娩陪伴的情感支持和鼓励，也可以令分娩结局产生巨大差异。

5. 评价

（1）疼痛程度是否减轻。

（2）母儿是否安全。

（3）产程是否延长，并及时采取措施。

（五）注意事项

（1）非药物镇痛具有安全性相对较高的特点，但临床使用过程中不能忽略产妇及胎儿监测，也不能拒绝产妇的药物镇痛需求。

（2）麻醉医师参与的分娩镇痛具有更确切的镇痛效果，同时可能发生更多严重的副作用。因此，产科与麻醉科医护人员需要共同参与协助围产期的临床安全。

（3）孕产妇及医护人员须正确认识分娩疼痛的生理适应性意义，避免过度追求全产程完全无痛而滥用药物镇痛。

六、导乐分娩

（一）概述

"导乐"一词源于希腊语"doula"，原意为"女性照顾女性"，在产妇分娩的过程中，由一位富有爱心、态度和蔼、善解人意、熟悉分娩过程、经过培训的女性始终陪伴在产妇身边，这位陪伴的女性即为"导乐"。导乐陪伴分娩的作用是在产前、产时、产后给予产妇持续的生理、心理支持和生活照顾，提供必要的信息和知识，并辅以安全、有效的镇痛手段及适宜技术，使产妇感到舒适、安全，帮助产妇顺利完成分娩。

（二）适应证

无严重并发症，可自然分娩的产妇。

（三）禁忌证

无绝对禁忌证。

（四）操作流程

1. 目的
（1）让分娩回归自然，引导更健康的分娩结局。
（2）降低产妇焦虑、担心、孤独、陌生感，给予产妇心理和情感上的支持。
（3）树立产妇分娩信心，提高产妇舒适度，减轻分娩疼痛，缩短产程。
2. 评估
（1）产妇的评估：如疼痛、饮食、大小便、精神等一般状态，胎心、产程进展、胎位。

(2) 导乐人员的评估：对分娩相关知识及孕妇孕期、产时、产后各个阶段特征等的掌握，对沟通技巧、非药物镇痛技术等是否有基本的了解。

3. 计划

(1) 导乐准备：仪表大方、举止端庄，服装、鞋帽整洁，修剪指甲、双手洁净。

(2) 用物准备：备齐合适用物置于合适位置。

(3) 环境准备：安静、安全、光线不宜太亮，空间充裕。

(4) 产妇及陪伴家属准备：解释陪伴分娩的目的，取得合作。

4. 实施

(1) 产妇自愿选择，导乐人员就位。

入室介绍：导乐人员向产妇介绍环境及用物使用方法；介绍产房助产人员和医生，帮助建立互相信赖的关系。

导乐人员需要守护在产妇身边，及时协助产妇完成各种需要，如进食、饮水、擦汗等生活照顾。

发挥丈夫的作用，导乐人员可以让丈夫拥抱产妇，握住产妇的手，在疼痛时进行安抚等。

导乐人员应向产妇讲解产程进展和检查的必要性，及时告知胎心率和产程进展情况，消除产妇的担心和疑虑。

导乐人员应帮助产妇活动，根据不同情况给予指导。

导乐人员应讲解分娩疼痛的必要性，鼓励产妇积极配合各种非药物镇痛法。

指导、协助产妇采取非药物减痛措施 (详见本节四、自由体位分娩和五、镇痛分娩)。

心理安慰措施：导乐人员应及时捕捉产妇的心理状态，提供有力的支持措施。通过询问、倾听、观察，了解产妇的心理状态；提供舒适的感官刺激，柔和的音乐，产妇喜欢的电影、书籍、食物等；鼓励产妇说出自己的感受并耐心解释，正面称赞产妇"你是个伟大的妈妈""很棒"等，避免诱导恐惧的行为、大声呵斥、多次检查内诊等。

第二产程时导乐人员应鼓励产妇配合助产人员用力，不应离开产妇，因为这时产妇害怕独处，在产妇宫缩间歇时提醒产妇少量喝水，放松休息，为下一次宫缩用力做准备，宫缩时指导产妇正确用力，向产妇及家属解释助产人员的操作，以形象的语言告知产妇胎先露情况，增加信心，准备迎接婴儿降生。

胎儿娩出后，导乐人员应告知产妇分娩时间、胎儿性别、检查结果是否健康，并表示祝贺，与产妇分享快乐，稳定产妇情绪。

产后导乐人员应帮助新生儿早接触、早吸吮、早开奶，及时按摩子宫，预防产后出血。

导乐人员应帮助父母适应新角色，为他们详细解答疑问。

继续陪伴：产妇和新生儿在分娩室观察期间，导乐人员应继续陪伴，共同回忆分娩过程，对产妇的表现给予肯定与赞扬，鼓励母乳喂养，并给予必要指导。

（2）用物整理，洗手。

（3）记录。

5. 评价

（1）产妇能树立对分娩的信心，并掌握分娩技巧。

（2）产程顺利，有更好的分娩结局。

（3）产妇与导乐人员及助产人员建立良好的关系。

（4）掌握产后相关知识与技能。

（五）注意事项

（1）导乐人员要专心陪伴，离开时告诉产妇离开原因和大概时间，让产妇安心。

（2）及时补充水分和食物，避免饱胀而致呕吐。

（3）及时准确告知产程进展情况和胎心情况，切勿提供不实信息。

（4）尊重产妇的宗教信仰和习俗，不可将自己的想法强加于产妇。

（5）导乐人员不能超越职权范围，不能妨碍助产人员及其他专业人员工作。

（6）发现产妇有异常情况时，导乐人员应及时向医师或助产人员呼叫求助。

七、会阴切开术

（一）概述

会阴切开术是切开会阴组织以扩大产道为目的的技术操作，是产科常用技术。目前使用的会阴切开术包括会阴侧斜切开术和会阴正中切开术。

（二）适应证

（1）会阴裂伤不可避免者：会阴体过长、过短及伸展不良等。

（2）多数的经阴道助产术：胎头吸引术、产钳术、臀位牵引等。

（3）需要缩短第二产程：胎儿窘迫、妊娠合并心脏病、严重的妊娠高血压疾病等。

（三）禁忌证

估计不能经阴道分娩及不宜阴道分娩者。

（四）操作流程

1. 目的

（1）扩大产道，防止会阴造成的分娩阻滞。

（2）缩短第二产程。

（3）避免严重会阴裂伤。

（4）减少母婴并发症。

2. 评估

（1）准确评估经阴道分娩的可行性。

（2）产妇有无麻醉药品或消毒剂过敏史。

（3）确定会阴切开的方式。

（4）确定切口长度与深度。

（5）把握切开时机。

3. 计划

（1）术者准备。着装规范、戴口罩，外科洗手。操作前了解产程进展和胎心情况，掌握会阴切开指征，签署知情同意书。

（2）用物准备。

产台上层：器械包内置弯盘 1 个、侧切剪刀 1 把、持针器 1 把、有（无）齿镊子各 1 把、线剪 1 把、尾纱 1 块、纱布若干、治疗巾若干，缝合线，麻醉用药、消毒液。

产台下层：医用垃圾桶、生活垃圾、锐器盒。

（3）产妇准备。排空膀胱，取膀胱截石位。

4. 实施

（1）解释目的：告知产妇会阴切开的目的、意义及配合方法，取得产妇配合。

（2）会阴消毒：按产时会阴冲洗消毒顺序消毒。

（3）穿手术衣：操作者穿手术衣、戴无菌手套，铺消毒巾。

（4）会阴局部麻醉：用 0.5%～1% 利多卡因行阴部神经阻滞麻醉及局部浸润麻醉。

（5）会阴切开。

会阴左侧切开术：在宫缩开始前操作者将左手食指、中指伸入阴道与胎头之间，撑起左侧阴道壁，右手放置侧切剪，一叶置于阴道内，另一叶置入阴道外。在宫缩高峰时，自会阴后联合中线向左侧 45° 方向一次全层垂直剪开，切口应整齐，内外一致，一般长度为 4～5cm。

会阴正中切开术：自会阴后联合处向肛门方向垂直切开，长度为 2～3cm。

（6）止血：干纱布压迫出血点止血，必要时用止血钳结扎断裂的血管。

（7）缝合：用甲硝唑或生理盐水冲洗外阴及切口；更换无菌手套、无菌巾；检查软产道；阴道内放入尾纱，再次检查会阴伤口有无延裂、阴道壁是否裂伤、有无血肿；操作者左手中指、食指暴露阴道黏膜切口，用 2-0 可吸收缝合线从切口顶端上方 0.5～1cm 处由内向外间断或连续缝合黏膜及黏膜下组织，至处女膜环处打结；用 2-0 可吸收缝合线间断缝合肌层；用丝线间断缝合皮肤，记录皮肤缝线针数，或用 4-0 可吸收缝合线行皮下埋缝。

（8）缝合后检查：取出阴道内尾纱；检查阴道切口顶端是否有空隙，缝合处有无渗血或血肿；擦净外阴部及周围血渍，再次消毒切口；肛诊检查有无缝线穿透直肠黏膜及有无阴道壁血肿。

（9）清点纱布及器械：操作完毕准确评估术中出血量，清点纱布、助产器械、注射器针头、穿刺针、缝针，无误后放入锐器盒。

（10）协助产妇取舒适体位。

（11）整理用物，脱手套，洗手。

（12）宣教：宣教会阴切开术后相关注意事项。

（13）记录。

5. 评价

（1）会阴切开的指征、切开时机及方式评估准确。

（2）会阴麻醉、切开和缝合方法正确。

（3）缝合后检查对合情况仔细，清点用物准确。

（4）术后常规会阴消毒，每日两次，无感染。

（5）外阴水肿疼痛者，以硫酸镁湿敷或局部理疗。

（6）术后每日检查并记录会阴情况，切口对合良好，无渗血、红肿、硬结及脓性分泌物等。

（7）将产妇置于核心位置，确保沟通顺畅且有成效，同时在整个过程中融入深切的人文关怀，致力于实现母亲与婴儿的双重关爱。

（五）注意事项

（1）准确找到麻醉穿刺部位，避免反复穿刺，注药前必须常规回抽，证实无回血后方可注药，切忌将局麻药注入血管或胎儿头皮。

（2）严格掌握会阴切开适应证，不主张常规行会阴切开术。根据母儿安危状况、宫缩情况（胎头着冠或估计 2～3 次宫缩后即可娩出胎儿）及手术准备情况，及时行会阴切开术，把握好时机。

（3）把握切开角度，剪刀应与皮肤垂直，如会阴高度膨隆，斜切角度宜在 60° 左右，以免因角度过小，误伤直肠或造成缝合困难。

（4）缝合前仔细检查软产道以免遗漏，充分暴露切口部位，按解剖层次逐层对齐缝合，缝针勿过密、缝线勿过紧，不留死腔。尽量减少进出针次数及缝线结头，缝针及缝线避免穿过直肠黏膜，缝合后常规肛查。

（5）术毕，认真清点纱布、缝针及器械并记录。

（6）会阴切开术并不能预防Ⅲ度以上裂伤，会阴切开本身也是会阴裂伤的高危因素。会阴正中切开术会增加Ⅲ度以上的裂伤风险。

（7）术后注意保持外阴清洁、干燥，每日会阴消毒两次，每日观察记录外阴切口愈合情况，如有异常及时通知医生，对症处理。

参考文献

[1] 李淑红.妇产科疾病诊疗研究[M].长春:吉林科学技术出版社,2023.

[2] 韩燕燕.临床妇产科疾病基础与临床[M].上海:上海交通大学出版社,2023.

[3] 伍雪梅.实用妇产科疾病临床诊疗学[M].长春:吉林科学技术出版社,2023.

[4] 唐青.妇产科常见疾病诊疗规范[M].上海:上海交通大学出版社,2023.

[5] 张雪华.妇产科临床疾病治疗思维与实践[M].上海:上海交通大学出版社,2023.

[6] 李辉.现代妇产科与儿科疾病基础与临床[M].青岛:中国海洋大学出版社,2023.

[7] 邓迎晓.妇产科疾病诊断与治疗[M].广州:世界图书出版广东有限公司,2023.

[8] 吴亦波.妇产科疾病诊断与治疗[M].天津:天津科学技术出版社,2023.

[9] 于丽波.妇产科疾病临床实用诊治技术[M].北京:中国纺织出版社,2023.

[10] 杨雁鸿.妇产科疾病临床诊疗技术[M].上海:上海科学技术文献出版社,2023.

[11] 吕姝菡.妇产科疾病治疗新进展[M].长春:吉林科学技术出版社,2023.

[12] 李丽.常见妇产科疾病诊断与治疗[M].沈阳:辽宁科学技术出版社,2023.

[13] 张洋 . 妇产科疾病诊疗与临床超声医学 [M]. 长春 : 吉林科学技术出版社 ,2023.

[14] 张存虎 . 妇产科疾病规范化治疗与进展 [M]. 上海 : 上海交通大学出版社 ,2023.

[15] 于艺 . 妇产科疾病超声诊断与临床治疗 [M]. 天津 : 天津科学技术出版社 ,2023.

[16] 潘海霞 . 新编妇产科疾病诊断与治疗 [M]. 哈尔滨 : 黑龙江科学技术出版社 ,2023.

[17] 陈明华 . 妇产科疾病诊疗与手术麻醉 [M]. 上海 : 上海交通大学出版社 ,2023.

[18] 陈振婷 . 精编妇产科临床疾病诊断与治疗 [M]. 上海 : 上海科学普及出版社 ,2023.

[19] 汤岭梅 . 妇产科常见疾病诊疗应用 [M]. 济南 : 山东大学出版社 ,2023.

[20] 刘慧杰 . 妇产科临床疾病诊断与治疗 [M]. 哈尔滨 : 黑龙江科学技术出版社 ,2023.

[21] 刘明静 . 妇产科临床思维与疾病诊治 [M]. 上海 : 上海科学技术文献出版社 ,2023.

[22] 孙延霞 . 妇产科疾病诊治与护理精要 [M]. 哈尔滨 : 黑龙江科学技术出版社 ,2023.

[23] 王雅娟 . 妇产科护理实用技术 [M]. 长春 : 吉林大学出版社 ,2023.

[24] 安百芬 . 护理基础技能操作与临床护理 [M]. 上海 : 上海交通大学出版社 ,2023.

[25] 傅辉 . 现代护理临床进展 [M]. 上海 : 上海交通大学出版社 ,2023.

[26] 甘蕾蕾 . 临床护理基础与新技术应用 [M]. 青岛 : 中国海洋大学出版社 ,2023.

[27] 马文龙 . 新编全科临床护理实践 [M]. 长春 : 吉林科学技术出版社 ,2023.